‖ 现 代 中 医 学 丛 书 ‖

U0656427

中医症状学

主　审　王永炎（中国中医科学院中医临床基础医学研究所）

主　编　张启明（中国中医科学院医学实验中心）

副主编　王义国（中国中医科学院医学实验中心）

　　　　尹秀平（中国中医科学院中医临床基础医学研究所）

全国百佳图书出版单位

中国中医药出版社

·北 京·

图书在版编目（CIP）数据

中医症状学 /张启明主编. -- 北京：中国中医药出版社，
2025.5.（2025.8 重印）--（现代中医学丛书）.

ISBN 978-7-5132-9459-1

Ⅰ.R24

中国国家版本馆 CIP 数据核字第 2025EE8529 号

中国中医药出版社出版

北京经济技术开发区科创十三街 31 号院二区 8 号楼

邮政编码   100176

传真   010-64405721

北京盛通印刷股份有限公司印刷

各地新华书店经销

开本 710×1000   1/16   印张 22   字数 383 千字

2025 年 5 月第 1 版   2025 年 8 月第 2 次印刷

书号   ISBN 978-7-5132-9459-1

定价   95.00 元

网址   www.cptcm.com

服 务 热 线   010-64405510

购 书 热 线   010-89535836

维 权 打 假   010-64405753

微信服务号   zgzyycbs

微商城网址   https://kdt.im/LIdUGr

官 方 微 博   http://e.weibo.com/cptcm

天猫旗舰店网址   https://zgzyycbs.tmall.com

如有印装质量问题请与本社出版部联系（010-64405510）

《中医症状学》编委会

序

古今贤哲、文贤、明医处于世事复杂境域之中，揆度奇恒，道通为一，"一"有大小远近正负分野，惠施曰："大一寓有小一，小一涵有大一"又"大同异，斯曰远，远曰近"。大一与小一对应循环流转。宋明理学邵康节著《皇极经世》论"太极一也，不动。二则神，神生数，数生象，象生器。"神者非迷信所祭，神以恍惚不可测又恍今惚合起于毫厘，毫厘之数起于度量可测。神生数"二"即阴阳，阴阳者天地之道也，在天为玄，在地为化，廖廓绲玄而布散真昊混沌元阳之气太虚原象，鼎创生流转之本真本然，无极至极而太极，玄者隐而玄之又玄众妙之门。道者阴阳中和，和乃同中求异为正中，具象、意象统于原象，进"三"数乃冲气而动然生命力化生万物。道即"无"、"一"，"无"非真空蕴混沌元气，无生有乃自然法则"不变"；"一"非算学之数，大一小一轮替流转创生了精之时空。联系明医必顺自然、识常变，体现象生"器"，"器"寓形上学内涵。"器"乃技艺之具，器于物质层面进化发达为人类带来美。

求真、储善、立美，孔德之容以佳道是从是人类的理想追求。

　　本世纪华夏农耕文明与西方工业文明互鉴向和合方向发展。医学是人学，是一门科学定律与人文法则整合的学问，无分传统与现代，也无分中医与西医。医学的本质是以健康生命理念，通过疗伤、防治疾病帮助患病的人"解除痛苦和延缓死亡。目前高概念思惟及大数据时代的到来，生命科学的理论与技术与中医药学交叉渗透融合，应是中医中药工程学的基础。中医临床医学具有原创思惟与原创优势，大量的非线性、个体化诊疗数据，急需大数据技术的发掘更新，探索与数理化生多学科做数据整合。在不忘本来的前提指引下高度开放兼容外来以我为体，为我所用更新学科框架，应是中医中药工程学主体研究方向。中医药学必须回归原象思惟，正中和合传承创新。气与气机气化，升降出入循其常态；神与神机神韵守静笃"明通公博"为中国哲学的智慧。气立、气势、气魄，合力风骨是生命力；"得神者昌，失神者亡"

上工守神，神是一切思惟活动的内驱力。论证一切事物逻辑思惟与具象意象思惟可以互动互鉴，唯象思惟即太虚、混沌，即"道"与创生性与负逻辑是中国哲学对人类文明的贡献。廓廓幽玄并举，幽玄暗远与彰明常变的正负逻辑，显学隐学的转化、形上学与形下学互动，应以紧迫理念把被遮蔽的被悬置的唯象思惟回归是拓宽中医药学守正创新的重要事。

技术哲学重视关联性，实体本体论与关系本体论的糅合。临床医学重视经验而经验重建代代传承，以共识疗效论证并发展临床基础理论。医学的本质是研究生命。人体是可以分解的，但生命是不可还原的，疾病是可以定义的，但痛苦是不可能量化的。阴阳家邹衍主张力求对自然事物尽用自然力作出积极的实事求是的解释。"阴阳之道"喻指阴阳相互作用产生宇宙的一切现象。人类世界和自然世界是相互关联的，人是天地的一部份，从人与天地之间的联系出发是理解与解释中医国学原理的根据。《尚书·洪范》述五行为五种动态互相作用，其"彼相生、間相胜。中医学体现"间一是"的国学哲理，运用阴阳盛衰消长、互根互动、对立统一、五行生起制伤等抽象概念解释官窍、脏腑、经络功能及相互关联的完整系统。同时解积人处天地之间与自然、社会关联的生理心理病理状态以及诊疗、养生、方药的理论依据。国学是中华民族优秀的具有特质的未曾断裂的文化。"正中和合"、"尚一尚同"的哲学是中华民族的智慧，回归原象创生性、天人合德、取象运数、天道自然一体的时空动态流转的整体观、宏观与时俱进的临床实践，更新完善学科体系。自1995年国学国医大家任应秋先生提出辨证论治"以观其脉症、知犯何逆、随证治之"为总则。脉症的系统观察为辨证之端始，以象为凭为素。具象通过医者视、听、嗅、味、触感官看舌象、候脉象及人在生理病理反应状态下一切异常表现，还有表象是情绪心理异常的心象，需要心领神会隐喻之异常。以象为素，"素"是从象中提取的与病机相关的信息，以素为候，"候"有时空，是由一组有内在联系的象素组合。象、素、候信息联结构成"以象铭境"症状体征的观察认知系统。"境"是通过四诊望闻问切以语言文字表述的信息。以候为证证即证据，多与病机联系的复合证候，其外在之"候"是各证候要素症状体征的集合。"境以蓄象"与"境以扬神"重在辨识归纳分析抽象出证候的本质属性。中医诊断重视病的"人"的一切表现，以"象、素、候有内在联系的症状体征为主体，作出证候诊断。联系理化影相实验于本世纪东西方文明互鉴向和合推演，对于中医症状学的中西汇通研究将进入理工融合的范畴。

张启明博士历二十年从事中医工程学研究，其中医形态学与中医病因学为理论基础已出版面世，进而将中医症状、体征的发生原因与演化机制做研究对象。选取中医诊断学和历代数据库150个症状和体征，从病理生理学、医学免疫学、内科学、神经病学、精神病学、妇产科学、医学遗传学、传染病学、临床肿瘤学、皮肤性病学中挑选了670个症状和体征，给出了每个症状、体征的中医病因与西医病因，中医病机与西医病理生理的映射关系。从症状的五藏归属、症状的排序规则、症状的分级等。（转入研讨）例如脾胃主以消化系统症状可以生化影相（胃镜）实验映射症状学表述，联系病机脾土主中央，辅四旁，怡情志，主升降，顾润燥，纳化常，对应实验求索病理心理的异变则进入复杂系统，症状体征表现当有显隐归属。以伤寒论太阳病中篇61条之"昼日烦躁不得眠、夜而安静，不呕不渴无表症"，当是除外三阳证，病转太少阴病病因来自太阳病误治下之后复发汗隶属显学范围，若心理障碍可发生心脾郁结的隐学病因病机。足知中医症状体征的中西医机理必须纳入整体观以显隐并举互鉴的引入实验手段进行探索。再者中医学科传统分类与西医学科目录出现了东西学术杂糅互渗的状态，学术与学科分化发展，必须以"中西医并重"为指导方针，以不忘本来，兼容外来，面向未来的积极求索向和合方向迈步。

目前在农耕文明与工业文明互鉴的新背景下落实"中西医并重"的国策，更新中医药学学科体系建设，中医之结合、整合医学的提出，进行中医药工程学的设想并开始构建学科的框架，实在是一件很难为的事，亟需回归原象之思，认真刻苦的探索，努力征询学界的真知灼见，倾听异见，肯拜异见者为师，以仁德中和建设团队，不畏艰苦奋力向前。草拟七律一首以为序。

　　华夏文明阆中是，尚一尚同重始源。

　　和而不同存异化[1]，终极理想统"仁"天[2]。

　　仰观星宿幽玄远[3]，求索彰明创新篇。

　　炎黄子孙字中和，务本明道举孝廉。

　　[注1]：异化即尊重异议、和与异相得。

　　[注2]天皇伏羲以仰天视"大"后视其"仁"又礼归于仁、礼者意在中和。

　　[注3]指环宇二十八宿幽玄朝向彰明。

　　　　　中央文史研究馆　馆员
　　　　　中国工程院　　院士　王永炎
　　　　　　　　甲辰　正月
　　　　　　　　时年八十六岁

◎ 编写说明 ◎

中医症状学是一门研究症状、体征的中医病因与西医病因、中医病机与西医病理生理映射关系的中医基础学科。

本书主要包括以下内容。

1. 研究内容

邪正盛衰、阴阳失调、精气血津液失常是中医学解释症状、体征何以发生的基本病机，如正虚之人容易感冒、阳虚之人畏寒怕冷、血虚之人舌质淡白，但这是没有明确正虚、阳虚、血虚生物学基础的哲学化论证，即运用抽象概念或抽象理论对临床现象作出普适性解释。中医症状学拟解决的科学问题是使症状、体征的中医病因病机成为可实验验证的机制。在不至于引起混淆的情况下，症状和体征可简称为症状，本书所论述的症状即包括症状与体征。

2. 立论依据

对一个患者来说，其症状、体征不会因为看中医还是看西医而改变，而关于患者的症状、体征，中医有中医的病因和病机解释，西医有西医的病因和病理生理解释，故以中医形态学和中医病因学为理论基础，中医症状学建立了症状、体征的中医病因与西医病因、中医病机与西医病理生理之间的映射关系。西医学的病因和病理生理是可实验验证的，使得症状、体征的中医病因病机也可实验验证。

3. 研究结果

本书从《中医诊断学》《中医历代医案》《病理生理学》《医学免疫学》《内科学》《神经病学》《精神病学》《妇产科学》《医学遗传学》《临床肿瘤学》《传染病学》《皮肤性病学》等图书中筛选了 558 个症状、体征，给出了每个症状、体征的内涵界定和中医病因与西医病因，以及中医病机与西医病理生理之间的映射关系，以中医病因（西医病因）、中医病机（西医病理生理）的形式进行整理。如地图舌可指舌炎，是指发生于舌黏膜的慢性、非特异性炎症，表现为舌面成片发红及光滑。病因之一是营亏（维生素 B_2 缺乏），病机是导致脾藏运化功能的固化结构畸形（赖氨酰氧化酶活性下降，影响胶原蛋白交联形成，细胞间胶原支持减弱，破坏了舌部黏膜的完整性）。通常情况下，一个症状、体征会有多种病因和病机，则按照①、②、③……的序号顺序使病因和病机一一对应。在558个症状、体征中，《中医诊断学》《中医历代医案》提及的症状、体征有300个，没有被提及的症状、体征有258个，从而扩充了中医四诊信息的内容。另外，尚有108个《中医诊断学》《中医历代医案》提及的症状、体征，因为没有明确的病因和病理生理而暂未纳入，详见附录。

按照五藏（音cáng）的功能，全书分为5章，第一章介绍了96个脾藏症状、体征的病因病机，第二章介绍了41个肺藏症状、体征的病因病机，第三章介绍了182个肾藏症状、体征的病因病机，第四章介绍了140个肝藏症状、体征的病因病机，第五章介绍了99个心藏症状、体征的病因病机。

由于知识结构所限和研究内容创新性高，书中尚存在疏漏之处，请读者在阅读过程中发现问题后提出建议，以利再版时修正完善。

本书的出版得到了中国中医科学院科技创新工程（CI2021A05407）的资助，既可作为高等院校医学等相关专业的教师和学生用书，也可作为医学科研和临床工作者的参考书。

张启明

2025 年 3 月

◎ 目 录 ◎

第四章　肝藏症状

第五章　心藏症状

绪　论

在阅读和学习中医症状学的内容时，我们需要明确如下核心概念的内涵和编写规范。

1. 症状（symptom）、体征（sign）

症状是指个体通过自身感受器在生活和工作场景中长时间、实时、无创地观察所获得的异常感受信息，如头晕、乏力等。中医学与西医学均通过问诊（询问患者或其陪同人员）的方式来获取症状信息。体征则是指通过他人的感受器在特定条件下进行瞬时或短时间观察所获得的异常表现信息，如舌苔厚腻、哮鸣音等。中医学通过望诊（利用视觉感受器观察患者的神色、形态、舌象、分泌物及排泄物等）、闻诊（利用听觉感受器听取声音、嗅觉感受器分辨气味）和切诊（利用触觉感受器切按患者的肌肤、脉搏等）来获取体征。西医学则借助感官（视觉、触觉、叩诊、听诊、嗅觉）及简单工具（如听诊器、叩诊锤、血压计、体温计、视力表等）来获取体征。在不至于引起混淆的情况下，症状和体征可简称为症状。为了准确区分不同的症状表现，医学界已定义了多种症状名称，如咳嗽、发热等。

2. 疾病（disease）、综合征（syndrome）

疾病是指具有明确病因或解剖学异常的病理过程，其治疗通常针对病因或解剖学改变进行。综合征则是指一组同时出现、相互关联的症状群，其背后没有明确单一病因或特定的解剖学改变，治疗往往针对症状本身进行。在不至于引起混淆的情况下，疾病和综合征可简称为"疾病"，泛指具有稳定发生发展规律及特定临床表现的病理过程。为了准确区分不同的健康状况，医学界已定义了多种疾病名称，如冠心病、库欣综合征等。

3. 证候（dysfunction）

证候是指疾病过程中某一特定阶段的异常功能状态或态势。同一疾病在其发展过程中可表现出多种不同的证候，如上呼吸道感染在初期可能表现为表寒证（症状包括恶寒怕冷、头身疼痛、脚凉等），中期可能转化为实热证（症状如发热恶热、面色红赤），而后期则可能出现气阴两虚证（症状包括乏力、手足心热、盗汗等）。同一种证候也可以出现在多种不同的疾病中，如表寒证就常见于多种感染性疾病的初期阶段。为了准确区分和描述这些不同的证候，医学界已经定义了多种证候名称，如表寒证、肾阴虚证等。

4. 病因（factor）

病因是指导致疾病发生与发展的各种因素。根据来源的不同，中医学将病因划分为外感病因、内伤病因、病理产物性病因及其他病因；而西医学则通常将病因分为生物因素、化学因素、物理因素及医源性因素。为了精确区分和描述这些不同的病因，医学界已经定义了多种病因名称，如在中医学中提到的外寒、痰饮等，以及在西医学中常见的病毒、紫外线辐射等。

5. 病机（pathogenesis）

病机是中医理论中关于病因、症状、疾病与证候之间相互关系的阐释。例如，当个体面临生活与工作的双重压力时，容易产生焦虑不安的情绪；长期的焦虑不安状态又可能导致食欲不振；而长期的食欲不振进一步会引发消瘦、乏力的表现。中医学对此过程的解释：情志不遂，肝气郁结进而逆乱，从而表现出焦虑不安的症状；肝气横逆侵犯脾藏，导致脾藏功能失常，运化无力，于是出现食欲不振；脾胃为气血生化之源，长期运化失常导致气血不足，肌肉得不到充分的滋养，故而呈现消瘦、乏力的体征。

6. 机制（mechanism）

机制是指人体内结构、功能及其相互作用的物理、化学或生物学特性。例如，酪氨酸酶基因突变导致酶缺乏或功能下降，无法有效催化酪氨酸转化为黑色素前体，进而造成代谢终产物黑色素的缺乏，这是白化病的病因及病理生理基础，也是一个可通过生物学实验验证的病理机制。

传统中医学主要描述了脾藏、肺藏、肾藏、肝藏、心藏、精、气、血、津、液、六淫、痰饮、瘀血等核心概念的属性或特征。但这些概念的客观实在性内涵尚待完善，以这些概念表达的中医病机也需要进一步借用物理、化学和生物学实验验证。

7. 症状的确认原则

①具有独特而稳定的临床表现。如口角糜烂是指发生于上下唇联合处的

黏膜－皮肤炎症，表现为口角潮红、起疱、皲裂、糜烂、结痂、脱屑。

②将不同病因引发的症状拆分为病因单一、表现独特的症状。如将胸痛拆分为心脏性胸痛（如心肌缺血引发的左胸痛常向左肩背放射）、呼吸性胸痛（如胸膜炎引发的胸部刺痛呼吸加重）和消化性胸痛（如食管炎引发的正中烧灼样胸痛）。类似的症状还有胸闷、腹痛、腰痛等。

8. 症状的五藏归属原则

①根据原发结构判定五藏归属。症状的产生往往涉及原发结构（症状起源的结构）、中间结构（连接原发与表达结构的病理生理桥梁）和表达结构（症状实际显现的部位）。例如，左侧内囊出血作为原发结构，导致右侧半身不遂，其中血肿压迫的躯体神经为中间结构，右侧运动系统则为表达结构。据此，右侧半身不遂可归因于肝藏藏血功能的异常。

②依据表达结构确定五藏归属。如藏神功能紊乱（如焦虑不安）可引发肝藏疏泄异常（表现为交感神经兴奋），进而影响脾藏的运化（如抑制唾液分泌），导致口干。因此，口干可归属于脾藏运化功能的异常。

③根据异常病机划分五藏归属。异常病机直接解释组织器官的结构与功能异常。例如，外阴炎症时，正常结构的痒觉感受器和躯体感觉神经传入大脑产生瘙痒感，中医解释为肾藏生育功能受痰饮（外阴炎症）影响，导致心藏藏神功能异常。因此，外阴瘙痒可归因于肾藏生育功能的异常。

④依据直接病机归属五藏。症状发展常由一系列因果病机链构成。如情志不遂导致肝气逆乱，进而肝气乘脾、脾失健运，最终导致气血不足、肌肉失养，引起形体消瘦、体倦乏力。其中，气血不足、肌肉失养是直接病机，而情志不遂等是间接病机。但此处将形体消瘦、体倦乏力归属肾藏气化功能异常，此处理解可能需进一步商榷，通常直接归因于脾藏运化不足。

⑤根据共性病机归属五藏。多种病因可引起同一症状，有多种病机解释，但有一种共性病机是直接且唯一的。如水肿可由肾性、心性、肝性或营养不良性等因素引起，但共性病机均为脾藏散精功能异常导致的液体渗漏。因此，水肿可归属于脾藏散精功能的异常。

⑥依据症状的器质性改变归属五藏。如原发性干燥综合征表现为脾藏运化功能相关的结构异常（如唾液腺病变），影响脾藏运化（唾液分泌减少），导致口干。因此，口干可归属于脾藏运化功能的异常。

⑦根据症状发生的特殊时段归属五藏。如快速动眼睡眠行为障碍发生

在快速动眼睡眠期，由于发生在睡眠期间，故可归属于心藏藏神功能的异常。

9. 症状的排序规则

①所有症状按照脾藏症状、肺藏症状、肾藏症状、肝藏症状、心藏症状排序。脾藏症状按照运化症状、散精症状、统血症状、主肌肉症状排序。肾藏症状按照生育症状、全形症状、气化症状、主水症状、藏精症状排序。肝藏症状按照疏泄症状、藏血症状排序。心藏症状按照藏神症状、主血脉症状排序。

②按照先结构异常症状后功能异常症状排序。结构异常症状按照先固化结构异常症状后流变结构存积症状排序。流变结构存积症状按照精、血、津、液、气排序。功能异常症状按照神乱、神亢、神少排序。

③按照发生部位先整体后局部排序，如口腔溃疡排列在先、巨舌排列在后。

④按照发生部位先上后下排序，如口腔溃疡排列在先、食管狭窄排列在后。

⑤按照发生部位先外后内排序，如外阴皲裂排列在先、阴道干涩排列在后。

⑥按照先重要器官后附属器官排序，如消化道、消化腺症状排列在先，肠系膜、腹膜症状排列在后。

⑦按照功能行使的先后排序，如消化不良症状排列在先、吸收不良症状排列在后。

⑧按照功能的相近性排序，如将食欲不振与味觉减退排列在一起。

⑨按照先一般后个别排序，如认知障碍包括学习、记忆、语言、情感、行为、计算、注意力、定向力、执行力、理解能力和判断能力障碍等排列在先，失认、失读、健忘、学习效率减低、计算力障碍排列在后。

10. 病因与症状的关系

病因与症状之间存在 3 种关系：①导致关系，即病因的发生导致症状的发生。如脾藏的运化功能异常（胃食管反流病），导致脾藏运化功能的固化结构畸形（反流物经食管上行至口腔，腐蚀牙齿，前牙牙冠缺损，即牙蚀症）。②表现关系，即症状是病因的表现之一，如心藏的主血脉功能异常（心房颤动伴快速心室率），表现为心藏的主血脉功能异常（心室搏动过弱以致未能开启主动脉瓣，或因动脉血压波太小，未能传导至外周动脉，则见脉搏短绌）。

③伴随关系，即病因的发生伴随症状的发生。如藏精痰饮（弥漫性毒性甲状腺肿），伴随肝藏藏血功能的固化结构畸形（伴随着针对眼肌和眼球后组织的自身免疫反应。眼部肌肉增粗、肥厚、水肿。球后组织炎症，水肿，黏多糖堆积，结缔组织增生，球后体积增大，眶周水肿，使眼球外凸）。事实上，弥漫性毒性甲状腺肿与眼球外凸均由自身免疫反应引发。

第一章
脾藏症状

脾藏有运化（消化）、散精（转载）、统血（凝血抗凝血）和主肌肉（运动）四种功能，能为生命活动提供营养物质。脾藏功能的固化结构和功能态势异常表现的症状称脾藏症状，共有 96 个。

第一节　运化症状

脾藏的运化（消化）功能是指消化系统、消化属动力系统和消化属脉管系统消化食物、吸收营养和排泄粪便的功能。其中，消化系统由消化道、消化腺、消化道内容物（如饮食物、消化液、肠道菌群、粪便）组成；消化属动力系统由参与物理性消化的平滑肌、骨骼肌、骨骼以及固定消化器官的内脏筋膜和运动相关滑液组成；消化属脉管系统由分布于消化系统和消化属动力系统的动脉、静脉、淋巴管、血液、淋巴液组成。运化功能的固化结构和功能态势异常表现的症状称运化症状，共有 80 个。

一、运化畸形

（一）口唇肿胀（lip swelling）

口唇肿胀是指口唇增厚、水肿、体积增大。

病因：①逆气（海鲜、坚果、某些水果、口红、润唇膏、牙膏、漱口水、花粉、尘螨、某些金属）、药毒（抗生素、非甾体抗炎药、某些抗抑郁药）、运化痰饮（唇炎、口腔溃疡、牙周炎）、环境（长时间日晒、寒冷天气）、恶习（舔唇咬唇的习惯、过度使用磨砂性质的唇部产品）、全形痰饮（系统性红斑狼疮、梅毒感染）、主肌肉痰饮（皮肌炎）、统血神少（血小板减少性紫癜）。②外伤（唇部受到撞击、咬伤）。

病机：①脾藏运化功能的固化结构痰饮（唇部血管扩张、组织水肿）。②脾藏运化功能的固化结构痰饮（局部血液循环障碍，引起血液和体液积聚，导致口唇肿胀）。

（二）口唇淡白（pale lips）

口唇淡白是指上下口唇缺乏血色而发白。

病因：①血虚（缺铁性贫血、叶酸或维生素 B_{12} 缺乏引起的巨幼红细胞性贫血、溶血性贫血、再生障碍性贫血、慢性疾病导致的贫血）。②主血脉病（心脏疾病、血管疾病、低血压）、气化神乱（糖尿病）、藏精神少（甲状腺功能减退）。③藏神神乱（情绪紧张）。

病机：①脾藏运化功能的固化结构异常（红细胞数量减少或血红蛋白含量降低，表现为口唇缺乏血色而发白）。②脾藏运化功能的固化结构异常（血液循环不畅，血液不能充分到达身体末梢部位，如口唇）。③脾藏运化功能的固化结构异常（血管收缩，唇部血供减少）。

（三）口唇青紫（cyanotic lips）

口唇青紫是指嘴唇呈现青蓝色或紫色，而非正常的红润色泽。

病因：主气神乱（慢性阻塞性肺疾病、哮喘急性发作、窒息、肺动脉高压）、主气痰饮（肺炎）、主气血团（肺栓塞）、主血脉神少（心力衰竭）、主血脉畸形（先天性心脏病、心肌梗死）、主血脉水壅（心包积液）、环境（高原缺氧）、药毒（亚硝酸盐类药物）、杂毒（化学物质中毒或一氧化碳中毒）、外寒（寒冷环境）、主血脉神乱（雷诺病）、全形畸形（硬皮病）、血虚（严重贫血）。

病机：瘀血［血液氧合血红蛋白含量减少或非氧合血红蛋白（脱氧血红蛋白）增多］，表现为脾藏运化功能的固化结构畸形（口唇青紫）。

（四）牙蚀（dental erosion）

牙蚀是指前牙牙冠缺损，牙齿对冷、热、酸、甜等刺激敏感。
病因：①运化神乱（胃食管反流病）。②饮食偏嗜［长期食用酸性食物和饮料（碳酸饮料、果汁、醋、柠檬汁）]、职业［某些职业环境下接触酸性气体或液体（如电池厂、化工厂工人接触的酸雾）]。③恶习（过度刷牙、使用硬毛牙刷、磨牙习惯）。

病机：①脾藏的运化功能异常（反流物经食管上行至口腔），导致脾藏运化功能的固化结构畸形（腐蚀牙齿）。②脾藏运化功能的固化结构畸形（直接侵蚀牙齿表面的牙釉质）。③脾藏运化功能的固化结构畸形（频繁的物理磨损，加速牙釉质的损耗）。

（五）猖獗性龋齿（rampant caries）

龋齿是指牙釉质、牙本质和牙骨质在颜色、形态和质地等方面的异常变化。猖獗性龋齿是一种病变进展迅速，多数牙齿、多个牙面在短期内同时表现为牙齿变黑、片状脱落，仅留残根。

病因：①全形痰饮（原发性干燥综合征）、医过（头颈部恶性肿瘤放射治疗）。②饮食偏嗜（高糖饮食、频繁摄入酸性食物和饮料）。③恶习（不良的口腔卫生习惯）。

病机：①表现为脾藏运化功能的固化结构痰饮、畸形（唾液腺腺泡萎缩），影响脾藏的运化功能（唾液减少，唾液的冲洗功能和抑菌作用下降），淫气（口腔内大量病原体繁殖，齿颈和齿缝处菌斑滞留）导致脾藏运化功能的固化结构畸形（牙齿逐渐变黑，继而呈粉末状或小片破碎脱落，最终只留残根）。②脾藏运化功能的固化结构畸形（牙齿矿物质流失，促进龋齿形成）。③淫气（细菌易于在口腔内繁殖，齿颈和齿缝处菌斑滞留）导致脾藏运化功能的固化结构畸形（牙齿逐渐变黑，继而呈粉末状或小片破碎脱落，最终只留残根）。

（六）牙龈萎缩（gingival recession）

牙龈萎缩是指原本覆盖在牙齿根部的牙龈组织向牙齿根部退缩，部分或全部牙根暴露在外。

病因：①外伤（横向刷牙、过度刷牙或使用硬毛牙刷）、运化痰饮（牙周炎）、医过（正畸治疗时施力不当或使用力过大）、运化畸形（牙齿过凸、牙龈附着位置较低）、职业（长期接触某些化学物质，如烟草、乙醇）、药毒（服用硝基咪唑类药物、四环素类药物）、饮食偏嗜（频繁摄入酸性食物和饮料）、环境［长期处于污染环境中，如重金属（铅、砷）暴露]、殊态（孕期、更年期）。②年龄（年龄增长）。

　　病机：①脾藏运化功能的固化结构畸形（牙龈组织被破坏，牙龈退缩）。②脾藏运化功能的固化结构畸形（牙龈组织自然衰退）。

（七）牙龈淡白（gingival pale）

　　牙龈淡白是指牙龈缺乏血色而发白。

　　病因：①瘀聚（白血病）、血虚（贫血）、营亏（缺乏维生素 B_{12} 和铁质）。②主血脉病（心血管疾病）。③运化痰饮（牙龈炎、牙周炎）。

　　病机：①借助肾藏的全形功能（血红蛋白合成减少），影响脾藏运化功能的固化结构（牙龈颜色淡白）。②影响脾藏运化功能的固化结构（牙龈组织充血不足）。③影响脾藏运化功能的固化结构（牙龈组织下方的血管受到损伤，影响血液供应，导致牙龈表面看上去变得淡白）。

（八）牙龈青紫（gingival purple）

　　牙龈青紫是指牙龈呈现非正常的青紫色，而不是健康的粉红色。

　　病因：①运化痰饮（牙龈炎、牙周炎）、主血脉畸形（血管瘤）、主血脉神乱（血液循环障碍）、主气神乱（呼吸功能障碍）。②恶习（长期吸烟）、饮食偏嗜（频繁饮用咖啡、茶）。③医过（牙龈手术后）、外伤（牙龈受到外伤）。④统血神少（血小板减少性紫癜）。

　　病机：①瘀血（低氧血症），影响脾藏运化功能的固化结构。②脾藏运化功能的固化结构畸形（牙龈颜色变暗，有时呈现青紫色调）。③脾藏运化功能的固化结构畸形（局部血肿形成而呈现青紫色）。④脾藏运化功能的固化结构畸形（牙龈中的微小血管在受到轻微刺激或进行刷牙等日常活动时容易发生出血，血液渗入周围组织，形成青紫色瘀斑）。

（九）胖大舌（plump tongue）

　　胖大舌即巨舌，是指由舌组织增生引起的舌体肿大，常表现为舌体周边齿痕，故又称齿痕舌。

　　病因：①全形畸形（贝-维综合征）。②药毒（青霉素、阿司匹林）、主血脉水壅（血管性水肿）、运化畸形（舌静脉或淋巴管的畸形）、运化癥积（舌癌）。③藏精神少（甲状腺功能减退）。④全形癥积（多发性骨髓瘤）。

　　病机：①脾藏运化功能的固化结构畸形（舌肌纤维增生肥大）。②脾藏运化功能的固化结构畸形（局部组织水肿，舌体肥大）。③借助肾藏的藏精功能（甲状腺激素水平下降），影响脾藏运化功能的固化结构（引起黏液性水肿，累及舌部）。④脾藏运化功能的固化结构畸形（异常增殖的浆细胞产生过多的单克隆免疫球蛋白，沉积在舌部，引起组织损伤和炎症反应，导致舌体肿大）。

（十）齿痕舌（teeth-printed tongue）

齿痕舌是指舌体边缘留下的牙齿压痕，常由于舌体胖大引发。

病因：①藏神神乱（长时间精神压力过大）。②全形水壅（全身性水肿）。③藏精神少（甲状腺功能减退症）。④全形畸形（肢端肥大症）。

病机：①借助肝藏的疏泄功能（神经紧张，不自主地将舌体抵住牙齿），影响脾藏运化功能的固化结构。②脾藏运化功能的固化结构畸形（舌体增大）。③借助脾藏的散精功能（甲状腺激素缺乏，新陈代谢速度减慢，组织间隙水钠潴留），影响脾藏运化功能的固化结构（累及全身各部，包括舌体）；或直接影响脾藏运化功能的固化结构（甲状腺激素对维持肌肉正常张力和功能具有重要作用，甲状腺激素分泌减少，舌肌张力减弱，舌体肥大或松弛）。④伴随脾藏运化功能的固化结构畸形（生长激素分泌增多，口腔和咽喉部的肌肉、黏膜和脂肪组织增生，舌体增大，即巨舌症）。

（十一）瘦薄舌（thin tongue）

瘦薄舌又称舌肌萎缩，指舌内肌萎缩，常由舌下神经核及舌下神经病变引起。

病因：①藏血畸形（多发性脑神经损害、肌萎缩侧索硬化）、藏血痰饮（脑干脑炎）、藏血癥积（脑干肿瘤）、外伤（颅脑外伤）、藏血神少（延髓麻痹）。②主气癥积（鼻咽癌）。③主肌肉痰饮（皮肌炎、多发性肌炎）。④藏血畸形（脑梗死）、藏血血团（椎基底动脉血栓形成）。⑤胎禀（脊髓性肌萎缩症）。⑥营亏（维生素 B_{12} 缺乏）。

病机：①借助肝藏的疏泄功能（舌下神经受损），影响脾藏运化功能的固化结构（舌内肌和部分舌外肌受损）。②影响肝藏的疏泄功能（直接侵犯或淋巴结转移至茎突后区或舌下神经管，使舌下神经受侵），导致脾藏运化功能的固化结构畸形。③脾藏运化功能的固化结构畸形（肌肉纤维变性、坏死，舌肌体积减小）。④脾藏运化功能的固化结构畸形（舌肌血液供应减少，局部缺血缺氧，引起舌肌细胞死亡和萎缩）。⑤脾藏运化功能的固化结构畸形（神经肌肉接头的功能或肌肉蛋白的合成异常，引起舌肌萎缩）。⑥脾藏运化功能的固化结构畸形（维生素 B_{12} 参与 DNA 的合成过程，缺乏时影响细胞分裂和再生，包括肌肉细胞的修复与再生，加速肌肉的退化和萎缩）。

（十二）舌缩（contracted tongue）

舌缩是指舌体萎缩、短缩或活动受限，常影响语言、咀嚼和吞咽功能。

病因：①藏血内湿（帕金森病）、藏血恶血（脑卒中）、藏神畸形（多发性硬化症）、藏血痰饮（格林 – 巴利综合征）、营亏（维生素 B_{12} 缺乏）。②藏血神少（重症肌无力）、主肌肉畸形（进行性肌营养不良）、藏血神乱（肌萎缩侧索硬化症）、运化癥积（口腔肿瘤）、运化痰饮（舌部炎症）、运化外伤（舌部创伤）、医过（放疗后遗症）。

病机：①肝藏的疏泄功能异常（支配舌体的神经受损），导致脾藏运化功能的固化结构畸形（舌体肌肉萎缩）。②脾藏运化功能的固化结构畸形（舌体肌肉萎缩）。

（十三）红绛舌（deep red tongue）

红绛舌即牛肉样舌，表现为舌面呈绛红色、干燥，常由细腻的沟纹分成数个小块，丝状乳头、菌状乳头萎缩，状如生牛肉。

病因：①营亏（叶酸或维生素 B_{12} 缺乏）。②全形痰饮（干燥综合征），痰饮（真菌感染），血虚（巨幼红细胞性贫血）。

病机：①肾藏的全形功能异常（在核苷酸代谢中，四氢叶酸是一碳单位的受体，核苷酸代谢异常导致细胞 DNA 合成障碍），导致脾藏运化功能的固化结构畸形（累及口腔黏膜上皮组织，导致舌乳头萎缩）。②脾藏运化功能的固化结构畸形（影响口腔黏膜上皮组织，导致舌乳头萎缩）。

（十四）苔厚（thick tongue coating）

苔厚是指舌面上由脱落的角化上皮、唾液、细菌、食物碎屑及渗出的白细胞组成的较厚的苔状物。

病因：①恶习（不规律刷牙、不清洁舌面）、运化痰饮（牙周炎、口腔念珠菌病）、饮食偏嗜（偏好油腻、甜食、辛辣食物）。②运化内燥（晨起、饮水不足、抗抑郁药、镇静催眠药、糖尿病、干燥综合征导致唾液分泌减少）。

病机：①影响脾藏运化功能的固化结构（食物残渣、死细胞、细菌、真菌等在舌面上堆积，形成厚苔）。②影响脾藏运化功能的固化结构（唾液有清洁口腔、抑制细菌生长的作用。唾液分泌减少，易致厚苔）。

（十五）口疮（oral ulcer）

口疮即口腔溃疡，是指发生于口腔黏膜的圆形或椭圆形溃疡，表面覆盖一层灰白色或黄色假膜，中心凹陷，周围呈红色，多见于唇内侧、舌尖、舌腹、颊黏膜、前庭沟、软腭等部位，常伴有剧烈疼痛，甚至影响饮食、说话。

病因：①全形痰饮（脊柱关节炎）、藏神神乱（长期的精神压力、焦虑）、过劳（疲劳）、药毒（使用激素类药物）。②运化痰饮（贝赫切特综合征）。③营亏（营养与微量元素缺乏）。④外伤（口腔内部的物理性损伤，如牙齿的锐缘、假牙不合适、硬食划伤）。

病机：①肾藏的全形功能异常（免疫系统功能紊乱，对自身组织抗原产生免疫反应），导致脾藏运化功能的固化结构畸形（引起口腔黏膜组织破坏）。②表现为脾藏运化功能的固化结构痰饮、血少、畸形（口腔黏膜小血管炎症细胞浸润，血管内皮肿胀，管腔闭塞，局部缺血梗死，口腔黏膜组织局限性缺损、溃烂）。③脾藏运化功能的固化结构畸形（影响黏膜修复过程，口腔黏膜受损）。④脾藏运化功能的固化结构畸形（直接损伤黏膜，形成溃疡）。

（十六）胃扩张（gastrectasis）

胃扩张是指食物、气体或分泌物聚积引发的胃腔容积增大，常表现为上腹部饱胀、呕吐、腹痛。

病因：①饮食不节（暴饮暴食）。②运化神少（胃动力不足、胃瘫痪）、运化畸形（幽门梗阻、胃出口梗阻或其他部位的肠道梗阻）。③疏泄神乱（神经肌肉疾病）、药毒（镇静剂、抗抑郁药）、医过（手术）。④恶习（过度吞咽空气）、饮食偏嗜（食用发酵食物）。

病机：①脾藏运化功能的固化结构畸形（短时间内大量进食可能导致胃过度充盈）。②脾藏运化功能的固化结构畸形（食物在胃内积聚而不能有效排出导致胃过度充盈）。③脾藏的运化功能异常（胃壁张力降低或麻痹），导致脾藏运化功能的固化结构畸形（食物在胃内积聚而不能有效排出导致胃过度充盈）。④脾藏运化功能的固化结构畸形（气体产生增加导致胃过度充盈）。

（十七）脱肛（rectal prolapse）

脱肛又称直肠脱垂，是指肛门内的直肠黏膜、肛管，甚至部分乙状结肠向下移位脱出肛门外的一种症状。

病因：运化神乱（长期便秘）、主气神乱（慢性咳嗽）、殊态（妊娠、举重、多次分娩）、主肌肉神少（老年肌肉松弛）。

病机：脾藏运化功能的固化结构畸形（盆底肌肉和肛门括约肌松弛，失去对直肠的支持固定作用，直肠脱出）。

（十八）肛周病变（perianal lesions）

肛周病变是指发生在肛门周围皮肤和黏膜的病变，表现为皮赘、肛裂、溃疡、肛瘘、直肠阴道瘘等，常引起肛门不适、疼痛、肛门出血、排便困难。

病因：①运化痰饮（克罗恩病）、痰饮（细菌、真菌和病毒感染）、药毒（大剂量使用氨甲蝶呤、长期使用某些肛门栓剂）、恶习（个人卫生不佳）、饮食偏嗜（食用辛辣食物）、运化癥积（直肠癌）。②运化痰饮（贝赫切特综合征）。③恶习（过度用力排便、久坐不动）、运化神乱（长期便秘或腹泻）。

病机：①脾藏运化功能的固化结构痰饮（炎症累及肛周，直肠肛管周围软组织或周围间隙发生急性化脓性感染，形成脓肿），导致脾藏运化功能的固化结构畸形（脓肿破溃后形成肛瘘，导致肛周瘘管）。②表现为脾藏运化功能的固化结构畸形（肛门周围溃疡）。③表现为脾藏运化功能的固化结构畸形（肛门及周围组织损伤）。

（十九）脐疝（umbilical hernia）、腹裂（gastroschisis）

脐疝是指脐环未关闭和腹直肌未发育好，大网膜或部分肠管自脐环处疝出至皮下，表现为脐部柔软的膨隆或突出。腹裂是指腹壁纵行缺损，缺损处全层裂开导致的内脏外翻。

条件：殊态（哭闹、咳嗽、便秘等腹压增大）；年龄（婴儿发病率较高）。

病因：全形畸形（贝 – 维综合征）。

病机：表现为脾藏运化功能的固化结构畸形（脐疝、腹裂）。

（二十）腹部肿块（abdominal mass）

腹部肿块是指腹壁、腹腔内、腹膜后的组织器官增生、肿大、膨胀、粘连或移位形成的团块。①按肿块性质分为 6 种：生理性肿块，如子宫、膀胱、粪块、发达的腹直肌肌腹或腱划、消瘦者的椎体或骶骨岬、自发蠕动的肠管、腹主动脉。炎症性肿块，如阑尾周围炎包块、肠系膜淋巴结结核、肾周围脓肿。肿瘤性肿块，多为实质性肿块。囊性肿块，多呈圆形或椭圆形，表面光滑，有波动感。如先天性多囊肝、多囊肾、脐尿管囊肿、滞留性的胰腺囊肿、卵巢囊肿。梗阻性肿块，如胃肠梗阻性肿块、胆道梗阻性肿块、尿路梗阻性肿块。外伤性肿块，如左上腹的脾破裂血肿、下腹或盆腔的腹膜后血肿。②根据肿块位置可分为右上腹肿块（肝大、胆囊肿大）、中上腹部肿块（胃部包块、胰腺肿块、小肠肿块）、左上腹肿块（脾肿大）、腰腹部肿块（巨大肾积水）、右下腹部肿块、下腹部肿块、左下腹部肿块。

病因：①运化痰饮（肠结核）。②运化痰饮（结核性腹膜炎）。③运化痰饮（克罗恩病）。④运化癥积（小肠恶性肿瘤、结直肠癌、胃癌、肝癌）。⑤生育癥积（子宫肉瘤）。⑥生育癥积（子宫肌瘤）。⑦主水畸形（肾囊肿、多囊肾）。⑧运化畸形（肠道梗阻、胆道梗阻）。⑨外伤（腹部受到外力撞击或穿透性伤害）。

病机：①脾藏运化功能的固化结构痰饮、畸形（一方面，增殖型肠结核黏膜下层大量纤维组织增生和结核肉芽组织形成，呈大小不等结节，严重者呈瘤样肿块突入肠腔，导致肠腔狭窄，病变肠段变窄增厚形成肿块；另一方面，溃疡型肠结核合并局限性结核性腹膜炎者，因病变肠段可和周围肠段、肠系膜淋巴结粘连形成腹块）。②脾藏运化功能的固化结构痰饮、畸形（慢性炎症引发大网膜增厚、肠系膜淋巴结肿大、十二指肠空肠曲粘连成团、干酪样坏死脓性物积聚）。③脾藏运化功能的固化结构畸形（肠粘连、肠壁增厚、肠系膜淋巴结肿大、内瘘或局部脓肿形成）。④脾藏运化功能的固化结构畸形（癌肿不断生长增大，呈占位性病变）。⑤肾藏生育功能的固化结构畸形（癌肿不断生长增大，呈占位性病变）。⑥肾藏生育功能的固化结构畸形（肌瘤逐渐增大使子宫超过 3 个月妊娠大时，可从腹部触及，较大的黏膜下肌瘤可脱出于阴道外）。⑦肾藏主水功能的固化结构畸形（囊肿不断生长增大，呈占位性病变）。⑧脾藏运化功能的固化结构畸形（脏器扩张，形成肿块）。⑨脾藏运化功能的固化结构畸形（内出血或组织损伤，形成血肿或挫伤性肿块，血肿可被纤维组织替代，形成实性团块）。

二、运化血壅

梅核气（globus hystericus）

梅核气是一种自觉咽中有异物梗塞感，吐之不出，咽之不下，但不影响饮食的病证。

病因：①疏泄神乱（咽部神经症）、主气痰饮（鼻窦炎、过敏性鼻炎、慢性咽炎、过敏性咽炎）、运化神乱（胃食管反流）、环境（空气污染、长期吸入刺激性气体）、恶习（吸烟、饮酒）、职业（教师、歌手等需频繁用声的职业）。②藏神神乱（焦虑、抑郁）。

病机：①脾藏运化功能的固化结构血壅（鼻咽部或食管黏膜动脉充血），影响心藏的藏神功能（咽部或食管黏膜感受器兴奋，信号传到大脑），则见梅核气。②肝藏的疏泄功能异常（交感神经兴奋），导致脾藏运化功能的固化结构血壅（咽部或食管黏膜动脉充血），影响心藏的藏神功能（咽部或食管黏膜感受器兴奋，信号传到大脑），则见梅核气。

三、运化出血

（一）齿衄（gum bleeding）

齿衄是指牙龈自发性的或由于机械刺激引起的流血。

病因：①运化痰饮（牙龈炎、牙周炎）、恶习（用力刷牙）、统血神乱（血友病、维生素C或维生素K缺乏、肝病）。②药毒（华法林、阿司匹林等抗凝药、免疫抑制剂、激素）、统血神少（血小板减少性紫癜）、痕聚（白血病）。

病机：①脾藏运化功能的固化结构出血（牙龈出血）。②影响脾藏的统血功能（凝血功能障碍），表现为脾藏运化功能的固化结构出血（牙龈出血）。

（二）呕血（hematemesis）

呕血是指上消化道（十二指肠悬韧带以上的消化道，包括食管、胃、十二指肠、肝、胆、胰）或全身性疾病（如血液病、结缔组织病）所致的上消化道出血，表现为经口腔呕出的红色血液或咖啡渣样物。

病因：①运化神乱（胃食管反流病）、运化畸形（肝硬化）。②运化痰饮（急性胃炎、食管炎、胃和十二指肠溃疡、应激性溃疡）。③运化痰饮（慢性胃炎）。④主血脉畸形（主动脉夹层）。⑤运化癥积（食管癌、胆囊癌、胆管癌、胃癌、胃原发淋巴瘤）。

病机：①脾藏运化功能的固化结构出血（食管黏膜糜烂、溃疡及食管下段静脉曲张破裂引发出血）。②脾藏运化功能的固化结构出血（胃黏膜损伤糜烂、溃疡，引发出血）。③脾藏运化功能的固化结构出血（一方面，黏膜缺血，胃肠黏膜上皮细胞再生和修复能力降低；另一方面，黏膜缺血使上皮细胞无法产生足量的碳酸氢盐和黏液，胃黏膜屏障遭到破坏，胃酸中的 H^+ 反向逆流进入黏膜增多，黏膜缺血无法及时将弥散进入黏膜的 H^+ 运走，H^+ 在黏膜内积聚，胃黏膜糜烂出血）。④脾藏运化功能的固化结构出血（夹层破入食管，血液随破口流入食管）。⑤脾藏运化功能的固化结构出血（肿瘤表面溃烂而发生血管破裂出血；癌组织向胃壁浸润，中央坏死形成溃疡，侵蚀消化道周围毛细血管或深处大血管，血管破裂失血），借助肝藏的疏泄功能〔当出血量达到 250～300mL 时，血液瘀滞在胃内，刺激胃黏膜，内脏感觉信号经内脏神经传入，兴奋呕吐中枢，产生躯体运动信号（支配参与呕吐的骨骼肌）和内脏运动信号（支配参与呕吐的平滑肌）〕，影响脾藏的运化功能（腹肌、膈肌、肋间肌收缩产生腹压，食管上括约肌松弛，出现反射性的呕吐）。

（三）便血（hematochezia）

便血是指血液从肛门排出。①根据质地可分为粪便中混有血液、脓血、全血或隐血。②根据出血部位可分为：直肠及肛门出血，多为鲜红色；结肠出血，多为暗红色；上消化道出血，多为黑色或柏油样。

病因：①统血恶血（过敏性紫癜）。②运化神乱（胃食管反流病）。③运化痰饮（急性胃炎、慢性胃炎）。④运化癥积（胃癌、淋巴瘤、结直肠癌）。⑤运化痰饮（溃疡性结肠炎、急性出血性坏死性肠炎、细菌性痢疾、阿米巴痢疾）。⑥运化畸形（痔、肛裂、肛瘘）、外伤（机械性损伤）。⑦瘕聚（白血病）、统血神少（血小板减少性紫癜、血友病、肝硬化）、全形痰饮（流行性出血热、败血症）。⑧运化畸形（肠套叠）。

病机：①脾藏运化功能的固化结构出血（消化道黏膜及腹膜脏层毛细血管受累，肠道黏膜可因微血管血栓出血坏死）。②脾藏运化功能的固化结构畸形（食管黏膜糜烂及溃疡），导致脾藏运化功能的固化结构出血（血液在肠腔停留较久后排出）。③脾藏运化功能的固化结构畸形（胃黏膜糜烂、溃疡），导致脾藏运化功能的固化结构出血（每日出血量＞50mL，血在肠腔内停留较久，经肠道排出体外）。④脾藏运化功能的固化结构畸形（癌组织向胃壁、肠壁浸润，中央坏死形成溃疡，侵蚀消化道周围毛细血管或深处大血管，血管破裂），导致脾藏运化功能的固化结构出血（每日出血量＞50mL，血在肠腔内停留较久，经肠道排出体外）。⑤脾藏运化功能的固化结构出血（大量黏液、脓血渗出，导致大便带有黏液、脓血）。⑥脾藏运化功能的固化结构出血（血管破裂出血，血液随粪便一起排出，呈鲜红色）。⑦脾藏的统血功能异常（凝血功能障碍），导致脾藏运化功能的固化结构出血。⑧脾藏运化功能的固化结构出血（局部血液循环障碍，引起组织坏死、出血，随粪便排出）。

四、运化恶血

舌生瘀斑（ecchymosis on tongue）

舌生瘀斑是指舌黏膜下出现暗红色或紫色斑点、斑块。

病因： 外伤（咬伤舌体、坚硬食物挤压舌体）、统血神乱（血小板功能障碍、凝血功能异常、血液病）、营亏（维生素C、维生素K、叶酸、铁等营养素缺乏）、药毒（抗血小板药物、抗凝药物、化疗药物）、杂毒（重金属中毒）、外伤（舌头咬伤、热食烫伤）。

病机： 脾藏运化功能的固化结构恶血（舌黏膜下毛细血管破裂出血）。

五、运化痰饮

（一）口角糜烂（angular cheilitis）

口角糜烂又称口角炎，是指发生于上下唇联合处的黏膜 - 皮肤炎症，表现为口角潮红、起疱、皲裂、糜烂、结痂、脱屑。

病因： ①运化痰饮（结核性腹膜炎）、营亏（B族维生素缺乏）。②痰饮（链球菌、葡萄球菌、假丝酵母菌感染）。③外燥（气候干燥）、恶习（频繁舔嘴唇、咬唇、戴口罩、使用不适合的牙套）。④全形痰饮（特应性皮炎、接触性皮炎）、逆气（某些食物、化妆品、牙膏或其他口腔护理产品的过敏反应）、全形神少（自身免疫性疾病）。

病机：①脾藏的运化功能异常（疾病后期营养物质吸收障碍），营亏（维生素 B_2 缺乏），借助肾藏的全形功能（赖氨酰氧化酶活性下降，影响胶原蛋白交联形成，细胞间胶原支持减弱），导致脾藏运化功能的固化结构痰饮（影响口角皮肤的完整性）。②脾藏运化功能的固化结构痰饮（微生物在口角处繁殖，破坏皮肤和黏膜，引起炎症、红肿、疼痛和糜烂）。③脾藏运化功能的固化结构痰饮（口角皮肤裂开、损伤）。④脾藏运化功能的固化结构痰饮（口角皮肤屏障受损）。

（二）牙龈红肿（gingivitis）

牙龈红肿是指牙周组织的炎症反应，表现为牙龈呈深红或紫红色，边缘增厚、疼痛、溃烂。正常的牙龈应该是粉红色且质地坚韧，紧密贴合在牙齿表面。

病因：①运化畸形［牙菌斑（由细菌构成的软垢）、牙石、食物残渣长期嵌塞牙缝］、恶习（不良口腔卫生习惯、刷牙方法不正确或力度过大）、药毒（抗癫痫药、免疫抑制剂、口服避孕药）、痰饮（单纯疱疹病毒感染）。②殊态（青春期、月经期、怀孕期间）。③瘕聚（急性白血病）。

病机：①脾藏运化功能的固化结构痰饮（细菌、病毒滋生，引发牙龈炎）。②借助肾藏的藏精功能（性激素水平波动），影响脾藏运化功能的固化结构（牙龈组织对菌斑刺激反应增强，易发生牙龈红肿、出血，称为妊娠期龈炎或青春期龈炎）。③脾藏运化功能的固化结构痰饮（白血病细胞浸润口腔，刺激牙龈黏膜增生）。

（三）地图舌（geographic tongue）

地图舌即舌炎，是指发生于舌黏膜的慢性、非特异性炎症，表现为舌面成片发红及光滑。

病因：①运化痰饮（结核性腹膜炎）、运化神少（消化不良）、营亏（B族维生素缺乏）。②全形神乱（免疫反应）。③藏神神乱（情绪波动、精神压力大）。

病机：①脾藏的运化功能异常（疾病后期营养物质吸收障碍），营亏（维生素 B_2 缺乏），借助肾藏的全形功能（赖氨酰氧化酶活性下降，影响胶原蛋白交联形成，细胞间胶原支持减弱），导致脾藏运化功能的固化结构畸形（影响舌部黏膜的完整性）。②脾藏运化功能的固化结构畸形（舌部的正常防御机制受损，容易出现炎症反应和组织损伤）。③借助肝藏的疏泄功能（交感神经兴奋），导致脾藏运化功能的固化结构畸形（血管收缩，舌部的氧气和营养物质供应减少，导致舌乳头的萎缩或异常脱落）。

（四）肛门红肿（anusitis）

肛门红肿是指肛周组织的炎症反应，表现为肛周皮肤呈深红或紫红色、水肿、疼痛、溃烂。

病因： 运化痰饮（内痔或外痔发炎、肛周脓肿、肛门湿疹、肛裂、肛瘘、直肠炎）、药毒（长期使用某些肛门栓剂）、运化癥积（直肠癌）。

病机： 表现为脾藏运化功能的固化结构异常。

六、运化神乱

（一）口角流涎（polysialia）

口角流涎是指唾液过度蓄积或控制不良引起的外溢，俗称"流口水"。生理性流涎可见于幼儿、成人饥饿时；病理性流涎常见于口腔疾病，如口腔溃疡、牙龈炎，也见于神经系统疾病，如卒中后遗症、面神经麻痹、脑性瘫痪、唐氏综合征、帕金森病。

病因： ①藏血神少（脑性瘫痪）、藏血痰饮（面神经炎、脑炎、脑膜炎）、藏血畸形（脑梗死）、藏血癥积（颅内肿瘤）。②疏泄神亢（癫痫）。③运化畸形（口腔溃疡）、运化痰饮（口腔炎症），药毒（抗抑郁药、抗精神病药、抗帕金森病药、镇静催眠药物、抗胆碱能药物）。④药毒（抗抑郁药、抗精神病药、抗帕金森药、抗胆碱能药）。⑤药毒（选择性 5- 羟色胺再摄取抑制剂）。⑥药毒（镇静催眠药）。⑦药毒（抗精神病药）。

病机： ①影响脾藏的运化功能（舌肌、咽肌受损，吞咽功能下降，唾液腺产生的唾液不能及时进入消化道）。②肝藏的疏泄功能异常（中枢自主神经网络对于刺激传导的功能异常），影响脾藏的运化功能（电刺激岛叶引发唾液腺的反应）。③肝藏的疏泄功能异常（炎症介质刺激唾液腺的副交感神经），影响脾藏的运化功能（唾液分泌增加）。④肝藏的疏泄功能异常（M 受体敏感性改变），影响脾藏的运化功能（突然减量或停药导致唾液反跳性分泌增加）。⑤肝藏的疏泄功能异常（抑制 5- 羟色胺再摄取，高浓度 5- 羟色胺与唾液腺的 5- 羟色胺受体结合），影响脾藏的运化功能（唾液分泌增加）。⑥肝藏的疏泄功能异常（抑制控制唾液分泌的延髓核团），影响脾藏的运化功能（肌肉松弛和吞咽协调性下降，唾液蓄积在口腔）。⑦肝藏的疏泄功能异常（多巴胺 D_2 受体阻断），影响脾藏的运化功能（咽部肌肉功能障碍，唾液无法正常下咽而外溢）。

（二）齿松（tooth mobility）

齿松是指一颗或多颗牙齿的松动或不稳固。妊娠期、月经期或服用激素类药物期间可出现牙齿的暂时性松动。

病因：运化痰饮（牙龈炎、牙周炎、根尖周炎、颌骨骨髓炎）、运化畸形（牙周组织退行性变）、外伤（跌倒、撞击或咬硬物直接伤害牙齿）、全形畸形（骨质疏松症）、营亏（长期营养不良或钙、维生素 D 等微量元素缺乏）、殊态（女性怀孕期间）。

病机：影响脾藏的运化功能（牙齿支持结构受损）。

（三）牙痛（toothache）

牙痛常表现为自发性刺痛（急性牙髓炎、急性根尖周炎）、自发性钝痛（感冒时的牙痛、月经期出现的牙痛、慢性龈乳头炎）、激发痛（牙本质过敏、部分龋齿、楔状缺损）和咬合痛（牙周脓肿、牙外伤、隐裂）。

病因：①淫气（牙周软组织积存食物残渣，细菌滋生）。②恶习（牙齿过度磨损、咬硬物）、外伤（牙齿外伤）。③主血脉神乱（心脏病）。④主气痰饮（上颌窦炎）。

病机：①脾藏运化功能的固化结构畸形、痰饮［牙齿硬组织被细菌产生的酸长期侵蚀，形成龋齿；细菌感染引发牙周（牙龈、牙槽骨、牙周膜）炎、根尖周炎、牙髓炎］，影响心藏的藏神功能（刺激神经，引发疼痛）。②脾藏运化功能的固化结构畸形（牙齿磨损、裂纹或折断，暴露牙本质或牙髓），影响心藏的藏神功能（神经暴露，对外界刺激敏感，引发疼痛）。③借助肝藏的疏泄功能［心脏和牙齿受到同一组神经（主要是迷走神经和交感神经系统）的一部分支配。疼痛信号可通过这些共同的神经通路被错误传递到牙齿所在的区域］，影响心藏的藏神功能。④影响心藏的藏神功能（窦腔内的压力增加，炎症可以扩散到窦壁，影响与之相邻的牙齿根部）。

（四）龃齿（bruxism）

龃齿是指睡眠期间牙齿研磨或紧咬。

病因：疏泄神乱（心理压力、焦虑、睡眠障碍）、运化栖虫（肠道寄生虫）。

病机：影响脾藏的运化功能（睡眠过程中无意识地紧咬牙齿或磨牙）。

（五）口腻（thick tongue fur）

口腻是自觉口中黏腻不爽，仿佛覆盖了一层黏液的异常感觉。

病因：①运化痰饮（口腔念珠菌病、口腔扁平苔藓）。②运化痰饮（胃炎、慢性胰腺炎）、运化神乱（胃食管反流）、饮少（长期饮水不足）、年龄（中老年女性）、药毒（抗抑郁药、抗过敏药）、藏神神乱（长期精神压力大、情绪紧张）。③运化神乱（消化不良）、运化痰饮（慢性胃炎、胆囊炎）、饮食偏嗜（经常食用油腻、高糖或难以消化的食物）。

病机：①脾藏的运化功能异常（口腔黏膜充血、水肿，炎症分泌物增多）。②脾藏的运化功能异常（唾液分泌减少，清洁口腔功能减弱，食物残渣留滞口腔）。③脾藏的运化功能异常（食物消化不完全）。

（六）口淡（tastelessness）

口淡即味觉减退，是指味蕾对味觉刺激不敏感的异常感觉。

病因：①藏精神少（甲状腺功能减退）。②营亏（叶酸或维生素 B_{12} 缺乏）。③淫气（流感病毒）、外伤（头部受伤）、疏泄内湿（帕金森病）。④年龄（老年人）。⑤运化痰饮（口腔感染、牙周病）、运化畸形（口腔溃疡）。⑥藏神神乱（长期的心理压力、抑郁）。

病机：①肾藏的藏精功能异常（甲状腺激素分泌减少），借助肾藏的气化功能（机体处于低代谢状态），肝藏的疏泄功能（导致味觉神经细胞线粒体氧化过程减慢，供能不足，味觉神经传导功能异常），影响脾藏的运化功能。②肝藏疏泄功能的固化结构畸形［引起维生素 B_{12} 依赖性酶（L- 甲基丙二酰 -CoA 变位酶和甲硫氨酸合成酶）的催化反应发生障碍，L- 甲基丙二酰 -CoA 变位酶催化反应障碍导致神经髓鞘合成障碍，并有奇数碳链脂肪酸或支链脂肪酸掺入髓鞘中，甲硫氨酸合成酶催化反应障碍引起神经细胞甲基化反应受损］，借助肝藏的疏泄功能（影响味觉传导通路或神经元），影响脾藏的运化功能。③影响肝藏的疏泄功能（味觉传导通路受损），影响脾藏的运化功能。④脾藏运化功能的固化结构畸形（舌乳头、舌肌的萎缩），借助肝藏的疏泄功能（导致味蕾减少），影响脾藏的运化功能。⑤借助肝藏的疏泄功能（直接损伤味蕾），影响脾藏的运化功能。⑥借助肝藏的疏泄功能［大脑通过下丘脑－垂体－肾上腺释放应激激素（如皮质醇）］，影响脾藏的运化功能（影响肠道的运动、分泌和感知功能，食物不能正常消化，味道成分无法充分释放并被味蕾感知）。

（七）口臭（halitosis）

口臭又称口腔异味，是指口腔中散发出令人不悦的臭气。

病因：①宿食（食物残渣在口腔内长时间存留）、淫气（幽门螺杆菌）、运化畸形（龋齿、口腔溃疡、舌苔过厚）、运化结石（扁桃体结石）、运化痰饮（牙周炎）。②偏食（洋葱、大蒜、韭菜）、恶习（吸烟、饮酒）、主气痰饮（鼻窦炎、扁桃体炎、肺炎）。③运化内燥（晨起、饮水不足、抗抑郁药、镇静催眠药、糖尿病、干燥综合征、干燥口炎导致唾液分泌减少）。

病机：①影响脾藏的运化功能（细菌分解存留在牙缝、舌苔中的食物残渣，产生硫化物）。②影响肺藏的主气功能（食品气味经血液循环行至肺部，经呼吸排出），影响脾藏的运化功能（出现暂时性口臭）。③影响脾藏的运化功能（唾液有清洁口腔、抑制细菌生长的作用。唾液分泌减少，易致口臭）。

（八）口苦（bitter taste in mouth）

口苦是指自觉口中发苦的异常感觉。

病因：①运化痰饮（反流性食管炎、胃炎、胆囊炎、胃溃疡）、运化结石（胆囊胆石）、运化畸形（胆囊息肉）、殊态（怀孕期间）。②藏神神乱（生活工作压力大）。③药毒（抗生素、降压药、镇静剂）。④气化神乱（糖尿病）。⑤运化痰饮（口腔炎症）、全形痰饮（干燥综合征）、恶习（口腔卫生不良、吸烟、饮酒）。

病机：①脾藏的运化功能异常（胃动力不足，胆汁反流至口腔）。②借助肝藏的疏泄功能（自主神经功能紊乱），影响脾藏的运化功能（胆汁反流至口腔）。③影响脾藏的运化功能（直接产生苦味）。④影响脾藏的运化功能（酮体生成增多，经由呼吸排出体外时可感觉口中有苦味）。⑤影响脾藏的运化功能（改变口腔内的微环境，利于细菌繁殖，产生异味）。

（九）口甜（sweet taste in mouth）

口甜又称口甘，是指口中感觉有甜味的异常感觉。

病因：①运化痰饮［病毒（新型冠状病毒）感染，鼻咽部、口腔、咽喉部炎症］、疏泄内湿（帕金森病）、疏泄畸形（多发性硬化症）、疏泄神乱（贝尔氏面瘫）、藏神神乱（极度心理压力、焦虑）、年龄（年龄增长）、营亏（营养不良）、药毒（抗生素、抗抑郁药和抗癫痫药物）。②气化神乱（糖尿病）、偏食（过食肥甘厚味）。③运化神乱（消化功能紊乱）。

病机：①肝藏的疏泄功能异常［味觉倒错，口中尝到实际并不存在的甜味（还可尝到实际并不存在的苦、酸、咸、金属味）］，影响脾藏的运化功能。②脾藏的运化功能异常（血糖升高，唾液中糖分增多）。③脾藏的运化功能异常（消化酶分泌失衡，口腔中的唾液淀粉酶活性增强，分解食物产生葡萄糖）。

（十）口干（dry mouth）

口干是指因唾液分泌减少或成分变化引起的口腔干燥状态或感觉。饮水减少、大量出汗、张口呼吸等引起的口干不属病态。

病因：①全形形病（系统性硬化症）。②全形痰饮（原发性干燥综合征）。③藏神神病（路易体痴呆、焦虑症、帕金森病、脑干损伤）。④药毒（抗抑郁药、抗精神病药、抗胆碱能药、利尿剂）、医过（头颈部癌症患者接受放疗后）。⑤气化神乱（糖尿病）。⑥饮少（饮水不足）、气候（处于高温、干燥或风大的环境中）、过劳（剧烈运动后大量出汗）、殊态（发热、更年期、睡眠时张口呼吸）、主气神乱（哮喘）、主气痰饮（鼻炎）。⑦运化痰饮（唾液腺的感染）。

病机：①脾藏运化功能的固化结构畸形（小唾液腺纤维样改变），影响脾藏的运化功能（腺体分泌唾液减少）。②脾藏运化功能的固化结构痰饮、畸形（大小唾液腺导管周围及血管周围有淋巴细胞浸润，淋巴滤泡形成，导管上皮细胞增生引起阻塞，造成腺泡萎缩、纤维化及玻璃样变和导管扩张），影响脾藏的运化功能（唾液分泌减少）。③肝藏的疏泄功能异常（自主神经抑制），影响脾藏的运化功能（抑制唾液腺分泌唾液）。④影响脾藏的运化功能（抑制或损伤唾液腺分泌唾液）。⑤借助肾藏的主水功能（高血糖引起渗透性利尿），影响脾藏的运化功能（唾液分泌减少）。⑥影响脾藏的运化功能（水分摄入不足或丢失，唾液分泌减少）。⑦影响脾藏的运化功能（阻塞腺体导管，减少唾液流出）。

（十一）口渴（thirst）

口渴是指体液内盐类浓度增加使渗透压升高，兴奋渗透压感受器和位于下丘脑的饮水中枢产生的欲饮水感觉。造成渴觉的原因有细胞外液渗透压升高及血液体积减小。

病因： ①水亏（高渗性失水）。②气化神病（糖尿病）。③藏精痰饮（甲状腺炎）。④藏精癥积（垂体瘤）、主水神失（尿崩症）。⑤藏精神病（原发性醛固酮增多症）。⑥主水神病（范科尼综合征）。⑦饮食偏嗜（食用过咸的食物）、过劳（剧烈运动导致大量出汗）、外热（天气炎热导致大量出汗）、外燥（空气干燥）。

病机： ①脾藏的散精功能异常（当失水量达体重的 4% ～ 6% 时，血浆晶体渗透压升高），借助肝藏的疏泄功能［兴奋位于下丘脑前部的渗透压感受器（感知血浆晶体渗透压）、间脑的穹隆下器（SFO）和终板血管器（OVLT）（感知细胞外液量的减少），信号经内脏感觉神经，兴奋位于大脑皮质的渴觉中枢］，影响脾藏的运化功能（饮水）。②脾藏的散精功能异常（糖尿、多尿引发体内水分总量减少 1% ～ 2% 时，血浆和细胞间液渗透压升高），借助肝藏的疏泄功能［兴奋位于下丘脑前部的渗透压感受器（感知血浆晶体渗透压）、间脑的穹隆下器（SFO）和终板血管器（OVLT）（感知细胞外液量的减少），信号经内脏感觉神经，兴奋位于大脑皮质的渴觉中枢］，影响脾藏的运化功能。③肾藏的藏精功能神亢（诱发甲亢，甲状腺激素分泌过多），导致肾藏的气化功能异常（出现的一系列的高代谢症状及体征，血糖升高），借助脾藏的散精功能（血浆晶体渗透压升高），肝藏的疏泄功能［水从细胞内向细胞外转移引起细胞内失水，位于下丘脑前部的渗透压感受器（感知血浆晶体渗透压）、间脑的穹隆下器（SFO）和终板血管器（OVLT）（感知细胞外液量的减少）兴奋，信号经内脏感觉神经、兴奋位于大脑皮质的渴觉中枢］，影响脾藏的运化功能。④肾藏的藏精功能异常（抗利尿激素合成或分泌不足），肾藏的主水功能异常（远曲小管和集合管对水的通透性增强，水的重吸收功能减退），导致心藏的主血脉功能异常（有效循环血容量降低），借助肝藏的疏泄功能（刺激渗透压感受器，兴奋位于下丘脑终板区的渴觉中枢和大脑皮质的感觉区），影响脾藏的运化功能。⑤肾藏的主水功能异常（保钠排钾），钠盈（血钠增高），借助脾藏的散精功能（血浆晶体渗透压升高），肝藏的疏泄功能

（刺激下丘脑视前区渗透压感受器，信号传至下丘脑终板区的渴觉中枢和大脑皮质的感觉区），影响脾藏的运化功能。⑥肾藏的主水功能异常（近端肾小管对水的重吸收功能下降），借助脾藏的散精功能（血浆渗透压升高），肝藏的疏泄功能（刺激下丘脑视前区渗透压感受器，信号传至下丘脑终板区的渴觉中枢和大脑皮质的感觉区），影响脾藏的运化功能。⑦借助脾藏的散精功能（血浆渗透压升高），肝藏的疏泄功能（刺激下丘脑视前区渗透压感受器，信号传至下丘脑终板区的渴觉中枢和大脑皮质的感觉区），影响脾藏的运化功能。

（十二）咽下疼痛（sore throat）

咽下疼痛是指吞咽位于口腔、咽喉或食管的饮食或唾液时出现咽喉或食管部位的不适或疼痛。

病因：①运化癥积（食管癌）。②主气痰饮（咽喉部炎症）。③外伤（吞咽尖锐或硬质食物）。④主气癥积（喉癌、扁桃体肿瘤）。⑤外燥（干燥环境）。

病机：①脾藏运化功能的固化结构痰饮（食管癌向外浸润，引起食管周围炎、纵隔炎、食管深层溃疡），影响心藏的藏神功能（炎症物质刺激相应部位的痛觉感受器，疼痛信号传入大脑皮质的感觉中枢）。②影响心藏的藏神功能（炎症介质刺激咽部痛觉感受器，疼痛信号传入大脑皮质的感觉中枢）。③肺藏主气功能的固化结构畸形（咽喉黏膜损伤），影响心藏的藏神功能（刺激咽部痛觉感受器，疼痛信号传入大脑皮质的感觉中枢）。④影响心藏的藏神功能（肿瘤组织刺激咽部痛觉感受器，疼痛信号传入大脑皮质的感觉中枢）。⑤借助脾藏的运化功能（唾液减少，咽喉黏膜失于润滑和保护），影响心藏的藏神功能（咽部痛觉感受器易于受到刺激，疼痛信号传入大脑皮质的感觉中枢）。

（十三）咽肌痉挛（pharyngeal spasm）

咽肌痉挛又称腭部肌阵挛，是指咽喉肌肉的不随意而有节律的收缩运动，呈间歇发作。根据临床表现分为强直性咽肌痉挛，表现为吞咽障碍、咽内不适、反复作呕；节律性咽肌痉挛，表现为他觉性耳鸣。

病因：①藏血神病（斜视性阵挛 - 肌阵挛）。②藏血神乱（狂犬病、破伤风）、藏血病（脑干的血管病变、肿瘤、炎症或退行性变）。③藏神神乱（精神紧张、压力大）、藏神神乱（癔症）。④主气痰饮（慢性咽炎）、恶习（长期烟酒刺激）。

病机：①表现为脾藏的运化功能异常（咽喉肌肉阵挛）。②借助肝藏的疏泄功能（控制咽部肌肉的神经核团或传导通路受损），影响脾藏的运化功能（咽喉肌肉阵挛）。③借助肝藏的疏泄功能（影响高级中枢），影响脾藏的运化功能（肌肉张力增高，触发咽肌痉挛）。④影响脾藏的运化功能（局部组织处于炎症和高敏状态，引发咽喉肌肉阵挛）。

（十四）咽麻痹（pharyngoparalysis）

咽麻痹是指中枢性和外周性病变导致咽部肌肉失去运动功能，使咽腔呈瘫痪状态，影响患者吞咽和发声功能，表现为吞咽困难、食物反流、说话时出现开放性鼻音。

病因：藏血癥积（颅内肿瘤）、藏血畸形（脑梗死、脊髓空洞症）、藏血出血（出血）、藏血痰饮（脑炎）、痰饮（梅毒）。

病机：肝藏疏泄功能的固化结构畸形（舌下神经的一般躯体运动纤维，舌咽神经、迷走神经和副神经的特殊内脏运动纤维受损），借助肝藏的疏泄功能，影响脾藏的运化功能或肺藏的主气功能（咽部肌肉失去运动功能）。

（十五）吞咽困难（dysphagia）

吞咽困难又称吞咽障碍，是指食物在口腔至贲门的运送过程受阻产生的咽部、胸部梗阻停滞感。根据解剖部位分为口咽性吞咽障碍和食管性吞咽障碍。

病因：①全形痰饮（戈谢病）。②钾亏（低钾血症）。③藏精癥积（甲状腺癌）、藏精畸形（弥漫性非毒性甲状腺肿）。④全形畸形（硬皮病）。⑤主气癥积（肺癌）。⑥运化癥积（食管癌、胃癌）。⑦全形痰饮（原发性干燥综合征）。⑧藏血畸形（大动脉粥样硬化型脑梗死）。⑨藏血痰饮（副肿瘤性脑脊髓炎）。⑩藏血畸形（延髓背外侧综合征）。⑪主气痰饮（咽炎、扁桃体炎）、运化痰饮（食管炎、放射性食管炎）。⑫运化神少（食管失弛缓症）。⑬藏血内湿（帕金森病）。⑭藏血神少（肌萎缩侧索硬化症、重症肌无力）。

病机：①表现为肝藏疏泄功能的固化结构畸形［戈谢细胞在脑中沉积，破坏中枢系统神经元］，借助肝藏的疏泄功能（支配软腭肌、舌肌、舌骨上肌群、舌骨下肌群、咽提肌、咽缩肌、食管上括约肌、食管下括约肌的躯体神经功能异常），影响脾藏的运化功能。②肝藏的疏泄功能异常（细胞内液钾浓度与细胞外液钾浓度的比值变大，静息状态下细胞内液钾外流增加，使静息电位负值增大，与阈电位之间的距离增大，细胞处于超极化阻滞状态，骨骼肌细胞兴奋性降低），影响脾藏的运化功能（咽部骨骼肌松弛）。③脾藏运化功能的固化结构畸形（癌块或肿块压迫食管，食管空间变窄），影响脾藏的运化功能。④表现为脾藏运化功能的固化结构畸形（食管下 2/3 肌层进行性萎缩及纤维化而僵硬，括约肌受损），影响脾藏的运化功能。⑤脾藏运化功能的固化结构畸形（肿瘤侵犯或压迫食管，食管变窄），影响脾藏的运化功能。⑥脾藏运化功能的固化结构畸形（癌细胞浸润生长，局部炎症水肿加重，使管壁狭窄），影响脾藏的运化功能（管腔扩张受限，癌肿浸润管壁处食管蠕动减弱或消失）。⑦表现为脾藏运化功能的固化结构畸形（食管黏膜淋巴细胞浸润，黏膜层外分泌腺体破坏，黏液分泌减少），影响脾藏的运化功能。⑧表现为肝藏疏泄功能的固化结构畸形（脑干血管病变，多为基底动脉脑桥分支双侧闭塞，丘脑感觉中继核团梗死），借助肝藏的疏泄功能，影响脾藏的运化功能。⑨借助肝藏的疏泄功能（损害延髓下橄榄核、前庭神经核等结构而致下位脑干功能紊乱），影响脾藏的运化功能。⑩借助肝藏的疏泄功能（疑核及舌咽、迷走神经功能受损），影响脾藏的运化功能（病灶侧软腭、咽喉肌瘫痪）。⑪脾藏运化功能的固化结构畸形（水肿加重使管壁狭窄），影响脾藏的运化功能（管腔扩张受限）。⑫影响脾藏的运化功能（食管动力障碍）。⑬借助肝藏的疏泄功能（大脑中多巴胺能神经元丧失，运动控制功能障碍），影响脾藏的运化功能（导致咽喉部肌肉僵硬和运动缓慢）。⑭脾藏运化功能的固化结构畸形（咽喉部肌肉逐渐无力和萎缩），影响脾藏的运化功能。

（十六）嗜食异物（pica）

嗜食异物又称异食癖，表现为对非食用物质（如泥土、纸张、粉笔、冰块、头发、布料、烟蒂、油漆碎片）有持续性、强迫性的食欲。

病因：①营亏（锌、铁等微量元素缺乏）、藏神神乱（儿童的认知发展、感官探索或自我调节能力不足）。②藏神神乱（压力、焦虑、孤独感或抑郁）。③殊态（妊娠期）、运化痰饮（寄生虫感染）。

病机：①借助肝藏的疏泄功能，影响脾藏的运化功能。②借助肝藏的疏泄功能（影响高级中枢），影响脾藏的运化功能（通过咀嚼或吞咽非食物品寻求安慰）。③影响脾藏的运化功能。

（十七）烧心（retrosternal burning sensation）

烧心是指发生于胸骨后或剑突下的烧灼感，有时可延伸至咽喉，常于餐后 1 小时发生。

病因： 饮食不洁（进食过多、过快）、偏食（食用辛辣、油腻、酸性等刺激性强的食物、咖啡、乙醇、巧克力）、恶习（餐后立即躺下、睡前饱食、穿着过紧衣物）、气化畸形（肥胖）、运化神乱（胃食管反流）、运化痰饮（慢性浅表性胃炎、幽门螺杆菌感染）、运化畸形（胃溃疡）、运化癥积（胃癌）、全形痰饮（系统性硬化症）、藏神神乱（长期的精神压力、焦虑、抑郁等情绪状态）、药毒（非甾体抗炎药、激素类药物、抗抑郁药）。

病机： 脾藏的运化功能异常（胃酸分泌增加或胃酸反流），影响心藏的藏神功能（激活胃或食管化学感受器，信号经内脏神经上传至大脑，使人感觉胸骨后或剑突下灼热）；脾藏运化功能的固化结构畸形（胃酸侵蚀胃或食管黏膜，出现溃疡、糜烂），影响心藏的藏神功能（激活伤害性感受器，信号经 $T_6 \sim T_9$ 或 $T_5 \sim T_6$ 的脊神经节以及迷走神经，通过丘脑的非特异投射系统弥散地投射到整个大脑皮质，使人感觉胸骱或剑突下灼热）。

（十八）呃逆（hiccup）

呃逆又称膈肌痉挛，是指膈肌不自主地、阵发性地强烈收缩所引起的吸气突然受阻，随之出现"雏、雏"样声音。

病因： 运化癥积（食管癌）、运化神乱（胃食管反流病）、运化痰饮（胃炎）、主气痰饮（肺炎、胸膜炎）、运化畸形（胃扩张、食管裂孔疝）、藏血神乱（中风）、藏血痰饮（脑炎、脑膜炎）、藏血癥积（脑肿瘤）、藏血畸形（脑血管意外）、药毒（服用地西泮、巴比妥类、甲基多巴）、医过（上消化道内镜检查、腹部或胸部手术后、麻醉）。

病机： 肝藏疏泄功能的固化结构畸形（影响膈神经），借助肝藏的疏泄功能，影响脾藏的运化功能（膈肌痉挛）。

（十九）嗳气（belching）

嗳气是指胃肠内积滞过量气体，不能被吸收或排泄，经口腔逸出发出"呃、呃"声响。生理状态下常发生于进食过快、吞咽过多空气和食用产气食物后。

病因：①运化畸形（消化性溃疡）、运化痰饮（慢性胃炎、幽门螺杆菌感染）、药毒（服用抗酸药、铁剂）。②运化神少（功能性消化不良）。③藏神神乱（情绪紧张、焦虑）。④恶习（进食或饮水时快速吞咽）、饮食偏嗜（饮用含气饮料或吃产气食物）。

病机：①脾藏的运化功能异常（胃幽门括约肌痉挛、胃逆蠕动，胃内容物排空受阻，滞留在胃内的食物发酵产生气体，当胃内压力增加时，贲门放松，横膈收缩，食管上括约肌松弛，气体通过口腔排出）。②脾藏的运化功能异常（胃肠道的未消化食物发酵产生气体，通过口腔排出）。③肝藏的疏泄功能异常（影响内脏神经中枢），影响脾藏的运化功能（消化道平滑肌功能紊乱，胃内气体通过口腔排出）。④影响脾藏的运化功能（吞入大量空气进入胃中，胃内的气体需要通过嗳气排出体外）。

（二十）消化性胸痛（digestive chest pain）

消化性胸痛是指消化系统疾病引发的胸部疼痛。

病因：运化神乱（胃食管反流病）、运化痰饮（食管炎）。

病机：影响心藏的藏神功能（胃酸或炎症介质刺激位于食管的化学感受器，产生痛觉信号，经 $T_5 \sim T_6$ 脊髓节段上传至大脑皮质的痛觉中枢）。

（二十一）胃食管反流（gastroesophageal reflux）、食物反流（regurgitation）

胃食管反流是指胃内容物通过松弛的食管下括约肌进入食管下端的一种现象，部分患者反流物可到达咽喉部及口腔，引起食管外症状，如咳嗽、咽炎、哮喘。食物反流是指胃十二指肠内容物在无恶心和不用力的情况下涌入咽部或口腔。

病因：①主气神病（阻塞性睡眠呼吸暂停低通气综合征）、气化畸形（肥胖）、殊态（怀孕）、恶习（穿紧身衣物）、运化水壅（腹水）、过劳（剧烈运动）。②运化癥积（食管癌）。③运化癥积（食管裂孔疝）、药毒（服用钙通道阻滞剂、硝酸甘油、地西泮）。

病机：①肺藏的主气功能异常（胸腔负压增加，产生抽吸作用），影响脾藏的运化功能（使胃内容物易反流至食管和咽喉部）。②脾藏运化功能的固化结构畸形、秽浊（食管肿瘤增生造成食管梗阻，食管梗阻的近段有扩张与潴留，食管腺和唾液腺黏液分泌增加），借助肝藏的疏泄功能（兴奋位于食管黏膜的压力感受器，信号传入中枢，产生内脏运动信号，经内脏运动神经传至效应器），影响脾藏的运化功能（贲门括约肌松弛）。③脾藏的运化功能异常（食管下括约肌功能减弱）。

（二十二）反酸（acid regurgitation）

反酸是指胃内酸性内容物反流，常由胃酸分泌过多引起，常见于功能性消化不良、反流性食管炎、胃及十二指肠溃疡以及慢性胃炎，常使人有烧心的感觉。

病因： ①运化畸形（消化性溃疡、贲门失弛缓症、食管裂孔疝）、运化神乱（胃食管反流病）、运化痰饮（胃炎）。②恶习（长期吸烟和饮酒）、运化畸形（肥胖）、殊态（妊娠）、药毒（服用钙通道阻滞剂、地西泮、非甾体抗炎药、利血平）。

病机： ①脾藏的运化功能异常（贲门功能不全并伴有胃逆蠕动致酸性胃液反流至食管或口咽部）。②脾藏的运化功能异常（食管下段括约肌松弛，引起胃酸反流）。

（二十三）恶心（nausea）、呕吐（vomiting）

恶心是一种紧迫欲呕的不舒适感觉，常为呕吐的前奏，可伴有迷走神经兴奋的症状。呕吐是将胃或部分小肠内容物经食管、口腔排出体外的动作。①按发病机制可分为反射性呕吐和中枢性呕吐。反射性呕吐是一种人体的保护性反应，可将食入胃内对人体不利的物质排至体外；中枢性呕吐是指由于中枢神经系统病变引起的呕吐，多见于神经系统疾病、全身系统疾病以及药物中毒等情况；前庭障碍性呕吐指前庭功能障碍引起的呕吐，多见于迷路炎、晕动病等。②按照呕吐物的性质分类：呕吐物呈咖啡色，见于上消化道出血；呕吐隔餐或隔日食物，并含腐酵气味，见于幽门梗阻；呕吐物含胆汁者多见于十二指肠乳头以下的十二指肠或空肠梗阻；呕吐物有粪臭者提示低位肠梗阻；呕吐物中有蛔虫者见于胆道蛔虫、肠道蛔虫。

病因： ①藏精神少（肾上腺皮质功能减退症）。②运化畸形（酒精性肝病、非酒精性脂肪性肝病、肝硬化、消化性溃疡）、运化痰饮（病毒性肝炎）。③疏泄痰饮（病毒性脑膜炎、新型隐球菌脑膜炎、副肿瘤性脑脊髓炎）。④疏泄出血（蛛网膜下腔出血）、疏泄血团（颅内静脉窦及脑静脉血栓形成）、疏泄癥积（颅内肿瘤）。⑤疏泄畸形（颅底凹陷症）。⑥运化痰饮（急性胃炎、嗜酸性粒细胞性胃炎、急性胰腺炎）、运化癥积（胃癌）。⑦藏血神乱（晕动病、梅尼埃病）、藏血痰饮（迷路炎）。⑧藏神神乱（焦虑、压力）。⑨殊态（视觉、嗅觉和味觉的强烈刺激）。⑩酸盈（糖尿病酮症酸中毒）、主水神少（尿毒症）。

病机：①借助肾藏的主水功能（钠排出增多），钠亏（低钠血症），影响脾藏的散精功能（水分从细胞外液向渗透压相对较高的细胞内转移），表现为脾藏运化功能的固化结构水壅（导致肠胃组织水肿），借助肝藏的疏泄功能（胃肠道黏膜末梢神经兴奋，冲动刺激呕吐中枢），影响脾藏的运化功能。②脾藏运化功能的固化结构血壅、水壅（肝内纤维组织增生和肝细胞结节状再生；肝细胞大量死亡，生成胆汁酸和分泌胆汁量减少，同时由于大量假小叶形成，血液循环阻力增大，上述两者压迫门静脉分支使门静脉压增高，肠系膜毛细血管压增高，刺激胃肠黏膜发生充血水肿），借助肝藏的疏泄功能（刺激信号传入延髓中的呕吐中枢），影响脾藏的运化功能。③痰饮（炎症介质），借助肝藏的疏泄功能（兴奋呕吐中枢），影响脾藏的运化功能。④肝藏的疏泄功能异常（颅内压升，兴奋呕吐中枢），影响脾藏的运化功能。⑤肝藏疏泄功能的固化结构异常（压迫椎基底动脉），借助肝藏的疏泄功能（兴奋呕吐中枢），影响脾藏的运化功能。⑥脾藏运化功能的固化结构畸形（胃黏膜损害发生充血水肿、胃壁炎症或肿瘤组织阻塞幽门通道，导致胃流出道狭窄或变形），借助脾藏的运化功能（胃内容物排空受阻），肝藏的疏泄功能（胃黏膜上的感受器兴奋，信号由迷走神经的感觉纤维传入延髓中的呕吐中枢），影响脾藏的运化功能。⑦借助肝藏的疏泄功能（过度刺激前庭末梢感受器，错误或过度的运动信号传入延髓中的呕吐中枢），影响脾藏的运化功能。⑧借助肾藏的藏精功能（大脑释放促肾上腺皮质激素释放因子和其他压力相关肽）和肝藏的疏泄功能（刺激呕吐中枢），影响脾藏的运化功能。⑨借助肝藏的疏泄功能（味觉、嗅觉和视觉感受器受到刺激，兴奋经面神经、嗅觉神经和视神经传入延髓的呕吐中枢），影响脾藏的运化功能。⑩借助脾藏的运化功能（酮体和毒素刺激胃肠道）和肝藏的疏泄功能（胃黏膜上的感受器兴奋，信号由迷走神经的感觉纤维传入延髓中的呕吐中枢），影响脾藏的运化功能。

（二十四）胃中嘈杂（gastric upset）

胃中嘈杂是指胃中空虚、搅动、似饥非饥、似辣非辣、似痛非痛的不适感觉。

病因：饮食不节（过食辛辣、偏硬食物、暴饮暴食）、运化痰饮（胃黏膜急慢性炎症）、运化畸形（胃溃疡、十二指肠溃疡）、疏泄神乱（长期精神紧张、压力过大）。

病机：脾藏的运化功能异常（消化不良），影响心藏的藏神功能（刺激肠神经系统和高级神经中枢）。

（二十五）脘痞（fullness）

脘痞即中上腹饱胀不适，是指胃中食物不消化引起的腹部胀满不适感。其中，正常餐量即出现饱胀感称餐后饱胀。有饥饿感但进食不多即有饱腹感称早饱。

病因：①运化痰饮（慢性胃炎、幽门螺杆菌感染）。②运化神少（功能性消化不良）。③藏神神乱（焦虑和抑郁）。

病机：①脾藏运化功能的固化结构畸形（胃黏膜萎缩变薄，胃腺萎缩、壁细胞和主细胞减少或消失并伴有肠上皮化生），影响脾藏的运化功能（胃液分泌减少，消化不良）；脾藏运化功能的固化结构痰饮（固有层内多量淋巴细胞、浆细胞浸润，释放炎症介质），借助肝藏的疏泄功能（刺激胃黏膜感受器，信号传入中枢，产生内脏运动信号，经内脏运动神经传至效应器），影响脾藏的运化功能（胃张力和蠕动减弱）。②借助肝藏的疏泄功能（外周感受器、传入神经、中枢神经系统的调制异常引起内脏感觉过敏；胃壁氮能神经活动介导的迷走－迷走反射调控失常），影响脾藏的运化功能（胃的感觉容量降低；胃容受性舒张功能障碍，胃底容量减小，胃窦负荷过重）。③借助肝藏的疏泄功能（影响高级神经中枢），影响脾藏的运化功能（导致胃肠道蠕动减慢，影响食物的正常消化和胃排空，引起胃部胀满和不适）。

（二十六）腹胀（abdominal distension）

腹胀是指部分或全腹的胀满，轻者仅表现为腹部饱胀感，重者全腹膨胀，影响呼吸。根据病因分为三类：功能性腹胀，通常与消化系统功能紊乱有关，如胃肠蠕动减慢、胃酸过多等；器质性腹胀，通常由消化系统疾病引起，如胃炎、胃溃疡、肠梗阻等；饮食不当引起的腹胀，饮食过量、摄入过多易产气食物等都可能导致腹胀。

病因：①藏精神少（甲状腺激素分泌减少）。②钙盈（高钙血症）。③钾亏（低钾血症）。④营亏（叶酸或维生素 B_{12} 缺乏）。⑤主血脉病（心力衰竭、扩张型心肌病、二尖瓣狭窄）。⑥主血脉病［抗中性粒细胞胞质抗体

（antineutrophil cytoplasmic antibody，ANCA）相关血管炎］。⑦运化畸形（消化性溃疡）。⑧运化痰饮（结核性腹膜炎）。⑨散精痰饮（IgG4 相关自身免疫性肝炎、病毒性肝炎）。⑩运化痰饮（贝赫切特综合征）。⑪碱盈（呼吸性碱中毒）。⑫生育癥积（卵巢上皮性肿瘤）。⑬疏泄神病（广泛性焦虑障碍，交感神经过度兴奋）。⑭藏精痰饮（甲状腺炎）。⑮疏泄神少（黄体后期类阿片肽浓度异常降低，常引发经前期综合征）。⑯饮食偏嗜（食用难以消化或易于产生气体的食物）、恶习（快速进食、嚼口香糖、吸烟）。⑰运化畸形（肝硬化）、主血脉神少（心力衰竭）、主水神乱（肾病综合征）。

病机：①借助肾藏的气化功能（基础代谢率降低），影响脾藏的运化功能（消化道平滑肌的运动和消化腺的分泌减少，胃肠道内容物排空受阻），导致脾藏运化功能的固化结构气壅（在肠道细菌的作用下发酵、产气）。②导致脾藏运化功能的固化结构气壅（当细胞内钙离子浓度升高到一定程度时，会发生超极化现象，即细胞内钙离子通道处于不可逆的失活状态，导致钙离子进入细胞内的速度减缓，同时细胞内的钙离子泵也无法及时将多余的钙离子排出，细胞处于一种超极化阻滞状态，平滑肌细胞兴奋性降低，食物在肠道细菌的作用下发酵、产气）。③导致脾藏运化功能的固化结构气壅（静息状态下细胞内液钾离子外流增加，使静息电位负值增大，与阈电位之间的距离增大，细胞处于超极化阻滞状态，平滑肌细胞的兴奋性降低，胃肠道内容物排空受阻，在肠道细菌的作用下发酵、产气）。④肾藏的全形功能异常（核苷酸代谢异常导致细胞 DNA 合成障碍），导致脾藏运化功能的固化结构畸形（累及胃肠道黏膜上皮组织，胃肠道黏膜萎缩），影响脾藏的运化功能（消化道平滑肌的运动和消化腺的分泌减少），导致脾藏运化功能的固化结构气壅（胃肠道内容物排空受阻，在肠道细菌的作用下发酵、产气）。⑤脾藏运化功能的固化结构血壅、水壅（消化道血液流动受阻、水肿），借助脾藏的运化功能（影响胃肠道蠕动与消化吸收功能），导致脾藏运化功能的固化结构气壅（胃内容物排空受阻，滞留在胃内的食物发酵）。⑥表现为脾藏运化功能的固化结构畸形（肠壁小动脉和小静脉呈现血管炎改变，并伴有纤维素性栓子栓塞，造成肠壁血流障碍，引起肠壁缺血、坏死），影响脾藏的运化功能（引起蠕动障碍，造成肠梗阻），导致脾藏运化功能的固化结构水壅、气壅（梗阻近端积聚大量液体和气体）。⑦脾藏运化功能的固化结构畸形（胃幽门括约肌痉挛、胃逆蠕动以及早期幽门狭窄），脾藏的运化功能异常（胃内容物排空受阻），导致脾藏运化功能的固化结构气壅（滞留在胃内的食物发酵）。⑧脾藏的运化功能异常（肠功能紊乱，肠道蠕动减弱，肠排空减缓），导致脾藏运化功能的固化结构气壅（产气菌产气增多）。⑨脾藏散精功能的固化结构血壅（肝细胞发炎肿胀，肝内血流不畅，引发门脉压增高），导致脾藏运化功能的固化结构血壅、水壅（胃肠道血液流动受阻，胃肠黏膜血流不畅、水肿），脾藏的运化功能异常（使胃肠道消化吸收功能减弱，食物消化不良，滞留肠道），导致脾藏运化功能的固化结构气壅（在肠道细菌的作用下发酵、产气）。⑩脾藏运化功能的固化结构痰饮、血团、血少（肠壁小动脉和小静脉呈现血管炎改变，纤维素性栓子栓塞，肠壁血流障碍，缺血、坏死），脾藏的运化功能异常（蠕动障碍造成肠梗阻），导致脾藏运化功能的固化结构气壅（梗阻近端积聚大量液体和气体）。⑪肾藏的主水功能异常（H^+ 从肾小管上皮细胞内溢出细胞外，K^+ 从细胞外进入细胞内，以维持体液的离子平衡，导致 H^+–Na^+ 交换减弱，而 K^+–Na^+ 交换增强，尿钾排出增多），钾亏（血钾浓度降低），导致脾藏运化功能的固化结构气壅（血钾浓度降低使静息膜电位增高，细胞发生超极化，胃肠平滑肌的兴奋性降低，胃肠平滑肌松弛，蠕动减慢，胃内容物排空受阻，滞留在胃内的食物发酵）。⑫脾藏运化功能的固化结构畸形（肿瘤增大时压迫腹部胃肠道平滑肌），脾藏的运化功能异常（扰乱胃肠道正常蠕动，胃内容物排空受阻），导致脾藏运化功能的固化结构气壅（滞留在胃内的食物发酵）。⑬影响脾藏的运化功能（肠道的蠕动减弱，胃内容物排空受阻），导致脾藏运化功能的固化结构气壅（滞留在胃内的食物发酵）。⑭肾藏的全形功能异常（产生致热原细胞产生和释放内生致热原），借助肝藏的疏泄功能（调高下丘脑体温调节中枢的调定点，使体温上升至发热的水平，应激状态），影响脾藏的运化功能（消化系统供血不足，消化液分泌减少，消化酶活性降低，食物消化不良，滞留肠道），导致脾藏运化功能的固化结构气壅（在肠道细菌的作用下发酵、产气）。⑮影响脾藏的运化功能（胃肠道平滑肌张力降低，蠕动减弱，排空时间延长），导致脾藏运化功能的固化结构气壅（在肠道细菌的作用下发酵、产气）。⑯脾藏运化功能的固化结构气壅（食物被分解产生气体或大量空气被吞入）。⑰脾藏运化功能的固化结构气壅（腹腔内液体积聚）。

（二十七）矢气（fart）

矢气是指未被胃和小肠消化吸收的碳水化合物在肠道菌群作用下发酵产生气体（主要是氢、二氧化碳、甲烷和硫化物）经肛门排出体外的现象。正常情况下，矢气次数为 5 ～ 20 次，无味或仅有轻微气味。矢气次数过多或臭味强烈则属异常。

病因：①偏食（膳食纤维、豆类及豆制品、高淀粉等易产气食物摄入过多）、恶习（快速进食、嚼口香糖、吸烟时吞入空气）、药毒（服用抗生素）。②运化神乱（蛋白质消化不良、脂肪泻）、运化痰饮（细菌性痢疾、阿米巴肠病、克罗恩病、溃疡性结肠炎）、运化畸形（肠道梗阻）、运化癥积（肠道肿瘤）。

病机：①表现为脾藏的运化功能异常（矢气频繁）。②表现为脾藏的运化功能异常（矢气恶臭）。

（二十八）消化性腹痛（digestive abdominal pain）

腹痛是指肋骨以下，腹股沟以上部分的疼痛。①根据病程分为急性腹痛、慢性腹痛（病程＞6个月）。②根据机制分为内脏性腹痛（呈周期性，钝痛，不受体位变动影响）、躯体性腹痛（疼痛剧烈、尖锐，疼痛部位确切）、感应性腹痛（多为锐痛，程度较剧烈；定位较明确，常在一侧腹部；局部可有肌紧张或皮肤痛觉过敏）、心理性腹痛。③根据部位分为右上腹、中上腹、左上腹、脐周、右下腹、中下腹、左下腹、弥漫性或部位不固定腹痛。消化性腹痛即消化系统病变引发的腹部疼痛。

病因：①运化痰饮（结核性腹膜炎、克罗恩病、急性胃炎、慢性胃炎、嗜酸性粒细胞性胃炎、肠结核、急性肠炎、胰腺炎、病毒性肝炎、中毒性肝炎、肝脓肿、IgG4相关硬化性胆管炎、胆囊炎）、运化癥积（胃癌、小肠恶性肿瘤、结直肠癌、肝癌、胆管癌、胰腺癌）、运化畸形（酒精性肝病、非酒精性脂肪性肝病、肝硬化）、运化神乱（胃食管反流病）。②运化神少（功能性消化不良）。③运化神乱（肠易激综合征）。④运化结石（胆囊结石、肝外胆管结石）。⑤运化畸形（肠梗阻、胆道梗阻）。⑥主血脉痰饮（结节性多动脉炎）。⑦运化痰饮（多发性肌炎、皮肌炎）。⑧统血恶血（腹型过敏性紫癜）。⑨运化血少（肠系膜动脉或静脉的缺血）。

病机：①影响心藏的藏神功能（刺激胃肠感受器，牵拉包膜上的神经末梢，疼痛信号通过丘脑的非特异投射系统换元后弥散投射到大脑皮质的感觉中枢）。②影响心藏的藏神功能（内脏神经的高敏感性引起内脏疼痛阈值降低，导致内脏对胃肠道刺激反应强烈）。③影响心藏的藏神功能（内脏传入神经末梢兴奋阈值降低，中枢神经系统对传入神经冲动的感知异常，传出神经对传入信息的负反馈抑制的调控能力减弱，增强了痛觉信号，导致对各种生理性和非生理性刺激敏感，痛阈降低）。④影响心藏的藏神功能（结石牵拉其包膜上的神经末梢，信号经传入神经传入大脑皮质）。⑤脾藏的运化功能异常（进餐引起胃肠反射，或肠内容物通过炎症狭窄肠段引起局部肠痉挛或加重肠梗阻），影响心藏的藏神功能（刺激肠壁痛觉感受器，冲动传入大脑皮质）。⑥脾藏运化功能的固化结构畸形、血少（血栓致肠系膜动脉闭塞及狭窄，肠壁肌肉缺血），导致脾藏的运化功能异常（引起持续性痉挛），影响心藏的藏神功能（刺激肠壁痛觉感受器，冲动传入大脑皮质）。⑦表现为脾藏运化功能的固化结构畸形（淋巴细胞浸润消化道平滑肌，导致平滑肌细胞纤维变性、坏死及再生），影响心藏的藏神功能（刺激消化道痛觉感受器，冲动传入大脑皮质）。⑧表现为脾藏运化功能的固化结构畸形（消化道黏膜及腹膜脏层毛细血管受累，肠道黏膜可因微血管血栓出血坏死），影响心藏的藏神功能（刺激消化道痛觉感受器，冲动传入大脑皮质）。⑨表现为脾藏运化功能的固化结构血少（肠道血流减少，组织缺血缺氧），影响心藏的藏神功能（刺激消化道痛觉感受器，冲动传入大脑皮质）。

（二十九）消化性牵涉痛（digestive referred pain）

牵涉痛是指因病变内脏与分布体表的传入神经进入脊髓同一节段，并在后角发生联系，致使来自内脏的痛觉冲动直接激发脊髓体表感觉神经元，引起相应体表区域的痛觉感。消化性牵涉痛是指消化系统疾病引发的牵涉痛，如胃溃疡和胰腺炎常引发左上腹和肩胛间疼痛，肝炎、胆囊炎、胆结石常引发右肩胛疼痛，阑尾炎常引发上腹部或脐周围疼痛，直肠癌常引发腰痛。

病因：运化痰饮（嗜酸性粒细胞性胃炎、胆囊炎、胰腺炎、肝炎、阑尾炎）、运化畸形（胃溃疡、十二指肠溃疡、肝硬化）、运化结石（胆结石）。

病机：影响心藏的藏神功能［受损细胞释放内源性致痛物质，使伤害性感受器阈值降低，或激活伤害性感受器，疼痛信号经内脏感觉纤维投射到 $T_6 \sim T_{10}$ 节段的背角，提高了同一脊髓节段内邻近躯体感觉神经元的兴奋性，对体表皮肤（剑突根部平面、肋弓下平面、脐平面）的传入冲动产生易化作用，使平常不至于引起疼痛的刺激信号变为致痛信号，信号传至大脑皮质联络区］。

（三十）便秘（constipation）

便秘是指大便次数减少，粪便质硬、干燥，排便困难或排空不畅，两天以上无排便。①按病程或起病方式分为急性便秘和慢性便秘。②按有无器质性病变分为器质性便秘和功能性便秘。③按解剖部位分为结肠性便秘（肠内容物在结肠内运动过于缓慢）和直肠性便秘（粪便在直肠内滞留过久，又称排粪困难）。④按病理机制分为机械梗阻性便秘（往往有肠内外器质性病变）、动力性便秘（动力性便秘的基础可能是肌源性或神经源性）、慢传输型便秘、排出道阻滞性便秘、通过正常性便秘。此外，便秘还可分为原发性便秘、继发性便秘和特发性便秘。原发性便秘也称单纯性便秘，指进食过少或食物过于精细，残渣不足，或受生活与工作等因素影响而忽视便意所引起，肠易激综合征一般归入原发性便秘；继发性便秘则继发于肠道的器质性病变，或由体内其他部位器质性病变所致的病理反射引起。

条件： 恶习（不良的排便习惯）、偏食（食量过少、食物精细、食物热量过高、蔬菜水果少）、饮少（饮水少）、过逸（运动少、久坐、卧床）、年龄（老年人）。

病因： ①钙盈（高钙血症）、钾亏（低钾血症）。②营亏（叶酸或维生素 B_{12} 缺乏）。③藏精痰饮（甲状腺炎）。④藏精癥积（嗜铬细胞瘤）。⑤运化痰饮（肠结核）。⑥运化癥积（结直肠癌）、运化畸形（肛门狭窄、肠道狭窄、结直肠外压、结肠冗长、先天性巨结肠、盆底失弛缓症、直肠内折叠、直肠前突）、痰饮（炎症性肠病）。⑦藏神神乱（心血管神经症）。⑧疏泄形病（糖尿病性自主神经病）。⑨藏神形病（糖尿病性脊髓病）。⑩藏神形病（脊髓血管病）。⑪疏泄、藏血畸形（亚急性坏死性脊髓病）。⑫疏泄畸形（吉兰－巴雷综合征）。⑬疏泄畸形（糖尿病性多发性周围神经病）。⑭藏神神少（路易体痴呆）。⑮疏泄内湿（帕金森）。⑯疏泄神少（黄体后期类阿片肽浓度异常降低，常引发经前期综合征）。⑰生育癥积（卵巢上皮性肿瘤、子宫肉瘤、子宫肌瘤；子宫颈癌）。⑱疏泄神乱（广泛性焦虑障碍）。⑲疏泄、藏血畸形（小脑扁桃体下疝畸形）。⑳疏泄畸形（脊髓血管病－脊髓前动脉综合征）。㉑疏泄、藏血痰饮（抗原－抗体复合物形成，常见于神经精神狼疮－脊髓病）。㉒疏泄、藏血畸形（放射性脊髓病、慢性炎症脱髓鞘性多发性神经根神经病）。㉓藏神神乱（抑郁症、人际关系紧张、家庭不和睦、心情长期处于压抑状态）、疏泄形病（脑梗死、脑萎缩、厌食症、截瘫导致的神经病变）、药毒（刺激性泻药、麻醉药、抗胆碱药、钙通道阻滞剂、抗抑郁药）。㉔主肌肉痰饮（皮肌炎）、全形畸形（硬皮病）。

病机： ①影响脾藏的运化功能（静息状态下细胞内液钾外流增加，使静息电位负值增大，与阈电位之间的距离增大，细胞处于超极化阻滞状态，平滑肌细胞的兴奋性降低，胃肠道平滑肌舒张过程延长，胃肠平滑肌松弛，蠕动减慢，肠内容物滞留，水分吸收增加）。②肾藏的全形功能异常（核苷酸代谢异常导致细胞 DNA 合成障碍），导致脾藏运化功能的固化结构畸形（累及胃肠道黏膜上皮组织，胃肠道黏膜萎缩），影响脾藏的运化功能（肠内容物滞留，水分吸收增加）。③肾藏的全形功能异常（产内生致热原细胞产生和释放内生致热原），借助肝藏的疏泄功能（调高下丘脑体温调节中枢的调定点，使体温上升至发热的水平，机体处于应激状态），影响脾藏的运化功能（消化系统供血不足，消化腺分泌减少，消化酶活性降低，影响食物的消化和胃肠道蠕动，肠内容物滞留，水分吸收增加）；肾藏的藏精功能异常（甲状腺激素分泌减少），借助肾藏的气化功能（基础代谢率降低），影响脾藏的运化功能（消化道平滑肌的运动和消化腺的分泌减少，胃肠蠕动减慢，肠内容物滞留，水分吸收增加）。④肾藏的藏精功能异常（释放过多儿茶酚胺），导致脾藏运化功能的固化结构血少、氧亏（去甲肾上腺素和肾上腺素兴奋 α 受体，使腹腔脏器小血管收缩，血液灌注量减少，微循环缺血；肾上腺素还能兴奋 β 受体，使动静脉短路开放，血液绕过真毛细血管网直接进入微静脉，加重组织缺血缺氧），影响脾藏的运化功能（肠蠕动及张力减弱，肠内容物滞留，水分吸收增加）。⑤脾藏运化功能的固化结构畸形（黏膜下层大量纤维组织增生和结核肉芽组织形成，呈大小不等结节，严重者呈瘤样肿块突入肠腔，导致肠腔狭窄），影响脾藏的运化功能（肠蠕动受阻，肠内容物滞留，水分吸收增加）。⑥脾藏运化功能的固化结构畸形（肠道形态结构改变），影响脾藏的运化功能（肠内容物滞留，水分吸收增加）。⑦影响脾藏的运化功能（胃肠蠕动减弱，消化腺分泌减少，肛门内括约肌收缩，肠内容物滞留，水分吸收增加）。⑧肝藏的疏泄功能异常［支配肛门内括约肌的躯体神经信号异常］，影响脾藏的运化功能（肛门内括约肌功能障碍，肠内容物滞留，水分吸收增加）。⑨心藏藏神功能的固化结构血少、畸形（脊髓前 2/3 白质外缘由发自脊髓前动脉的软脊膜动脉网供血，脊髓前动脉阻塞或血流减小，脊髓梗死，可导致双侧脊髓侧角、中央灰质、背核以及侧索前部广泛的组织坏死，自主神经损伤），借助肝藏的疏泄功能（损伤平面以下，自主功能在内的所有脊髓功能丧失），影响脾藏的运化功能（肛门内括约肌功能障碍，肠内容物滞留，水分吸收增加）。⑩肝藏疏泄功能的固化结构血少、畸形（髓内出血压迫脊髓血管，加重脊髓缺血，神经细胞变性、坏死），借助肝藏的疏泄功能（内脏运动神经传导功能障碍），影响脾藏的运化功能（肛门内括约肌功能障碍，肠内容物滞留，水分吸收增加）。⑪肝藏的疏泄功能异常（排便反射弧发生障碍），影响脾藏的运化功能（腹肌、盆腔肌张力不足，直肠扩张、收缩的排便反射迟钝或消失）。⑫肝藏的疏泄功能异常（引发自主神经功能障碍），影响脾藏的运化功能（肛门内括约肌功能障碍）。⑬肝藏的疏泄功能异常（自主神经病变），影响脾藏的运化功能（胃、结肠对进食的反应减弱，结肠无张力）。⑭表现为心藏的藏神功能异常（认知障碍），借助肝藏的疏泄（排便反射功能障碍或交感神经兴奋），影响脾藏的运化功能（胃肠道运动受抑制）。⑮借助肝藏的疏泄功能（结肠兴奋性胆碱能神经元功能受损），影响脾藏的运化功能（胃肠道蠕动减弱）。⑯影响脾藏的运化功能（胃肠道平滑肌张力降低）。⑰脾藏的运化功能异常（肿瘤增大时压迫肠道平滑肌，扰乱肠道正常蠕动，肠内容物滞留不能下排；子宫颈癌细胞蔓延侵及直肠，肠蠕动受阻，肠内容物滞留不能下排）。⑱影响脾藏的运化功能（肠道蠕动减弱，肠内容物滞留，水分吸收增加）。⑲肝藏疏泄功能的固化结构畸形（延髓、上颈髓受压），借助肝藏的疏泄功能（受损平面以下的脊髓传导束性感觉障碍），影响脾藏的运化功能（肛门内、外括约肌功能障碍）。⑳肝藏的疏泄功能异常（脊髓 $S_2 \sim S_4$ 侧角是脊髓的副交感中枢，此段脊髓缺血受损，信号不能下传至肛门），影响脾藏的运化功能（肛门内括约肌功能障碍）。㉑导致肝藏疏泄功能的固化结构畸形（直接损伤脊髓组织），借助肝藏的藏血或疏泄功能（信号不能下传至肛门），影响脾藏的运化功能（肛门内、外括约肌功能障碍）。㉒借助肝藏的疏泄功能（排便反射抑制作用减弱），影响脾藏的运化功能（盆底肌、肛门内、外括约肌感觉异常）。㉓借助肝藏的疏泄功能（自主神经紊乱或肠道应激下降），影响脾藏的运化功能（肠蠕动抑制）。㉔影响脾藏的运化功能（影响到胃肠道平滑肌功能，肠道蠕动速度减缓）。

（三十一）腹泻（diarrhea）

腹泻指大便次数超过每日3次，粪质稀薄，粪便量大于每日200g，水分超过80%，或含未消化食物或脓血、黏液，往往伴有肠痉挛所致腹痛。①按病程长短分为急性腹泻（发病急剧，病程在2～3周，大多为感染引起）和慢性腹泻（病程在两个月以上或间歇期在2～4周的复发性腹泻，可为感染性或非感染性因素所致）。②按病因分为感染性腹泻和非感染性腹泻，其中感染性腹泻多伴发热，呕吐为非主要症状，粪便有异常臭味并含黏液或脓血，未经治疗者，腹泻持续或加重，粪便培养可得病原体；非感染性腹泻，多有不合理的喂养史，常无发热，呕吐常为突出症状，除有时伴上呼吸道症状外，全身无明显阳性体征，粪便含有不消化食物，每日腹泻数次，无黏液和脓血，不经治疗，可自行减轻，粪便培养无病原体。③按发病机制分为 4 类：渗透性腹泻，指由于食入大量不能吸收的溶质，使肠腔内渗透压升高，大量液体被动进入肠腔而引起的腹泻，如口服甘露醇、乳果糖引发的腹泻；分泌性腹泻，指由于胃肠道水与电解质分泌过多和（或）吸收受抑制所引起的腹泻，大便量＞500mL/d。如霍乱病，会出现米泔水样便，即使禁食也不能停止；渗出性腹泻，指由于炎症或溃疡等病变使肠黏膜破坏，大量液体渗出引起的腹泻，如溃疡性结肠炎、克罗恩病等因肠黏膜被破坏，故有黏液脓血便；胃肠运动功能异常性腹泻，指胃肠蠕动过快影响食物的消化吸收以及水分吸收而导致腹泻，如甲状腺功能亢进、胃大部切除以及肠易激综合征引起的腹泻，常伴有腹痛，一般无脓血。④按大便性状分为水样腹泻和脂性腹泻。⑤按解剖部位分为胃源性腹泻、肠源性腹泻、胰源性腹泻、全身性疾病引起的腹泻。

病因：①统血恶血（腹型过敏性紫癜）。②运化癥积（结直肠癌）；运化痰饮（溃疡性结肠炎、溃疡性肠结核）。③藏精癥积（胃泌素瘤）。④全形神乱（系统性红斑狼疮）。⑤疏泄畸形（糖尿病性多发性周围神经病）。⑥主血脉神乱（心血管神经症）。⑦藏精癥积（甲状腺腺瘤、增生或腺癌）。⑧淫气（沙门氏菌、大肠埃希菌、志贺菌、弯曲杆菌、霍乱弧菌、轮状病毒、诺如病毒、腺病毒、阿米巴、蓝氏贾第鞭毛虫感染）。⑨运化畸形（弥漫性肠系膜动脉硬化、大量肠段切除、弥漫性小肠疾病）。⑩运化神少（乳糖酶缺乏，乳糖不能水解）、药毒（服用含镁制剂、盐类泻剂）。⑪失术（小肠切除术后）。⑫藏精神亢（甲状腺功能亢进症）。

病机：①脾藏运化功能的固化结构血团、出血、畸形（消化道黏膜及腹膜脏层毛细血管受累，肠道黏膜可因微血管血栓出血坏死），影响脾藏的运化功能（肠坏死物随粪便排出）。②脾藏的运化功能异常（肿瘤生长太快，以致肿瘤新生血管形成的速度跟不上肿瘤生长的速度，肿瘤组织缺血、缺氧而发生坏死、糜烂，炎症渗出物增多；感染引发炎症渗出物增多，大便质稀）；借助肝藏的疏泄功能（刺激直肠壁、胃内的感受器，冲动沿盆神经和腹下神经传至腰、骶段脊髓的初级排便中枢，上传到大脑皮质引起便意，发生排便反射），影响脾藏的运化功能（肠蠕动增加，肠排空过快，肠蠕动将粪便推入直肠）。③肾藏的藏精功能异常（胃泌素分泌增多），导致脾藏的运化功能异常

（胃液分泌过多，小肠泌钾增多，水、钠吸收减少，蠕动增加）。④表现为脾藏运化功能的固化结构痰饮、血团、畸形（小肠和结肠肠系膜、肠黏膜下肌层广泛的免疫复合物沉积，炎症细胞浸润，肠壁小动脉和小静脉呈现血管炎，并伴有纤维素性栓子栓塞，肠壁血流障碍，引起肠壁缺血坏死），影响脾藏的运化功能（肠内容物吸收减少，炎症介质产生增多，大便质稀）；借助肝藏的疏泄功能（刺激直肠壁、胃内的感受器，冲动沿盆神经和腹下神经传至腰、骶段脊髓的初级排便中枢，上传到大脑皮质引起便意，发生排便反射），影响脾藏的运化功能（肠蠕动增加，肠排空过快，肠蠕动将粪便推入直肠）。⑤影响脾藏的运化功能（小肠动力增加，小肠传输加快，肠内容物过快通过肠腔，与黏膜接触时间过短，影响消化和吸收）。⑥肝藏的疏泄功能异常（交感与副交感神经功能失衡），影响脾藏的运化功能（胃肠蠕动增强）。⑦表现为肾藏的藏精功能异常（甲状腺激素分泌增多），借助肾藏的气化功能（基础代谢率增加），影响脾藏的运化功能（增加食欲和胃肠蠕动）。⑧影响脾藏的运化功能〔微生物或其毒素刺激肠黏膜细胞内的腺苷酸环化酶，促使环磷酸腺苷（cAMP）含量增加，导致大量水与电解质分泌到肠腔，大便质稀〕。⑨影响脾藏的运化功能（肠腔表面积的减少、吸收功能的减退限制了钠等电解质及水的重吸收，大便质稀）。⑩影响脾藏的运化功能（肠内容物渗透压增高，体液水分大量进入高渗状态的肠腔）。⑪影响脾藏的运化功能（小肠部分切除后导致吸收不良和水分吸收减少）。⑫借助肾藏的藏精功能（甲状腺激素水平过高），影响脾藏的运化功能（加速肠道蠕动，减少水分吸收时间）。

（三十二）溏结不调（loose stool）

溏结不调指大便时干时稀或头干后稀。

病因： 运化痰饮（慢性胃炎、慢性肠炎、肠易激综合征、肠道感染）、逆气（食物不耐受或过敏）、疏泄神乱（内脏神经功能紊乱）。

病机： 脾藏的运化功能异常（胃肠道功能紊乱）。

（三十三）大便量少（less stool）

正常成人每天排大便 100～300g，少于 100g 称大便量少，常伴有大便干结。

病因： ①偏食（饮食中膳食纤维摄入不足，水分摄取不够，食物总量偏少，细粮和肉食为主）。②运化痰饮（慢性胰腺炎、胃炎、肠炎）、医过（肠道术后）。③运化神乱（便秘、肠道菌群失调）、运化畸形（肠道梗阻）、运化痰饮（结肠炎）、药毒（止泻药、铁剂、钙片、阿片类止痛药、抗抑郁药）。④藏神神乱（长期精神紧张、压力过大）。⑤运化癥积（结肠癌）。

病机：①脾藏的运化功能异常（大便生成不足）。②脾藏的运化功能异常（肠道对食物中的营养物质吸收过多，使得残渣过少）。③脾藏的运化功能异常（大便中的水分被过度吸收；肠道蠕动减缓）。④借助肝藏的疏泄功能（交感神经兴奋），影响脾藏的运化功能（胃肠蠕动减弱）。⑤影响脾藏的运化功能（胃肠蠕动减弱）。

（三十四）大便量多（heavy stool）

正常成人每天排大便 100～300g，多于 300g 称大便量多，常伴有大便稀溏。

病因：①偏食（过多摄入富含纤维素的食物，如粗粮、蔬菜、水果；大量进食、暴饮暴食）。②运化痰饮（急性肠胃炎、溃疡性结肠炎、克罗恩病）、运化神乱（消化不良、慢性腹泻、肠道易激综合征）。③运化畸形（肝硬化、肠道息肉）、运化痰饮（胆囊炎、胰腺炎）、药毒（缓泻剂、抗生素、抗抑郁药）、运化癥积（肠道癌症）、运化神乱（肠道菌群失调）。

病机：①脾藏的运化功能异常（大便生成增多）。②脾藏的运化功能异常（炎症渗出、肠蠕动加快及消化吸收功能不良，可使排便次数和排便量有不同程度的增多）。③脾藏的运化功能异常（消化吸收功能障碍，粪便中未被充分吸收的物质增多）。

（三十五）大便不爽（incomplete evacuation）

大便不爽是指大便排不尽的感觉。

病因：①偏食（食用过多辛辣、油腻、干硬、生冷等刺激食物，食用过少膳食纤维，如蔬菜、水果）、运化神乱（肠易激综合征）。②藏神神乱（长期压力过大、焦虑）。③运化痰饮（细菌性痢疾、阿米巴痢疾、溃疡性结肠炎、克罗恩病）。④运化畸形（结肠息肉和痔疮、直肠脱垂、直肠前突）。⑤药毒（长期使用止痛药、抗抑郁药）。

病机：①脾藏的运化功能异常（肠道应激不适、消化不良、大便不畅）。②借助肝藏的疏泄功能（交感神经兴奋），影响脾藏的运化功能（胃肠道平滑肌蠕动减弱）。③影响脾藏的运化功能（黏膜分泌物黏附肠道，排便不彻底）。④影响脾藏的运化功能（大便排泄不畅）。⑤影响脾藏的运化功能（肠道蠕动减缓，大便不畅）。

（三十六）大便失禁（fecal incontinence）

大便失禁是指年龄大于 4 岁时，肛门直肠控制排便的功能障碍，大便滑出。

病因：①全形畸形（系统性硬化症）。②主血脉神少（心脏停搏与心脏性猝死）。③主血脉畸形（主动脉夹层）。④藏神畸形（大动脉粥样硬化性脑梗死、脑淀粉样血管病）、藏神血团（心源性脑栓塞）。⑤疏泄和藏血畸形（亚急性坏死性脊髓病、吉兰 - 巴雷综合征、糖尿病性多发性周围神经病）。⑥疏泄和藏血畸形（脊髓血管病）。⑦运化畸形（直肠脱垂、泄殖腔畸形、肛门发育不良）。⑧运化癥积（肛门癌）、运化痰饮（炎症性肠病）、医过（痔疮手术）。

病机：①脾藏运化功能的固化结构畸形（肛门括约肌出现肌纤维化），影响脾藏的运化功能（肛门括约肌对粪便的约束作用减弱）。②心藏藏神功能的固化结构血少（脑血流量急剧减少），借助心藏的藏神功能（大脑皮质对排便中枢的抑制作用减弱），肝藏的疏泄（排便反射），导致脾藏的运化功能异常。③肝藏疏泄功能的固化结构血少（动脉夹层向下延伸至第 2 腰椎水平，压迫脊髓前动脉，脊髓内神经元缺血），借助肝藏的疏泄功能（脊髓排便反射中枢功能障碍），影响脾藏的运化功能（肛门内括约肌处于迟缓状态，大便不能自控）。④心藏的藏神功能异常（大脑皮质和锥体束病变对脊髓排便反射抑制作用减弱），借助肝藏的疏泄（排便反射障碍），影响脾藏的运化功能。⑤肝藏的疏泄功能异常（腰骶段脊髓或阴部神经受损伤，排便反射障碍），影响脾藏的运化功能。⑥肝藏疏泄功能的固化结构血少、畸形（髓内出血压迫脊髓血管，加重脊髓缺血，神经细胞变性、坏死），借助肝藏的疏泄功能（腰骶段脊髓或阴部神经受损伤，排便反射障碍），影响脾藏的运化功能。⑦影响脾藏的运化功能（无肛门或影响肛门功能）。⑧影响脾藏的运化功能（肛门括约肌功能障碍）。

（三十七）大便黏液（stool mucus）

正常情况下，大便中分布着少量黏液，起到润滑肠道、保护肠壁的作用，肉眼不易察觉。大便黏液是指大便中出现可见的黏液或黏胨。

病因：运化痰饮（细菌性痢疾、溃疡性结肠炎、克罗恩病、过敏性肠炎、病毒性肠炎、阿米巴痢疾）、运化神乱（肠易激综合征）、运化癥积（肠道息肉、结直肠癌）、逆气（食物不耐受或过敏）。

病机： 脾藏的运化功能异常（肠道黏膜受到刺激，黏液分泌增多）。

（三十八）大便奶瓣（stool milk clot）

大便奶瓣即大便乳凝块，是指婴儿大便出现的黄白色凝乳样或蛋花样物。

病因： ①运化紊乱（消化不良）。②逆气（婴儿对乳糖不耐受或对牛奶蛋白过敏）、饮食不节（奶粉配方不当、过多的脂肪或蛋白质摄入、喂奶速度过快）。③运化紊乱（肠道菌群紊乱）、运化痰饮（急性胃肠炎）。

病机： ①脾藏的运化功能异常（婴儿的消化系统尚未完全成熟，尤其是消化脂肪的能力较弱，无法完全分解奶中的脂肪，导致脂肪与钙结合形成乳凝块排出体外）。②脾藏的运化功能异常（大便中出现较多未被充分消化的乳凝块）。③脾藏的运化功能异常（影响食物的消化和吸收）。

（三十九）大便变形（stool deformation）

大便变形指排出的粪便形状发生显著变化，不再呈正常的香蕉状或圆柱状，而是呈扁平状、细条状、颗粒状、碎块状。

病因： ①运化癥积（肠道息肉、结直肠癌）。②运化畸形（肛裂、痔疮、直肠脱垂、肛门或直肠狭窄）、运化紊乱（习惯性便秘、老年人排便无力、肠易激综合征）。③运化痰饮（急慢性肠炎）。④运化紊乱（肠道菌群失调）。

病机： ①影响脾藏的运化功能（压迫肠道，改变大便通过路径，导致大便变形）。②影响脾藏的运化功能（排便过程中肛门括约肌功能障碍或直肠末端病变，影响大便形状）。③影响脾藏的运化功能（消化道黏膜受损，影响大便的正常形成）。④影响脾藏的运化功能（影响食物的消化和吸收）。

（四十）大便变色（stool discoloration）

正常情况下，成年人的大便颜色多为黄褐色至棕褐色，这是由于胆汁中的胆红素经过肝脏代谢后，经肠道菌群作用，最终形成粪胆素所决定的。大便变色是指粪便呈淡黄色、黑色、红色、白陶土色、绿色等异常颜色。新生儿出生后最初几天排出的胎便呈墨绿色，是因胎便中含有胆绿素所致，属于正常现象。另外，腹泻时由于大便在肠道内停留时间短，胆红素来不及充分转化为粪胆素，可能导致大便颜色偏绿。

病因： ①偏食（食用大量绿叶蔬菜、蓝莓、甜菜根、黑芝麻、墨鱼汁、动物血液制品）。②药毒（大黄、山道年、番泻叶、铁剂、铋剂、活性炭、利福平、氯化亚汞）。③运化结石（胆管结石）、运化癥积（胆管肿瘤）、运化畸形（肝硬化）、医过（胆囊切除术后）、药毒（硫酸钡、金霉素）。④运化出血（胃、十二指肠、小肠出血）。⑤运化癥积（直肠癌、结直肠息肉）、运化畸形（痔疮、肛裂）、药毒（利福平）。⑥运化痰饮（阿米巴痢疾）、运化畸形（肠套叠）。⑦运化神少（消化不良）。

病机： ①影响脾藏的运化功能（食物和饮料颜色直接影响大便颜色，使之呈绿色、蓝色、红色、黑色）。②影响脾藏的运化功能（影响大便颜色，使之呈淡黄色、黑色、灰色或白色、绿色）。③影响脾藏的运化功能（胆汁排泄受阻或胆红素代谢异常，导致大便颜色变浅如淡黄、白陶土色）。④影响脾藏的运化功能（血液混入大便，使之颜色变深，呈现暗红、柏油样，甚至带有血丝、血块，柏油样便可能是由血液在肠道内氧化为黑色的硫化铁所致）。⑤影响脾藏的运化功能（红色血便或粪便呈红色）。⑥影响脾藏的运化功能（粪便呈果酱色）。⑦影响脾藏的运化功能（食物快速通过肠道，胆汁没有足够时间被氧化）。

（四十一）大便变味（stool odor change）

大便变味指正常大便的粪臭味发生改变。

病因： ①运化痰饮（细菌性肠炎、病毒性肠炎、寄生虫感染）、运化癥积（结肠或直肠癌溃烂）。②偏食［摄入过多高蛋白食物（如肉类、蛋类、豆制品）、油腻食物、辛辣食物、含硫食物（如洋葱、大蒜、韭菜）或某些特殊食物（如臭豆腐）］、运化神少（消化不良）。③运化出血（消化道出血）、运化痰饮（阿米巴肠炎）。④运化畸形（肝硬化）、运化神少（肝衰竭）。⑤运化神乱（长时间未排便）、水亏（严重脱水）。

病机： ①脾藏的运化功能异常（未消化的蛋白质发生腐败，表现为粪便恶臭）。②脾藏的运化功能异常（食物在肠道内的发酵过程直接影响大便气味，可能导致大便气味加重或产生特殊异味）。③脾藏的运化功能异常（血液在肠道内分解产生硫化物，使大便腥臭）。④脾藏的运化功能异常（脂肪、糖类消化或吸收不良，脂肪酸分解或糖的发酵，使大便酸臭）。⑤脾藏的运化功能异常（大便在肠道内停留时间过长，水分被过度吸收，粪便变得干燥、硬结，发酵过程加剧，使粪便气味刺鼻）。

（四十二）肛门坠胀（anal pendant expansion）

肛门坠胀指肛门区域有沉重、下坠、胀满或异物感。

病因： ①运化畸形（直肠脱垂、内痔）。②运化痰饮（溃疡性结肠炎、克罗恩病）。③运化神乱（功能性便秘、功能性肛门直肠疼痛、肠易激综合征）、年龄（老年人）、殊态（分娩后）、医过（肛门手术）。

病机： ①影响脾藏的运化功能（直肠壁部分或全部向下脱出于肛门外，痔核脱出或血栓形成，刺激肛门括约肌和周围神经）。②影响脾藏的运化功能（直肠黏膜充血、水肿）。③影响脾藏的运化功能（肛门括约肌松弛，腹腔内容物压迫）。

（四十三）肛门灼热（burning pain in anus）

肛门灼热指肛门部位的烧灼感。

病因： ①偏食（过食辛辣）。②运化痰饮（直肠炎、结肠炎、肛窦炎、肛乳头炎、内痔、外痔或混合痔）。

病机： ①脾藏的运化功能异常（辛辣食物刺激肛周黏膜）。②脾藏的运化功能异常（局部充血、水肿，刺激肛周黏膜引发肛门灼热）。

（四十四）肛门瘙痒（pruritus ani）

肛门瘙痒指肛门周皮肤常引起搔抓欲望的不适感。

病因： 尸虫（蛲虫）、运化痰饮（肛周皮肤念珠菌感染、肛门湿疹、食物过敏、过敏性接触性皮炎）、运化畸形（肛裂、痔疮）。

病机： 影响肝藏的疏泄功能（刺激肛周皮肤感觉神经末梢）。

（四十五）板状腹（tabulate venter）、反跳痛（rebound tenderness）

板状腹又称板状腹壁，表现为腹部不随呼吸起伏，触压坚硬如木板，不易下陷。反跳痛是指医生以手轻轻叩击或按压腹部某一部位并迅速移开手，在该部位出现的短暂而剧烈的疼痛。

病因： 运化水壅（大量腹水）、运化痰饮（积液积脓、急性腹膜炎）、运化气壅（胃肠道穿孔后气体进入腹腔）、运化癥积（体积较大、质地硬且侵犯腹膜的腹腔肿瘤，如胃癌、结肠癌、卵巢癌）、外伤（腹部钝力或穿透性损伤）。

病机：借助肝藏的疏泄功能（腹膜受到刺激，产生神经反射，表现为反跳痛），影响脾藏的运化功能（腹直肌、腹外斜肌、腹内斜肌、腹横肌紧张或腹壁受压，表现为板状腹）。

（四十六）腹部揉面感（abdominal kneading sensation）

腹部揉面感指在行腹部浅部触诊时，腹壁柔软而质韧，犹如揉面感，常见于结核性腹膜炎、癌性腹膜炎。

病因：①运化痰饮（结核性腹膜炎、癌性腹膜炎）。②运化水壅（腹水）。③运化血壅（血腹）。

病机：①脾藏运化功能的固化结构畸形（腹膜因慢性炎症而增厚、腹壁与腹内脏器粘连），影响脾藏的运化功能（腹壁肌张力增高）。②影响脾藏的运化功能（增加腹腔压力，腹壁肌张力增高）。③影响脾藏的运化功能。

七、运化神亢

（一）消谷善饥（hyperorexia）

消谷善饥即食欲亢进，是指容易饥饿，进食的欲望及进食量增加。

病因：①藏精癥积（甲状腺腺瘤、增生或腺癌）。②糖盈（高血糖）。③藏神神少（额颞叶痴呆）。④藏精癥积（胰岛 β 细胞瘤）。⑤运化痰饮（胃炎）。

病机：①肾藏的藏精功能异常（甲状腺激素分泌增多），借助肾藏的气化功能（基础代谢率升高，糖原、脂肪、氨基酸消耗过多），影响脾藏的运化功能（消化道平滑肌蠕动加强，消化腺分泌增多）。②借助肝藏的疏泄功能［高血糖刺激下丘脑中的特定神经元，释放神经肽 Y（neuropeptide Y）和促食素，刺激摄食中枢］，影响脾藏的运化功能（食欲增加）。③借助肝藏的疏泄功能（颞叶的病变影响到下丘脑的摄食中枢），影响脾藏的运化功能（食欲增加）。④糖亏（血糖降低），借助肝藏的疏泄功能（位于下丘脑的葡萄糖敏感神经元接受来自门静脉和其他内脏感觉系统传入的低血糖信号，启动自主神经中枢，刺激胃肠平滑肌内交感或副交感神经末梢释放乙酰胆碱，与胃肠平滑肌或消化腺上的 M 受体结合），影响脾藏的运化功能（促进胃肠平滑肌蠕动和消化腺分泌）。⑤脾藏的运化功能异常（胃黏膜受损，营养吸收不足）。

（二）肠鸣亢进（Increased bowel sounds）

肠鸣音是指肠蠕动时，肠管内的气体和液体随之流动而产生一种断续的咕噜声或气过水声。正常情况下，肠鸣声低弱而和缓，难以闻及。肠鸣亢进是指肠鸣音频急或高亢。其中，肠鸣音频急（每分钟超过10次）但音调不特别高亢称肠鸣音活跃，肠鸣音次数多且响亮、高亢，甚至呈叮当声或金属音称肠鸣音亢进。

病因： ①运化痰饮（急性肠炎、克罗恩病或溃疡性结肠炎急性发作）、运化出血（上消化道出血及小肠出血、出血性坏死性肠炎、急性肠道出血、过敏性紫癜）、杂毒（服食毒蕈、河豚、鱼胆、砷、磷、铅、汞）、药毒（番泻叶、硫酸镁、甘露醇、胃肠动力药、利血平及新斯的明）、过饥（饥饿）、运化神乱（腹泻、肠易激综合征）、藏神神乱（焦虑、紧张）。②运化畸形（机械性肠梗阻）。

病机： ①脾藏的运化功能异常（肠鸣音活跃）。②脾藏的运化功能异常（肠腔大量积气而扩大，紧张的肠壁与高亢的肠鸣音产生共鸣，肠鸣音亢进）。

八、运化神少

（一）食欲不振（loss of appetite）

食欲不振又称食欲减退，指进食的欲望降低，严重的食欲不振称厌食，表现为不愿意进食或进食量明显减少。

病因： ①藏精神少（腺垂体功能减退症、甲状腺功能减退）。②藏精神少（肾上腺皮质功能减退症）。③藏精痰饮（甲状腺炎）。④营亏（叶酸或维生素 B_{12} 缺乏）。⑤主血脉神少（心力衰竭）、主血脉畸形（扩张型心肌病、二尖瓣狭窄）。⑥主水痰饮（慢性肾小球肾炎）。⑦主水痰饮（血管炎肾损害、IgA肾病）。⑧运化癥积（食管癌、胆管癌、胃癌、结直肠癌、胰腺癌）、主气癥积（肺癌）。⑨运化畸形（酒精性肝病、非酒精性脂肪性肝病、肝硬化）、运化痰饮（自身免疫性肝炎）。⑩运化神乱（便秘）。⑪运化神少（功能性消化不良）。⑫主血脉神乱（心血管神经症）。⑬主气畸形（特发性肺纤维化、慢性阻塞性肺疾病）、主气痰饮（嗜酸性粒细胞性肺炎、肺隐球菌病、肺孢子菌肺炎）。⑭运化痰饮（急性胃炎、溃疡性结肠炎、克罗恩病、胰腺炎）。

⑮运化痰饮（IgG4 相关硬化性胆管炎）。⑯全形痰饮（系统性红斑狼疮）。⑰运化痰饮（IgG4 相关自身免疫性肝炎）。⑱藏血痰饮（病毒性脑膜炎）。⑲运化畸形（肝豆状核变性）。⑳运化痰饮（病毒性肝炎）。㉑散精痰饮（病毒性肝炎）。㉒钾亏（低血钾）。㉓藏神神乱（压力、焦虑、抑郁）。㉔药毒（抗抑郁药、化疗药物、抗精神病药）。

病机：①借助肾藏的气化功能（基础代谢率降低），影响脾藏的运化功能（消化道平滑肌的运动和消化腺的分泌减少）。②脾藏的散精功能异常（低钠血症导致水分从细胞外液向渗透压相对较高的细胞内转移），一方面直接导致脾藏运化功能的固化结构水壅（肠胃组织水肿）；另一方面借助心藏的主血脉功能（心输出量降低使动脉灌注不足，体循环静脉淤血），导致脾藏运化功能的固化结构血壅（胃肠道淤血），影响脾藏的运化功能。③借助肝藏的疏泄功能（产内生致热原细胞产生和释放内生致热原，调高下丘脑体温调节中枢的调定点，使体温上升至发热的水平，应激状态，交感神经兴奋），影响脾藏的运化功能（消化系统供血不足，消化液分泌减少，消化酶活性降低）。④肾藏的全形功能异常（核苷酸代谢异常导致细胞 DNA 合成障碍），导致脾藏运化功能的固化结构畸形（累及胃肠道黏膜上皮组织，胃肠道黏膜萎缩），影响脾藏的运化功能。⑤导致脾藏运化功能的固化结构血壅（胃肠道及肝脏出现淤血），影响脾藏的运化功能（胃肠道蠕动减慢，食物在胃肠道停留时间延长），借助肝藏的疏泄功能（刺激信号经迷走神经或非迷走神经传至下丘脑，促使调节食欲的下丘脑神经元分泌抑食类神经肽），影响脾藏的运化功能。⑥一方面，内湿（肌酐及水分聚集）导致脾藏运化功能的固化结构水壅（导致胃肠道黏膜水肿）；另一方面，内湿（代谢废物积聚体内，引发氮质血症）借助肝藏的疏泄功能（刺激胃肠道黏膜，信号传入下丘脑外侧区的摄食中枢），影响脾藏的运化功能。⑦肾藏的主水功能异常（肾小球分子屏障和电荷屏障受损，大量蛋白漏出），借助脾藏的散精功能（胶体渗透压降低），导致脾藏运化功能的固化结构水壅（胃肠道黏膜水肿），影响脾藏的运化功能。⑧藏积（肿瘤毒素）、痰饮（炎症介质）、殊态（疼痛），借助肝藏的疏泄功能（应激反应，交感神经兴奋），影响脾藏的运化功能（消化系统供血不足）。⑨脾藏运化功能的固化结构异常（肝细胞受损），一方面，直接影响脾藏的运化功能（生成胆汁酸和分泌胆汁的功能障碍，无法促进脂肪的消化和吸收），另一方面，散精神少（血液中的有害物质）、淫气（微生物产生的内毒素）借助肝藏的疏泄功能（刺激胃肠道，信号传入大脑皮质的摄食中枢），影响脾藏的运化功能。

⑩借助肝藏的疏泄功能（长期排便不畅使人焦虑不安，交感神经兴奋），影响脾藏的运化功能（消化系统供血不足，消化道平滑肌肌力降低，消化液分泌减少）。⑪借助肝藏的疏泄功能（迷走－迷走反射和胃壁的内脏神经丛局部反射调控失常），影响脾藏的运化功能（胃平滑肌收缩受限，无法加强胃运动、促进胃排空，导致胃肠动力障碍、胃排空延迟）。⑫借助肝藏的疏泄功能（交感神经兴奋），影响脾藏的运化功能（消化系统供血不足，消化道平滑肌肌力降低，消化液分泌减少）。⑬肺藏的主气功能异常（肺功能障碍），瘀血（血氧含量降低），导致脾藏运化功能的固化结构氧亏（消化系统缺氧），影响脾藏的运化功能（消化道平滑肌蠕动减弱，消化腺分泌减少）。⑭脾藏运化功能的固化结构痰饮（产生炎症渗出物、释放炎症介质），一方面，直接影响脾藏的运化功能（胃功能紊乱，无法促进脂肪的消化和吸收），另一方面，借助肝藏的疏泄功能（刺激胃、肠道黏膜上的化学感受器，兴奋信号由迷走神经中的感觉纤维传入下丘脑外侧区的摄食中枢），影响脾藏的运化功能。⑮脾藏运化功能的固化结构血壅、水壅（胆管壁黏膜充血、水肿），影响脾藏的运化功能（胆汁排出不畅，胆汁淤积，胆汁不能正常进入十二指肠参与消化过程，消化功能减弱，食物在胃肠道潴留），借助肾藏的藏精功能（刺激肠内分泌细胞分泌肠道激素）与肝藏的疏泄功能（刺激信号经迷走神经或非迷走神经传入神经传至下丘脑，促使调节食欲的下丘脑神经元分泌抑食类神经肽），影响脾藏的运化功能。⑯表现为脾藏运化功能的固化结构痰饮（小肠和结肠肠系膜、肠黏膜下肌层广泛的免疫复合物沉积，炎症细胞浸润，肠壁小动脉和小静脉呈现血管炎，并伴有纤维素性栓子栓塞，肠壁血流障碍，引起肠壁缺血、坏死），影响脾藏的运化功能。⑰脾藏运化功能的固化结构血壅、水壅（肝细胞出现炎症肿胀，肝内血流不畅，引发门静脉高压，胃肠道淤血，胃肠黏膜发生淤血水肿），影响脾藏的运化功能（胃肠道消化吸收功能减弱）。⑱痰饮（炎症介质），借助肝藏的疏泄功能（刺激消化道的感受器，信号由迷走神经中的感觉纤维传入下丘脑外侧区的摄食中枢），影响脾藏的运化功能。⑲脾藏运化功能的固化结构异常（铜离子堆积于肝），影响脾藏的运化功能（肝脏分泌的胆汁减少，对脂肪类物质消化作用减弱）。⑳脾藏运化功能的固化结构畸形（肝细胞大量死亡），影响脾藏的运化功能（生成胆汁酸和分泌胆汁量减少，无法促进脂肪类物质的消化和吸收）。㉑脾藏的散精功能异常（血液中的有害物质及微生物抗原性物质无法在肝脏及时被解毒和清除），影响脾藏的运化功能（肠道菌群平衡被破坏，益生菌大量死亡，其辅助消化功能减弱）。㉒影响脾藏的运化功

能（细胞外液钾浓度较低，细胞内液钾浓度 $[K^+]i$ 和细胞外液钾浓度 $[K^+]$ e 的比值变大，静息状态下细胞内液钾外流增加，平滑肌细胞静息电位负值增大，与阈电位之间的距离增大，细胞处于超极化阻滞状态，胃肠平滑肌松弛，蠕动减慢）。㉓借助肝藏的疏泄功能（交感神经系统活跃度增加，而副交感神经系统活动减少），影响脾藏的运化功能（抑制胃肠道的蠕动和消化酶的分泌，减少食欲）。㉔影响脾藏的运化功能（抑制食欲）。

（二）完谷不化（indigestion）

完谷不化即消化不良，是一组表现为早饱或餐后饱胀、恶心、呕吐、嗳气、呃逆的上腹部症状。根据病因分为两种：器质性消化不良，指经过检查可明确认定是由某种器官病变引起的消化不良；功能性消化不良，指具有消化不良症状，而无器质性疾病。

1. 器质性消化不良（organic dyspepsia）

病因： ①运化畸形（酒精性肝病、肝硬化、药物性肝病、消化性溃疡）、运化痰饮（自身免疫性肝炎、慢性肝炎）。②运化癥积（胰腺癌、肝胆肿瘤、胃食管肿瘤）。③运化痰饮（急性胃炎、慢性胃炎）。④运化结石（胆囊结石）。⑤主血脉畸形（肺源性心脏病）。⑥主气痰饮（肺结核）。⑦钙盈（高钙血症）。⑧运化神少（胃轻瘫）。

病机： ①影响脾藏的运化功能（肝功能受损，胆汁合成减少，生成胆汁酸和分泌胆汁的功能障碍，无法促进脂肪的消化和吸收）。②影响脾藏的运化功能（胆汁和胰液不能正常进入十二指肠，胰腺分泌的各种消化酶减少）。③影响脾藏的运化功能（胃液分泌减少，胃功能紊乱，对食物消化、吸收作用减弱）。④影响脾藏的运化功能（胆总管下端被阻塞，胆汁不能正常进入十二指肠，无法促进脂肪的消化和吸收）。⑤导致脾藏运化功能的固化结构血少（胃肠道淤血及动脉血液灌流不足），影响脾藏的运化功能（消化系统功能障碍）。⑥痰饮（开放性肺结核产生含有结核分枝杆菌的炎症介质），影响脾藏的运化功能（含菌痰液经吞咽进入肠道，导致肠道菌群失调）。⑦肝藏的疏泄功能异常（迷走神经兴奋性下降，乙酰胆碱分泌减少），借助肾藏的藏精功能（G 细胞释放胃泌素减少），影响脾藏的运化功能（胃酸分泌减少、胃肠道蠕动减弱）；或脾藏运化功能的固化结构畸形（胰腺、胆道、胃肠黏膜下血管内发生转移性钙化），影响脾藏的运化功能（消化液分泌不足）。⑧影响脾藏的运化功能（食物在胃中停留时间过长，导致发酵和未完全消化）。

2. 功能性消化不良（functional dyspepsia）

病因：①藏神神乱（精神社会因素，常在情绪紧张、焦虑、恐惧等时出现或加重）。②年龄（老年人）。

病机：①借助肝藏的疏泄功能（交感神经兴奋），影响脾藏的运化功能（胃肠道平滑肌蠕动减弱，消化腺分泌减少）。②影响脾藏的运化功能（胃肠道平滑肌蠕动减弱，消化腺分泌减少）。

（三）肠鸣减弱（weakened peristalsis）

肠鸣减弱指肠鸣音明显少于正常，或数分钟才听到1次。

病因：运化神乱（老年性便秘）、运化痰饮（腹膜炎、急性腹膜炎）、钾亏（低血钾）、运化神少（胃肠动力低下）、运化畸形（麻痹性肠梗阻、机械性肠梗阻、肠系膜动脉闭塞、先天性巨结肠、幽门肥厚性梗阻）、痰饮（严重脓毒血症、败血症、肠套叠）、药毒（镇静剂、止痛药或抗胆碱能药物）、藏神神乱（焦虑或抑郁状态）。

病机：脾藏的运化功能神少（肠鸣音减弱或消失）。

第二节　散精症状

脾藏的散精（转载）功能是指转载系统和转载属脉管系统合成承载介质，以及承载、交换、转化和排泄物质的功能。其中，转载系统由承载介质的合成结构，物质的承载、交换、转化、排泄结构和被合成、承载、交换、转化和排泄的物质组成；转载属脉管系统由主持物质转载的肝门静脉系、淋巴系，主持物质交换的毛细血管和毛细淋巴管组成。散精功能的固化结构和功能态势异常表现的症状称散精症状，共有8个。

一、散精畸形

（一）肝界下移（hepatic boundary descends）

肝界下移指能在成人右肋弓下触及肝脏下缘。

病因：①运化痰饮（肝炎）、运化畸形（脂肪肝、肝硬化、肝囊肿）、运化癥积（肝脏肿瘤）、主血脉神少（右心衰竭）。②主气气壅（肺气肿）。③运化痰饮（结核性腹膜炎）。

病机：①脾藏运化功能的固化结构畸形（肝脏肿大）。②肺藏主气功能的固化结构畸形（胸膜腔内压升高，横膈下降），导致脾藏运化功能的固化结构畸形（肝界下移）。③脾藏运化功能的固化结构畸形（导致腹膜与腹腔内脏器粘连，改变脏器的正常位置和移动度，肝界下移）。

（二）肝脏下垂（hepatoptosis）

肝下垂指肝脏大小质地正常的情况下位置下移，深吸气时肝上界降低，肝脏下缘在右肋弓下超过1cm，剑突下超过3cm。

病因：胎禀（肝韧带先天性发育不良）、营亏（营养因素等造成肝脏支撑组织病变）、过劳（高强度的工作、锻炼）、年龄（老年人）。

病机：脾藏的运化功能神少（肝圆韧带、肝胃韧带、肝十二指肠韧带、肝镰状韧带、左冠状韧带、右冠状韧带、左三角韧带、右三角韧带松弛，肝脏下垂）。

二、散精血壅

腹壁青筋（venous engorgement on abdomen）

腹壁青筋即腹壁静脉曲张，指腹壁浅表静脉扩张、迂曲成团，形成类似蚯蚓状的隆起，主要发生在脐周及下腹部。

病因：①散精畸形（肝硬化）。②主血脉血团（下腔静脉血栓形成）、主血脉畸形（下腔静脉周围肿瘤、布-加综合征）、殊态（妊娠期间）。③水壅（腹水）、癥积（腹腔肿瘤）。④恶习（长时间站立、久坐）、气化畸形（肥胖）。

病机：①脾藏散精功能的固化结构血壅（肝硬化时，肝脏结构发生纤维化改变，导致门静脉血流阻力增大，形成门静脉高压。压力增高使侧支循环开放，腹壁静脉作为门静脉系统的代偿性侧支，承受了过高的压力，从而发生曲张）。②脾藏散精功能的固化结构血壅（下腔静脉阻塞，腹壁浅表静脉回流受阻，形成曲张）。③脾藏散精功能的固化结构血壅（腹腔内压增高，对腹壁静脉物理挤压）。④脾藏散精功能的固化结构血壅（静脉瓣膜功能不全，静脉回流受阻，静脉扩张）。

三、散精水壅

（一）水肿（edema）

水肿指由各种原因导致过量的体液积聚在组织间隙、细胞及体腔内。①根据水肿的范围可分为局限性水肿和全身性水肿。全身性水肿分为心源性水肿、肾源性水肿、肝源性水肿、营养不良性水肿、变态反应性水肿、经前期紧张综合征引发的水肿、药物性水肿、特发性水肿（又名周期性水肿、水潴留性水肿，是一种特殊的、原因未明或尚未确定的水盐代谢紊乱综合征，此综合征既无明显的心、肝、肾等疾病，又无低蛋白血症，多发生于20～50岁育龄女性）；局限性水肿是由局部静脉、淋巴回流受阻或毛细血管通透性增加所致的症状，如局部炎症、过敏、肢体静脉血栓形成、血栓性静脉炎、上下腔静脉阻塞综合征及丝虫病等均可引起本病。②按水肿的程度分为隐性水肿（当细胞间液体积聚不明显时很难用指压法来确定诊断，此时临床上常根据体重的变化来确定水肿的存在，又称潜在性水肿）和显性水肿。③按水肿的表现分为凹陷性水肿（当指压皮肤后出现凹陷则称为凹陷性水肿，说明细胞外液量已超过体重的5%）和非凹陷性水肿（有些水肿因细胞间隙中亲水物质，如透明质酸和黏多糖积聚所致，水肿液相对密度较高，移动性差，指压皮肤时不出现凹陷现象）。④按水肿的成分分为炎症性水肿（渗出性）、非炎症性水肿（滤出性）、黏液性水肿和淋巴性水肿。⑤根据渗透压不同分为高渗性水肿、等渗性水肿和低渗性水肿。

病因： ①主水痰饮（慢性肾小球肾炎、急性肾小球肾炎、血管炎肾损害）、主水神乱（肾病综合征）。②主血脉畸形（肺源性心脏病）、主血脉痰饮（缩窄性心包炎、急性心包炎、心肌炎）、主血脉水壅、畸形（心包积液及心脏压塞）、主血脉神少（心力衰竭）。③主血脉畸形（限制型心肌病）。④全形瘢积（淋巴瘤）。⑤运化痰饮（结核性腹膜炎）。⑥生育神乱（经前期综合征）。⑦运化畸形（失代偿性肝硬化）。⑧营亏（营养不良）、运化神乱（蛋白丢失性胃肠病）。⑨药毒（肾上腺皮质激素、雄激素、雌激素、胰岛素、甘草制剂和扩血管药物）、藏精神亢（库欣综合征）。⑩血团（肢体静脉血栓形成）、主血脉病（血栓性静脉炎、上下腔静脉阻塞综合征）、栖虫（丝虫病）、医过（乳腺癌根治术后）。⑪营亏（维生素 B_1 缺乏）。⑫外伤（重度烧伤）。⑬藏精神少（甲状腺激素减少症）。

病机： ①一方面，肾藏的主水功能异常（尿蛋白增多），影响脾藏的散精功能（低蛋白血症，血浆胶体渗透压下降，水分从血管腔内进入组织间隙）；另一方面，借助心藏的主血脉功能（血容量下降），肾藏的藏精功能（激活肾素–血管紧张素–醛固酮系统），肾藏的主水功能（水钠潴留），影响脾藏的散精功能（静水压增高，发生跨毛细血管性液体渗漏）。②心藏主血脉功能的固化结构血壅（心功能不全，体循环静脉回流受阻，体循环淤血），影响脾藏的散精功能（毛细血管内静水压增高，组织液回吸收减少）。③心藏主血脉功能的固化结构血少（心脏舒张受限，静脉回流受阻，有效循环血量减少），一方面，借助肾藏的主水功能（肾血流量减少）和藏精功能（继发性醛固酮增多），引发肾藏的主水功能异常（水钠潴留），影响脾藏的散精功能（静水压增高，发生跨毛细血管性液体渗漏）；另一方面，直接导致脾藏的散精功能异常（肝淤血造成肝功能损伤，蛋白质吸收和合成障碍，血浆内蛋白质减少，胶体渗透压下降，血管内液体渗透至组织间隙中）。④表现为心藏主血脉功能的固化结构血壅（腹膜后淋巴结肿大，压迫髂静脉血管，静脉血回流受阻），影响脾藏的散精功能（静水压增高，发生跨毛细血管性液体渗漏）。⑤脾藏的运化功能异常（肠道的营养物质消化、吸收减少）和肾藏的气化功能异常（慢性感染使营养物质消耗增加），影响脾藏的散精功能（低蛋白血症，血浆胶体渗透压下降，组织间液的生成大于回收）。⑥肝藏的疏泄功能异常（自主神经功能紊乱，黄体后期阿片样肽浓度异常降低），借助肾藏的藏精功能（对抗利尿激素的抑制作用降低），影响肾藏的主水功能（水钠潴留），脾藏散精功能的固化结构水壅（静水压增高，发生跨毛细血管性液体渗漏）。⑦脾藏散精功能的固化结构水壅（大量腹水形成增加腹内压，阻碍下肢静脉回流）。⑧脾藏散精功能的固化结构水壅（低蛋白血症，血浆胶体渗透压下降，水分从血管腔内进入组织间隙）。⑨脾藏散精功能的固化结构水壅（水钠潴留）。⑩脾藏散精功能的固化结构水壅（局部静脉淋巴回流受阻或毛细血管通透性增加）。⑪心藏的主血脉功能神少（细胞能量缺乏，心脏扩大和心力衰竭，血液循环效率下降），脾藏散精功能的固化结构水壅（引起体液在体内特别是在下肢和周围组织中的积聚，形成水肿）。⑫脾藏散精功能的固化结构水壅（创面组织受损，周围血管通透性增加）。⑬借助肾藏的藏精功能（甲状腺激素分泌减少），导致脾藏散精功能的固化结构水壅（黏多糖和黏蛋白分解减少，在组织间隙中积累，吸收大量水分，导致组织间液增多）。

（二）臌胀（ascites）

正常人腹腔内有少量液体，一般不超过 200mL，对肠道蠕动起润滑作用。臌胀即腹水，指有过量的液体在腹腔内积聚。按体液成分不同分为漏出性腹水、渗出性腹水及血性腹水。

病因：①散精痰饮（IgG4 相关自身免疫性肝炎）、散精畸形（药物性肝病、肝硬化）、营亏（长期营养不良）。②生育癥积（卵巢转移性肿瘤）。③生育癥积（卵巢非上皮性肿瘤）。④主血脉痰饮（缩窄性心包炎）。⑤主血脉畸形（慢性肺源性心脏病）、主血脉神少（心力衰竭）。⑥主血脉水壅（心包积液及心脏压塞）。⑦运化癥积（结直肠癌）。

病机：①脾藏散精功能的固化结构水壅（a.门静脉高压，腹腔内脏血管床静水压增高，组织液回吸收减少而漏入腹腔。b.低白蛋白血症，白蛋白低于 30g/L 时，血浆胶体渗透压降低，毛细血管内液体漏入腹腔或组织间隙。c.内脏动脉明显扩张，导致有效循环血容量明显下降，肾血流量少，肾素–血管紧张素系统激活，肾小球滤过率降低，排钠和排尿量减少，体内水液不易排出加剧腹水的形成。d.肝脏对醛固酮和抗利尿激素灭活作用减弱，导致继发性醛固酮增多和抗利尿激素增多，前者作用于远端肾小管，使钠重吸收增加，后者作用于集合管，水的吸收增加，水钠潴留，尿量减少，体内水液不易排出加剧腹水的形成。e.肝淋巴量超过了淋巴循环引流的能力，肝窦内压升高，肝淋巴液生成增多，自肝包膜表面漏入腹腔）。②导致脾藏散精功能的固化结构痰饮（卵巢转移性肿瘤可突破浆膜层并脱落到腹腔中，发生坏死继发感染，炎症物质增多）。③导致脾藏散精功能的固化结构水壅（卵巢非上皮性肿瘤可对淋巴及血管造成压迫，血液和淋巴液回流障碍，液体自肿瘤漏向腹腔）。④脾藏散精功能的固化结构水壅（每搏输出量减少，静脉回流受阻，静脉淤血，静脉压增高，有效流体静压增高，平均有效滤过压增大，组织液生成增多）。⑤心藏的主血脉功能异常（右心衰竭，右心房压力升高，体循环静脉回流受阻），导致脾藏散精功能的固化结构水壅（静脉压升高，平均有效滤过压增大，组织液生成增多）。⑥心藏的主血脉功能异常（心室舒张期充盈受阻，静脉回流受阻，体循环淤血），导致脾藏散精功能的固化结构水壅（毛细血管内静水压增高，组织液回吸收减少）。⑦一方面，癥积（晚期肿瘤）、痰饮（感染），影响肾藏的气化功能（对机体营养物质消耗增加）；另一方面，癥积（肿瘤毒素）、殊态（疼痛），影响脾藏的运化功能（食欲减退，营养物质摄入减少），导致脾藏散精功能的固化结构水壅（低蛋白血症，血浆胶体渗透压降低，液体从毛细血管小动脉端滤出，积聚在腹腔内）。

（三）手足肿胀（limb swelling）

手足肿胀是指体液积聚于手足，伴或不伴疼痛。

病因：①疏泄畸形（吉兰－巴雷综合征）。②主血脉血壅（红斑性肢痛症）。③统血血团（深静脉血栓形成）。④全形神乱（对食物、化妆品、某些药物过敏、类风湿关节炎、系统性红斑狼疮）。⑤主血脉神少（心力衰竭）。⑥主水神少（肾病综合征）、主水痰饮（肾炎）、营亏（营养不良）。⑦恶习（长时间站立或坐）。

病机：①肝藏的疏泄功能异常（引发自主神经功能障碍），导致心藏主血脉功能的固化结构血壅（微循环调节功能障碍，毛细血管前括约肌持续收缩，动静脉短路，肢体末端微循环内血液灌注量增加，动脉性充血），影响脾藏的散精功能（毛细血管流体静压增高，有效流体静压增高，平均有效滤过压增大，组织液生成增多，手足肿胀）。②心藏主血脉功能的固化结构血壅（末梢血管运动功能失调，微循环调节功能障碍，毛细血管前括约肌持续收缩，动静脉短路，肢体末端微循环内血液灌注量增加），影响脾藏的散精功能（毛细血管流体静压增高，有效流体静压增高，平均有效滤过压增大，组织液生成增多，患肢肿胀）。③心藏主血脉功能的固化结构血壅（血液回流受阻，血管充血），影响脾藏的散精功能（毛细血管流体静压增高，有效流体静压增高，平均有效滤过压增大，组织液生成增多，患肢肿胀）。④影响脾藏的散精功能（毛细血管通透性增加）。⑤影响脾藏的散精功能（静脉系统压力升高，导致组织间液体积聚）。⑥蛋白亏（低蛋白血症），影响脾藏的散精功能（血浆胶体渗透压降低，组织液渗出增多）。⑦影响脾藏的散精功能（重力作用下，下肢静脉血液回流减慢，导致局部压力升高）。

四、散精神乱

（一）黄疸（jaundice）

黄疸指血液中胆红素浓度过高，皮肤、黏膜、巩膜和小便黄染。大部分新生儿出生后数日内会出现生理性黄疸，这是因为新生儿肝脏代谢胆红素的能力相对较弱，随着发育成熟，黄疸通常会自行消退。

病因：①全形病（溶血性贫血、药物诱导的溶血反应）。②散精病（肝炎、肝硬化、脂肪肝、药物性肝损伤）。③运化畸形（胆石症、胆管炎、肿瘤压迫胆道）。

病机：①肾藏的全形功能异常（红细胞破坏过多），影响脾藏的散精功能（产生的间接胆红素超过了肝脏的处理能力，导致血液中未结合胆红素的积累，则见溶血性黄疸）。②脾藏的散精功能异常（肝细胞功能受损，无法有效地摄取、结合和排泄胆红素，间接胆红素和直接胆红素均升高，则见肝细胞性黄疸）。③脾藏的运化功能异常（胆汁排泄通道受阻），影响脾藏的散精功能（直接胆红素无法从肝脏进入肠道，因此血液中的直接胆红素显著升高，则见阻塞性黄疸）。

（二）皮肤多脂（seborrhea）

皮肤多脂指皮脂腺分泌过多，表现为皮肤表面油腻、光泽感强，头面部尤其明显。

病因：①年龄（青少年时期的激素水平波动）、藏神紊乱（成年人生活压力大）、恶习（长期熬夜、作息不规律、清洁次数不足或者使用不适合的清洁产品）、藏精畸形（多囊卵巢综合征）。②偏食（摄入过多油腻、辛辣、高糖食物）。③散精痰饮（脂溢性皮炎、痤疮）。

病机：①肾藏的藏精功能异常（雄激素分泌过多），影响脾藏的散精功能（刺激皮脂腺过度分泌油脂）。②脂盈（血脂升高），影响脾藏的散精功能（刺激皮脂腺过度分泌油脂）。③伴随脾藏的散精功能异常（刺激皮脂腺过度分泌油脂）。

第三节　统血症状

脾藏的统血（凝血抗凝血）功能是指凝血系统产生凝血因子防止出血，抗凝血系统产生抗凝物质防止血栓形成的功能。其中，凝血系统由肝、胃肠道、内皮细胞、血小板、凝血因子组成；抗凝血系统由抗凝系统和纤溶系统组成。统血功能的固化结构和功能态势异常表现的症状称统血症状，共有1个。

统血神乱

肌衄（sweat pore bleeding）

肌衄又称瘀斑、紫癜，是指皮肤毛细血管破裂所致的鲜红色或青紫色斑片，不高出皮面，压之不褪色，是内出血的一种。根据斑片大小分为直径小于 2mm 的瘀点和直径大于 2mm 的瘀斑。

病因：①藏精神亢（库欣综合征）。②全形藏积（多发性骨髓瘤）。③统血出血（过敏性紫癜、单纯性紫癜、老年性紫癜、维生素缺乏性紫癜、再生障碍性贫血）、营亏（维生素 K 缺乏）、统血神少（遗传性凝血因子缺乏）。④藏血痰饮（神经莱姆病）。⑤疏泄神乱（脾功能亢进）。

病机：①肾藏的藏精功能异常（糖皮质激素分泌过多），借助肾藏的全形功能（蛋白质加速分解，抑制肝外细胞蛋白质的合成，胶原蛋白合成减少），影响脾藏的统血功能（毛细血管脆性增加）。②影响脾藏的统血功能［单克隆免疫球蛋白或其片段（M 蛋白）分泌增多，导致血小板减少，且 M 蛋白包裹在血小板表面，影响血小板的功能；M 蛋白与纤维蛋白单体结合，影响纤维蛋白多聚化；M 蛋白直接影响凝血因子的活性］。③影响脾藏的统血功能（皮肤小血管产生炎症，血管壁通透性增高，红细胞外渗）。④表现为脾藏的统血功能异常（皮肤小血管损伤，血管壁通透性增高，红细胞外渗）。⑤脾藏的统血功能异常（血小板数量或功能的异常可因初起止血的缺陷引起皮肤出血）。

第四节　主肌肉症状

脾藏的主肌肉（运动）功能是指运动系统和运动属脉管系统产生肌力和肌紧张，维持躯体姿势和运动，缓冲外力伤害的功能。其中，运动系统由骨骼肌、筋膜、骨骼和运动相关滑液组成；运动属脉管系统由分布于运动系统的动脉、静脉、淋巴管、血液、淋巴液组成。主肌肉功能的固化结构和功能态势异常表现的症状称主肌肉症状，共有 7 个。

一、主肌肉畸形

（一）肌肉萎缩（muscular atrophy）

肌肉萎缩是指因骨骼肌营养不良，肌纤维变细甚至消失导致的骨骼肌体积缩小，是很多神经肌肉疾病的重要症状或体征，可分为神经源性肌肉萎缩、肌源性肌肉萎缩和其他原因性肌肉萎缩。

病因：①主血脉痰饮（缩窄性心包炎）。②主血脉神少（限制型心肌病）。③主肌肉痰饮（多发性肌炎和皮肌炎）。④过逸（长期卧床、骨折后的制动）、藏血神乱（偏瘫）、主肌肉神少（进行性肌营养不良）、年龄（年龄增长）、藏血神亢（强直性肌营养不良症）。⑤藏精神亢（甲状腺功能亢进症）。⑥藏血畸形（亚急性运动神经元病、运动神经元病、颅底凹陷症、糖尿病性脊髓病）、全形畸形（颈椎病、腰椎间盘突出）、藏血内湿（克－雅病）、藏血痰饮（副肿瘤性脑脊髓炎）。

病机：①心藏主血脉功能的固化结构畸形（大量心包渗液致心脏压塞或心包纤维性增厚、钙化、缩窄），影响心藏的主血脉功能（心脏舒张受限，引起体循环静脉淤血，有效循环血容量减少，血液呈低灌注状态），导致脾藏主肌肉功能的固化结构畸形（骨骼肌长期处于低灌注状态，导致骨骼肌局部炎症因子升高、肌细胞凋亡及自噬，肌肉体积缩小）。②心藏的主血脉功能异常（心室充盈受限、前负荷不足，引起心功能不全，血管内皮功能受损，缺血或运动时引起的扩血管反应减弱），导致脾藏主肌肉功能的固化结构畸形（骨骼肌长期处于低灌注状态，导致骨骼肌局部炎症因子升高、肌细胞凋亡及自噬，肌肉体积缩小）。③表现为脾藏主肌肉功能的固化结构畸形（肌纤维变性、坏死、萎缩、再生和炎症细胞浸润）。④表现为脾藏主肌肉功能的固化结构畸形。⑤肾藏的气化功能异常（线粒体氧化过程加速，消耗大量能量，导致细胞缺氧及能量不足），借助肝藏的藏血功能（运动神经传导障碍），脾藏的主肌肉功能（肌纤维使用减少或无法使用），导致脾藏主肌肉功能的固化结构畸形（肌肉纤维变细甚至消失，肌肉体积缩小）。⑥表现为肝藏藏血功能的固化结构畸形（脊髓前角细胞或锥体束损害），借助肝藏的藏血功能（神经传导障碍），影响脾藏主肌肉功能的固化结构（相对应的肌纤维使用减少，肌肉纤维变细甚至消失，肌肉体积缩小）。

（二）肌肉减少（sarcopenia）

肌肉减少又称肌少症，是一种与增龄相关，进行性、广泛性全身肌肉质量减少、肌肉强度下降、肌肉生理功能减退的综合征，常由增龄及体力活动减少引发。

病因：①年龄（增龄）。②藏精神少（腺垂体功能减退症）。③过逸（体力活动减少）。④营亏（营养供给不足）。

病机：①一方面，肾藏的藏精功能神少［胰岛素样生长因子–1（IGF–1）降低、睾酮分泌减少］，借助肾藏的全形功能（IGF–1、睾酮能促进蛋白质的合成，肌蛋白合成减少）；另一方面，肾藏的藏精功能神少（老年性胰岛素抵抗），借助肾藏的全形功能（蛋白质分解增多），影响脾藏主肌肉功能的固化结构（骨骼肌质量减少）。②肾藏的藏精功能神少（生长激素分泌不足），借助肾藏的全形功能（生长激素促进蛋白质的合成，蛋白质合成减少），影响脾藏主肌肉功能的固化结构（骨骼肌质量减少）。③一方面，脾藏的运化功能神少（体力活动降低，胃肠蠕动减弱，消化功能降低）；另一方面，心藏的主血脉功能神少（骨骼肌收缩能挤压静脉或淋巴管促进静脉血和淋巴液回流。体力活动减少，循环障碍），借助肾藏的全形功能（肌蛋白合成减少），导致脾藏主肌肉功能的固化结构畸形（骨骼肌质量减少）。④借助肾藏的全形功能（肌蛋白合成减少），导致脾藏主肌肉功能的固化结构畸形（骨骼肌质量减少）。

（三）肌肉肥大（muscle hypertrophy）

肌肉肥大是指由于肌纤维及其间质体积增大或数量增加而引起的肌肉体积增大。根据原因分为真性肌肉肥大，表现为肌纤维增大、增多，肌力增强；假性肌肉肥大，表现为肌肉肥大、坚实，但肌力减低，主要见于进行性肌营养不良症、萎缩性肌强直。

病因：①藏血神亢（先天性肌强直症）。②主肌肉畸形（肢端肥大症）、主肌肉痰饮（肌肉内部或周围的炎症）、主肌肉癥积（肿瘤）。③过劳（高强度训练）。

病机：①表现为脾藏主肌肉功能的固化结构畸形（肌肉持续强直收缩，肌纤维破坏，脂肪和结缔组织反应性增生）。②表现为脾藏主肌肉功能的固化结构畸形（软组织过度生长）。③表现为脾藏主肌肉功能的固化结构畸形（肌肉能量需求增加，促使身体增加能量储备和蛋白质合成，以适应更高的能量需求）。

二、主肌肉神乱

（一）肌肉酸痛（muscle soreness）

肌肉酸痛是指劳累、运动或疾病，导致肌肉无氧糖酵解产生大量乳酸和代谢废物，刺激周围肌肉引起的酸痛。

病因： ①主气痰饮（肺炎链球菌肺炎、葡萄球菌肺炎、急性上呼吸道感染、病毒性肺炎）、主水痰饮（尿路感染）、藏血痰饮（病毒性脑膜炎）。②过劳（高强度运动）。③全形畸形（腰椎间盘突出症）、藏血神乱（坐骨神经痛）。④全形痰饮（类风湿关节炎）、主肌肉痰饮（皮肌炎、多发性肌炎）。

病机： ①肝藏的疏泄功能异常（内源性致热原通过血－脑脊液屏障，作用于体温调节中枢），借助肾藏的气化功能（肌肉细胞在收缩产热时，因氧气供给相对不足，无氧糖酵解），表现为脾藏主肌肉功能的固化结构内湿（乳酸积聚于骨骼肌），借助肝藏的藏血功能（刺激全身肌肉的感觉神经末梢，冲动经过丘脑的非特异投射系统弥散投射到整个大脑皮质），表现为脾藏的主肌肉功能异常。②脾藏主肌肉功能的固化结构内湿（乳酸积聚于骨骼肌），借助肝藏的藏血功能（刺激全身肌肉的感觉神经末梢，冲动经过丘脑的非特异投射系统弥散投射到整个大脑皮质），表现为脾藏的主肌肉功能异常。③借助肝藏的藏血功能（神经信号传递异常），导致脾藏主肌肉功能的固化结构血少、内湿（引起神经支配区域的肌肉反应性痉挛，肌肉强烈收缩挤压血管，氧气供给不足，无氧糖酵解，产生乳酸），借助肝藏的藏血功能（刺激全身肌肉的感觉神经末梢，冲动经过丘脑的非特异投射系统弥散投射到整个大脑皮质），表现为脾藏的主肌肉功能异常。④脾藏主肌肉功能的固化结构内湿（炎症反应和肌肉损伤影响局部的血液循环，导致肌肉组织的氧气和营养供给不足，无氧糖酵解，产生乳酸），借助肝藏的藏血功能（刺激全身肌肉的感觉神经末梢，冲动经过丘脑的非特异投射系统弥散投射到整个大脑皮质），表现为脾藏的主肌肉功能异常。

（二）间歇性跛行（Intermittent claudication）

跛行指步行时原有的节奏和周期性特征出现改变。间歇性跛行是由脊髓、血管和神经病变引起的症状，主要表现为行走时下肢逐渐出现越来越明显的疼痛、麻木、沉重感，以至于患者不能继续正常行走，需要进行休息。通常休息片刻症状就会有所缓解，可以继续行走，但一段时间后再次出现下肢不适。

病因：①主血脉畸形（闭塞性周围动脉粥样硬化、先天性主动脉缩窄）、主血脉痰饮（大动脉炎）。②藏血畸形（脊髓血管病）。

病机：①导致脾藏主肌肉功能的固化结构血少（下肢供血不足），影响脾藏的主肌肉功能（随着患者行走距离的增加，动脉供血无法满足肌肉运动所需要的氧气和能量，从而出现跛行，当患者停止行走后，对氧气和能量的需求下降，肌肉的运动功能得到恢复，从而又可以行走）。②肝藏藏血功能的固化结构血少（下肢的活动受脊髓支配，当行走时，脊髓内的神经细胞兴奋性增加，对血液的需求增多，停止行走后，对血液的需求下降；脊髓神经细胞缺血），借助肝藏的藏血功能（躯体运动信号传导异常），影响脾藏的主肌肉功能。

三、主肌肉神少

（一）肌源性肌无力（muscular myasthenia）

肌无力指一块或多块肌肉的力量下降，常由中枢及外周神经系统病变、肌肉病变及神经肌肉接头病变引起。肌源性肌无力指骨骼肌病变引发的肌无力。

病因：①主肌肉畸形（肌营养不良症）。②主肌肉痰饮（多发性肌炎）。

病机：①脾藏主肌肉功能的固化结构畸形（抗肌萎缩蛋白基因突变，抗肌萎缩蛋白无法正常合成，肌肉萎缩），影响脾藏的主肌肉功能。②脾藏主肌肉功能的固化结构畸形（炎症介质破坏肌肉细胞），影响脾藏的主肌肉功能。

（二）下肢无力（lower limb weakness）

下肢无力是指各种原因导致患者下肢一侧或者两侧的肌肉无法产生正常的力量，表现为发软、无力、行走不稳。

病因：①主血脉畸形（先天性主动脉缩窄）。②主血脉血团（下肢动脉硬化闭塞症、血栓形成）。③藏血畸形（脑梗死、多发性硬化、腰椎间盘突出压迫神经根）、藏血神乱（糖尿病性神经病变）、藏血痰饮（格林－巴利综合征）、藏血内湿（帕金森病）。④主肌肉神少（肌营养不良）、主肌肉痰饮（炎症性肌病）、营亏（维生素 B_{12}、维生素 D 缺乏）。⑤藏血神少（重症肌无力）、钾亏（低钾血症）、镁亏（低镁血症）。⑥主血脉神少（心力衰竭）。

　　病机：①导致脾藏主肌肉功能的固化结构血少（体循环近端缩窄处以下血供减少，导致下肢有效循环血量减少，肌肉组织血流灌注不足），影响脾藏的主肌肉功能（下肢能量供给不足）。②影响脾藏的主肌肉功能（下肢血液循环不畅，能量供给不足）。③借助肝藏的藏血功能（支配肢体的躯体运动神经传导功能障碍），影响脾藏的主肌肉功能。④影响脾藏的主肌肉功能（肌肉组织受损）。⑤借助肝藏的藏血功能（影响神经肌肉接头的电生理功能），影响脾藏的主肌肉功能。⑥影响脾藏的主肌肉功能（下肢血液供应不足，能量供给不足）。

第二章

肺藏症状

肺藏有主气（呼吸）1 种功能，能为生命活动提供氧气。肺藏功能的固化结构和功能态势异常表现的症状称肺藏症状，共有 41 个。

主气症状

肺藏的主气（呼吸）功能是指呼吸系统、呼吸属动力系统和呼吸属脉管系统主持肺通气和肺换气的功能。其中，呼吸系统由呼吸道、肺、皮肤和呼吸道内容物（空气、分泌物）组成；呼吸属动力系统由参与肺通气的骨骼肌、平滑肌、筋膜、骨骼和运动相关滑液组成；呼吸属脉管系统由分布于呼吸系统和呼吸属动力系统的动脉、静脉、淋巴管、血液、淋巴液组成。主气功能的固化结构和功能态势异常表现的症状称主气症状，共有 41 个。

一、主气畸形

（一）鞍鼻（saddle nose）

鞍鼻又称塌鼻梁，指鼻梁比正常高度低，鼻背呈不同程度的凹陷畸形，鼻尖上翘呈马鞍状。

病因：①主血脉痰饮（ANCA 相关性血管炎）。②全形痰饮（复发性多软骨炎、肉芽肿性血管炎、梅毒、麻风、毛霉菌感染）、结核（结核）。③外伤（鼻骨骨折）、失术（鼻中隔手术或其他鼻部手术不当）。④主气癥积（鼻型结外 NK/T 细胞淋巴瘤）。⑤主气痰饮（萎缩性鼻炎）。

病机：①表现为肺藏主气功能的固化结构痰饮、畸形（肉芽肿性炎症侵蚀破坏鼻中隔，导致鼻中隔穿孔，鼻梁塌陷）。②表现为肺藏主气功能的固化结构痰饮、畸形（炎症介质累及鼻软骨，鼻软骨遭受炎症破坏，鼻梁向内塌陷凹入呈马鞍状）。③表现为肺藏主气功能的固化结构畸形（鼻梁塌陷）。④表现为肺藏主气功能的固化结构畸形（肿瘤生长破坏鼻周围结构）。⑤表现为肺藏主气功能的固化结构畸形（鼻黏膜萎缩，改变鼻部外形）。

（二）鼻干（dry nose）

鼻干是指鼻腔黏膜分泌减少或呼吸加快引发的鼻腔干燥不适。

病因：①外燥（干燥、寒冷的气候或室内空气干燥）、饮少（水分摄入不足）、主气痰饮（流行性感冒、普通感冒或其他呼吸道感染）。②主气痰饮（萎缩性鼻炎、急性或慢性鼻炎）、全形痰饮（干燥综合征、系统性红斑狼疮）、恶习（吸烟、饮酒）、环境（长期暴露于灰尘、化学刺激物环境中）、药毒（滥用鼻腔血管收缩剂）。

病机：①肺藏主气功能的固化结构内燥（鼻腔干燥）。②肺藏主气功能的固化结构内燥（鼻黏膜萎缩，黏液腺分泌减少）。

（三）咽喉干燥（dry pharynx larynx）

咽喉干燥是指咽喉部黏膜分泌减少或水分丢失过多，自觉干燥不适的症状。

病因：①外燥（空气干燥）、过劳（长时间讲话）。②主气痰饮（慢性咽炎、扁桃体炎、萎缩性咽炎）、运化痰饮（反流性食管炎）。③饮少（水分摄入不足）、全形痰饮（干燥综合征）。

病机：①肺藏主气功能的固化结构内燥（咽喉部黏膜表面的水分被空气带走）。②肺藏主气功能的固化结构内燥（咽喉部黏膜分泌物被空气带走水分而表现黏稠或黏液腺萎缩分泌减少）。③肺藏主气功能的固化结构内燥（咽喉黏膜缺乏水分）。

（四）桶状胸（barrel chest）

桶状胸指胸廓前后径和左右径都有增大，特别是前后径显著增加，有时与左右径相仿，使胸廓呈桶状，尤以胸廓上中部明显。

病因：①主气畸形（慢性阻塞性肺疾病）。②主气畸形（肺纤维化）。

③主气水壅（胸腔积液）。④外伤（肋骨骨折）。⑤主气神乱（支气管哮喘）。⑥主血脉水壅（心包积液）、主血脉畸形（心脏肥大）。

病机：①肺藏主气功能的固化结构畸形（肋骨上抬，肋间隙增宽，胸廓前后径加大）。②肺藏主气功能的固化结构畸形（肺组织的瘢痕化减少肺弹性，导致肺部残留气体量增加）。③肺藏主气功能的固化结构畸形（肺部液体增加）。④肺藏主气功能的固化结构畸形（导致肺部挫伤、血胸、气胸，促进桶状胸形成）。⑤肺藏主气功能的固化结构畸形（气道痉挛和炎症导致气流受限，促进肺部过度充气）。⑥肺藏主气功能的固化结构畸形（胸腔压力升高，从而间接影响胸廓形态）。

（五）黑曼征（Hamman's sign）

黑曼征指由于心跳冲击气肿的纵隔，听诊可闻及一种"砾砾的轧齿样"或"伊轧样"的声音。该声音多在心尖部、胸骨下端或胸骨下端左缘较易听到，取坐位、直立位、左侧卧位时更加明显。

病因：主气气壅（气胸、纵隔气肿）。

病机：表现为医生对心藏主血脉功能的检测异常（心跳击打充气组织或囊腔，在左心缘处可闻及与心跳一致的气泡破裂音）。

二、主气出血

（一）鼻衄（nose bleeding）

鼻衄即鼻出血，表现为鼻腔内血管破裂，血液从鼻孔流出。

病因：外燥（空气干燥）、外伤（鼻腔受到外力撞击）、失术（鼻中隔矫正术、鼻窦手术）、恶习（过度挖鼻、擤鼻过猛）、主气痰饮（鼻炎、鼻窦炎）、主气畸形（鼻息肉、鼻中隔偏曲或穿孔）、主气畸形（鼻腔肿瘤）、统血神少（血小板减少症、血友病、维生素 K 缺乏）、瘕聚（白血病）、药毒（抗凝血药物、非甾体抗炎药）、胎禀（遗传性出血性毛细血管扩张症）。

病机：肺藏主气功能的固化结构出血（鼻黏膜血管破裂）。

（二）咳血（hemoptysis）

咳血又称咯血，指喉及喉以下呼吸道及肺组织出血，一咳即出或经咳嗽由口腔排出，其病位在肺。咯血是肺癌的常见症状，50%～70%的肺癌患者有咯血的症状。按照轻中重可分为轻度咯血（少量咯血，一天出血量少于100mL，或1次咯血50mL以内）、中度咯血（中等量咯血，一天出血量在100～500mL，或1次咯血50～100mL）、重度咯血（大量咯血，一天出血量大于500mL，或1次咯血在100mL以上，脉率100次/分钟左右，或较咯血前增加10～20次/分钟，血红蛋白低于100g/L，或较咯血前下降2%以上，血压下降，因咯血引起喘促、发绀）。

病因：①主气痰饮（肺炎、肺血管炎、肺泡炎、肺结核、肺念珠菌病、肺曲霉病、肺脓肿、肺真菌病、肺吸虫病、肺阿米巴病）、主气畸形（支气管扩张症）。②主气血团（肺血栓栓塞症）、主气血壅（肺淤血）。③主气癥积（肺癌、支气管肺癌、肺囊肿）。④主血脉畸形（主动脉夹层）。⑤主血脉畸形（二尖瓣狭窄）。⑥主气神乱（特发性肺动脉高压）；主血脉神少（左心衰竭）。⑦瘕聚（白血病）、统血神少（血友病）。

病机：①肺藏主气功能的固化结构出血（一方面，炎症导致肺泡毛细血管通透性增加或黏膜下小血管壁破溃出血；另一方面，由于炎症侵蚀肺动脉，动脉壁弹性结构破坏而形成假性动脉瘤，剧烈咳嗽或动作导致动脉瘤破溃出血）。②肺藏主气功能的固化结构出血（支气管内膜毛细血管破裂和支气管黏膜下层支气管静脉曲张破裂出血）。③肺藏主气功能的固化结构出血（异常增生的癌组织致支气管黏膜或毛细血管通透性增加，或黏膜下血管破裂出血），借助肝藏的疏泄功能（刺激位于气管、支气管的黏膜，冲动经迷走神经传入延髓，触发咳嗽反射），影响肺藏的主气功能（血液被咳出）。④肺藏主气功能的固化结构出血（夹层破入气管，血液随破口流入气管）。⑤心藏主血脉功能的固化结构血壅（左心房内血液淤积），导致肺藏主气功能的固化结构血壅、出血（肺静脉回流受阻，肺静脉压力增高，支气管静脉及毛细血管破裂出血），借助肝藏的疏泄功能（刺激位于气管、支气管的黏膜，冲动经迷走神经传入延髓，触发咳嗽反射），影响肺藏的主气功能（血液经气道咯出）。⑥肺藏主气功能的固化结构出血（间质和肺泡内液体增多或出血，支气管内膜毛细血管破裂和支气管黏膜下层支气管静脉曲张破裂出血），借助肝藏的疏泄功能（刺激位于气管、支气管的黏膜，冲动经迷走神经传入延髓，触发咳嗽反射），影响肺藏的主气功能。⑦借助脾藏的统血功能（凝血功能障碍），导致肺藏主气功能的固化结构出血。

（三）回吸性涕血（regurgitated snot blood）

回吸性涕血指由于鼻腔前部的黏膜出现破损，有少量出血，血液混在鼻涕中向鼻腔后部流动，在回吸时可能出现涕中带血。

病因： ①主气癥积（鼻咽癌）。②主气痰饮（急慢性鼻炎、鼻窦炎）。③外燥（空气干燥）、恶习（长期使用空调、暖气）。④主气畸形（鼻息肉或鼻中隔偏曲）、外伤（鼻部外伤）。⑤主血脉痰饮（血管炎）、主血脉畸形（血管畸形）。⑥统血神少（血小板减少、凝血功能障碍）、药毒（使用抗凝血药物、非甾体抗炎药）。

病机： ①肺藏主气功能的固化结构出血（鼻咽顶后壁病灶表面溃疡，用力向后吸鼻腔或鼻咽部分泌物时痰中带血）。②肺藏主气功能的固化结构出血（鼻黏膜充血、肿胀和糜烂）。③肺藏主气功能的固化结构出血（鼻腔黏膜干燥，使毛细血管变得脆弱，易于破裂）。④肺藏主气功能的固化结构出血（鼻腔黏膜慢性刺激和损伤）。⑤肺藏主气功能的固化结构出血（鼻腔毛细血管容易破裂）。⑥脾藏的统血功能异常（血液不易凝固，增加出血风险），导致肺藏主气功能的固化结构出血（鼻腔黏膜出血）。

三、主气痰饮

（一）流涕（runny nose）

流涕是指鼻腔黏膜分泌物增多或性状改变。人在哭泣、食入辛辣食物时流涕属正常。根据分泌物的性质分为：①水样，分泌物稀薄，透明如清水，多见于急性鼻炎的早期和变态性鼻炎的发作期。②黏液性，分泌物黏稠，多见于慢性单纯性鼻炎。③黏液脓性，多见于急性鼻炎的恢复期、慢性鼻炎以及鼻窦炎。④脓性，多见于炎症侵及骨质，如上颌骨骨髓炎、齿源性上颌窦炎、鼻腔异物及恶性肿瘤部分坏死，并伴有不同程度的恶臭、粪臭等黄绿色分泌物。⑤干酪性，分泌物如豆渣样，并有臭味，见于干酪性鼻炎和鼻窦炎。⑥血性，分泌物中带有血液，多见于鼻炎及鼻窦炎、外伤、异物、结石、上颌窦恶性肿瘤。

病因： 主气痰饮（急性上呼吸道感染）、逆气（花粉、尘螨等过敏原）、外寒（冷空气）、外燥（环境干燥）。

病机：肺藏主气功能的固化结构痰饮（黏膜下层浆液腺和黏液腺分泌增加，浆液性及黏液性炎症渗出）。

（二）咳痰（expectoration）

痰液是指呼吸道（包括气管、支气管和肺泡）的分泌物，主要由黏液、水分、炎症细胞（如白细胞）、病原微生物（如细菌、病毒）、脱落的上皮细胞、尘埃颗粒以及其他可能存在的异物组成。

咳痰是借助咳嗽动作将呼吸道内病理性分泌物排出口腔外的现象。①依痰的质地可分为黏液性痰、浆液性痰或泡沫性痰、脓性痰液或黏液脓性痰、血性痰。②按痰的颜色可分为无色透明或灰白色黏液痰、黄色痰、黄绿色或翠绿色痰、铁锈色痰、砖红色胶冻样痰、"巧克力"色痰、灰黄色黏痰、痰白黏稠（牵拉成丝难以咳出）、红色（痰中带血）痰、粉红色浆液泡沫痰、烂桃样或果酱样痰、棕色痰。

病因：①主气畸形（支气管扩张）、主气痰饮（葡萄球菌肺炎）。②主气痰饮（支气管炎、肺结核、肺内炎症）。③职业（矿工、锅炉工）、恶习（长期吸烟）。④主气痰饮（肺炎、慢性支气管炎、肺脓肿、肺结核）、主气畸形（支气管扩张）。⑤主气痰饮（肺隐球菌病、肺炎链球菌肺炎）。⑥主气癥积（肺癌）、主气痰饮（肺结核、阿米巴肺脓肿、肺吸虫病）、主气畸形（支气管扩张）。⑦主血脉神少（心力衰竭）。⑧主血脉畸形（主动脉瓣关闭不全）。⑨主气水壅（急性肺水肿）、主气血团（肺梗死）、主气痰饮（肺炎链球菌肺炎、大叶性肺炎）。⑩主气痰饮（肺吸虫病、肺部感染）。

病机：①肺藏主气功能的固化结构痰饮（黏液分泌增多、脓性渗出物溢出），借助肝藏的疏泄功能（刺激呼吸道黏膜上的感受器，冲动经迷走神经传入延髓的咳嗽中枢，再将冲动传向运动神经，引起呼吸肌的运动），影响肺藏的主气功能（脓痰随咳嗽排出）。②肺藏主气功能的固化结构痰饮（一方面，呼吸道黏膜充血水肿，黏液分泌增多，毛细血管壁通透性增加，浆液渗出；另一方面，导致肺脓肿，液化的脓液积聚在脓腔内引起脓肿张力升高，导致脓肿在支气管破溃，与黏液、浆液、吸入的尘埃和某些组织破坏物等混合形成黏液脓痰）。③影响肺藏的主气功能（吸入粉尘、烟雾，故咳灰色痰、灰黑色痰）。④肺藏的主气功能异常（脓细胞增多，故咳黄色或黄绿色痰）。⑤肺藏主气功能的固化结构痰饮、出血（炎症导致黏膜充血、水肿，黏液分泌增多，渗出物与黏液、吸入的尘埃和某些组织破坏物等混合而成痰，毛细血管壁通透性增加，红细胞渗出，故咳血痰）。⑥导致肺藏主气功能的固化结构出血（出血，红细胞破坏），表现为肺藏的主气功能异常（咳痰呈棕褐色）。⑦肺藏主气功能的固化结构血壅、水壅（急性肺淤血、肺水肿，肺泡和小支气管内有不同程度的血浆漏出），借助肝藏的疏泄功能（刺激支气管黏膜表面及周围的 C 纤维伤害性感受器，引发咳嗽反射），影响肺藏的主气功能（完成咳嗽动作）。⑧心藏主血脉功能的固化结构血壅（左心失代偿，左心室有效排血量减少，左心房血液淤积），导致肺藏主气功能的固化结构血壅、出血（肺静脉和肺毛细血管压力升高，毛细血管壁通透性增大，血浆及红细胞渗出），借助肝藏的疏泄功能（刺激支气管黏膜表面及周围的 C 纤维伤害性感受器，引发咳嗽反射），影响肺藏的主气功能。⑨肺藏主气功能的固化结构痰饮、出血（肺泡壁毛细血管扩张充血，肺泡腔内可见含有红细胞的浆液性渗出物。这些红细胞在渗出过程中可能破裂，其内的血红蛋白随后被肺泡内的巨噬细胞吞噬并降解。血红蛋白在巨噬细胞内被转化为含铁血黄素，当这些含有含铁血黄素的巨噬细胞随痰液排出时，则咳铁锈色痰）。⑩导致肺藏主气功能的固化结构畸形（肺组织坏死），表现为肺藏的主气功能异常（咳痰呈烂桃样灰黄色）。

（三）咽喉红肿（reddened and swollen of pharynx larynx）

咽喉红肿表现为咽喉部黏膜充血、肿胀。

病因： 淫气（流感病毒、腺病毒、副流感病毒、单纯疱疹病毒、链球菌、肺炎链球菌、葡萄球菌、支原体、真菌）、恶习（吸烟、饮酒）、环境（长期暴露于有害气体、粉尘、高温、噪声等环境中）、逆气（某些食物、药物、花粉、尘螨、动物皮屑）、运化神乱（胃酸、胃内容物反流至咽喉部）、过劳（大声喊叫、长时间讲话）、饮食偏嗜（吃硬物或过烫食物等）。

病机： 肺藏主气功能的固化结构痰饮（导致咽喉炎症反应）。

（四）喉中痰鸣（wheezing due to retention of phlegm in throat）

喉中痰鸣是指喉咙中有呼噜声或嘶嘶作响的声音。

病因： ①主气痰饮（感冒、咽喉炎、支气管炎、肺炎、过敏性鼻炎）、环境（长期暴露于污染的空气、烟尘或化学刺激物中）、恶习（吸烟、饮酒）。②主气神乱（支气管哮喘）。

病机： ①肺藏的主气功能异常（呼吸道分泌物增多，痰液黏稠不易咳出，可在呼吸道形成痰鸣音）。②肺藏的主气功能异常（气道发生高度痉挛、狭窄，痰液积聚，产生痰鸣音）。

四、主气神乱

（一）鼻塞（nasal obstruction）

鼻塞是指鼻腔黏膜充血水肿、鼻中隔偏曲，以及鼻甲、鼻息肉肥厚造成的鼻腔通气不畅。

病因： ①主气痰饮（急性上呼吸道感染、过敏性鼻炎、急性鼻炎、慢性鼻窦炎）。②主气癥积（鼻咽癌、鼻息肉）。③全形痰饮（复发性多软骨炎）。④主气畸形（鼻中隔偏曲、下鼻甲肥大）。

病机： ①肺藏主气功能的固化结构血雍、水壅（鼻黏膜充血、水肿），影响肺藏的主气功能（鼻腔通气不畅）。②肺藏主气功能的固化结构畸形（息肉、肿瘤堵塞后鼻孔），影响肺藏的主气功能（鼻腔通气不畅）。③肺藏主气功能的固化结构痰饮（炎症累及鼻软骨，炎症细胞浸润及炎症介质刺激鼻黏膜，使鼻黏膜下层血管扩张，鼻黏膜充血、水肿），影响肺藏的主气功能（鼻腔通气不畅）。④影响肺藏的主气功能（鼻腔阻塞）。

（二）鼻痒（rhinocnesmus）

鼻痒即鼻孔黏膜常引起搔抓欲望的不适感，常引发喷嚏。

病因： ①逆气（花粉、尘螨、动物皮屑、霉菌、某些食物）。②主气痰饮［感染性鼻炎（如病毒性、细菌性鼻炎）、药物性鼻炎（长期使用某些鼻腔药物引起的鼻炎）、职业性鼻炎（如长期暴露于有害气体、粉尘环境中）、上呼吸道感染］。③外燥（空气干燥、长期使用空调、暖气）、药毒（抗抑郁药、降血压药）。

病机： ①肺藏主气功能的固化结构痰饮（产生免疫反应，释放组胺等炎症介质，引发鼻黏膜充血、水肿），影响肝藏的疏泄功能（刺激神经末梢）。②影响肝藏的疏泄功能（炎症介质刺激神经末梢）。③肺藏主气功能的固化结构畸形（鼻腔黏膜干燥、萎缩），影响肝藏的疏泄功能（神经末梢暴露）。

（三）鼻气灼热（burning in nose）

鼻气灼热是指自觉呼吸气体灼热不适。

病因：①主气痰饮（呼吸道炎症）。②外燥（空气干燥）。③主气畸形（鼻中隔偏曲、鼻甲肥大）。④杂毒（吸入刺激性化学物质）。

病机：①影响肺藏的主气功能（呼吸道黏膜血管扩张，血流增加，温度上升，可见鼻气灼热）。②影响肺藏的主气功能（鼻腔吸入的空气缺乏水分，导致鼻腔黏膜干燥）。③影响肺藏的主气功能（影响空气流通，导致局部温度升高）。④影响肺藏的主气功能（刺激鼻腔黏膜）。

（四）喷嚏（sneeze）

喷嚏为一种保护性反射动作，与咳嗽反射相似。几乎所有的哺乳动物皆具有此种本能性反射。喷嚏的动作为先有深吸气，继之以强呼气，气流经鼻咽部自鼻腔喷出，伴有面部肌肉的运动和闭眼，同时有一过性鼻黏膜充血、分泌物增多和流泪。按照病因分为变态反应性喷嚏、感染性或刺激性喷嚏、光性喷嚏、精神性或心理性喷嚏和中枢神经性喷嚏。变态反应性鼻炎不论是季节性（花粉症）或常年性，喷嚏皆为重要而明显的症状。其特点是发作性，来得很快，季节性者发病症状尤为严重，喷嚏终日连续不断，常伴有鼻阻、鼻痒和鼻分泌物增多。光性喷嚏的特点是仅发生于视网膜接触光的起始时，持续暴露或短期内反复暴露则不能继续诱发。刺激性喷嚏的特点是接触刺激后突然发作，刺激消除后常自行停止，因此发作期较短。精神性或心理性喷嚏为发作性，其特点是发作与季节无关，除精神、情绪和心理因素外，病史和体检无任何原因可查。中枢神经性喷嚏可为中枢神经系统疾病（颞叶病变）的体征，此时除喷嚏外尚伴有同侧偏盲，对侧面部和上、下肢偏瘫或对侧锥体束征等颞叶病变的体征。

病因：①主气痰饮（急性上呼吸道感染、过敏性鼻炎、鼻窦炎）。②异物（烟雾、灰尘）、环境（冷空气或光线突然变化）。

病机：①肺藏主气功能的固化结构痰饮（炎症渗出物），借助肝藏的疏泄功能（鼻黏膜感受器受刺激后产生兴奋，信号经三叉神经传入延髓呼吸中枢，将冲动传向躯体运动神经），影响肺藏的主气功能（影响呼吸肌运动）。②借助肝藏的疏泄功能（鼻黏膜感受器受刺激后产生兴奋，信号经三叉神经传入延髓呼吸中枢，将冲动传向躯体运动神经），影响肺藏的主气功能（影响呼吸肌运动）。

（五）打鼾（snore）

鼾声是睡眠期间上呼吸道气流通过时冲击咽黏膜边缘和黏膜表面分泌物引起振动而产生的声音，其部位始自鼻咽直至会厌，包括软腭、悬雍垂、扁桃体及其腭咽弓和腭舌弓、舌根、咽肌及咽黏膜，响度在60dB以下的鼾声，往往属于正常现象。若鼾声响度超过60dB，妨碍同室人，则称打鼾，包括单纯鼾症和阻塞性睡眠呼吸暂停低通气综合征引起的鼾症。

病因：①主气神乱（阻塞性睡眠呼吸暂停低通气综合征）。②气化畸形（肥胖）。③殊态（深度睡眠）、恶习（饮酒、吸烟）、药毒（镇静剂、安眠药）。④主气痰饮（过敏性鼻炎、鼻窦炎）。⑤主气畸形（扁桃体或腺样体肥大、鼻中隔偏曲、鼻甲肥大、鼻息肉、小颌畸形或下颌后缩）、全形畸形（肢端肥大症）、藏精神少（甲状腺功能减退）、主气神少（软腭、悬雍垂、咽壁、舌根肥厚或松弛）、年龄（老年人）、过劳（过度疲劳）。

病机：①影响肺藏的主气功能（睡眠时，上气道扩张肌张力降低，使气流冲击呼吸道与口腔结构产生涡流，引起震动）。②影响肺藏的主气功能（颈部脂肪增多，压迫呼吸道，使其在睡眠时更加容易发生塌陷）。③借助肝藏的疏泄功能（躯体感觉和运动神经受抑制），影响肺藏的主气功能（喉咙周围的肌肉松弛，支撑上呼吸道的结构失去紧张度，气道直径变小。特别是仰卧位时，重力作用下，舌体容易后坠，堵塞呼吸道）。④影响肺藏的主气功能（鼻黏膜肿胀，鼻腔变得狭窄，诱发打鼾）。⑤影响肺藏的主气功能（气道堵塞）。

（六）喉痛（laryngalgia）

喉痛是指咽喉部位的不适或疼痛感，常由咽喉炎、扁桃体炎、鼻窦炎、百日咳引发。

病因：①主气痰饮（急性上呼吸道感染、病毒性肺炎、肺炎衣原体肺炎、感冒、流感、腺病毒感染、疱疹性咽峡炎、链球菌咽炎、念珠菌感染）、全形痰饮（成人斯蒂尔病）。②全形痰饮（复发性多软骨炎）。③饮食偏嗜（过热或过冷的食物）、恶习（烟酒）、外燥（干燥空气）、杂毒（吸入有害气体）、主气癥积（扁桃体癌、下咽癌、喉癌）。

病机：①肺藏主气功能的固化结构痰饮（炎症渗出物），影响肝藏的疏泄功能（喉部黏膜下的感受器兴奋，信号传入中枢），表现为肺藏的主气功能异常。②表现为肺藏主气功能的固化结构痰饮（炎症累及咽喉软骨），影响肝藏的疏泄功能（刺激喉部的痛觉感受器，冲动经传入神经传到大脑皮质），表现为肺藏的主气功能异常。③借助肝藏的疏泄功能（刺激喉部的痛觉感受器，冲动经传入神经传到大脑皮质），表现为肺藏的主气功能异常。

（七）喉痒（throat itching）

喉痒是指咽喉黏膜常引起搔抓欲望的不适感，常通过咳嗽缓解。

病因：①逆气（粉尘、花粉、宠物皮屑等过敏原）、恶习（吸烟、饮酒）、饮食偏嗜（辛辣食物刺激）。②淫气（病毒、细菌）。③外燥（长时间处于空调房间、暖气房或者气候干燥的环境）、过劳（长时间大声说话、唱歌或频繁清嗓子等过度用嗓行为）。

病机：①肺藏主气功能的固化结构痰饮（产生过敏反应，咽喉部黏膜充血、水肿），影响肝藏的疏泄功能（兴奋喉部黏膜的游离神经末梢，产生痒觉信号传入中枢），表现为肺藏的主气功能异常。②肺藏主气功能的固化结构痰饮（感冒、流感、咽炎、扁桃体炎、喉炎、喉结核），影响肝藏的疏泄功能（兴奋喉部黏膜的游离神经末梢，产生痒觉信号传入中枢），表现为肺藏的主气功能异常。③肺藏主气功能的固化结构内燥（咽喉部黏膜缺水干燥），影响肝藏的疏泄功能（兴奋喉部黏膜的游离神经末梢，产生痒觉信号传入中枢），表现为肺藏的主气功能异常。

（八）咳嗽（cough）

咳嗽是指当异物进入呼吸道或某些因素刺激呼吸道使其分泌物增多时，机体通过呼吸肌及有关器官（如喉等）协调动作，将异物或分泌物排出体外的一种保护性反射。按其起病的缓急大致可分急性咳嗽和慢性咳嗽。急性咳嗽包括感染性［急性上呼吸道感染、急性气管、支气管炎、细菌性肺炎、支原体肺炎、肺脓肿、传染病（如麻疹、百日咳、白喉等）］咳嗽、理化因素［支气管异物、吸入有害气体（如氯、氨、SO_2 等）］性咳嗽、过敏（支气管哮喘、肺嗜酸性粒细胞浸润症）性咳嗽和心脏疾病（充血性心力衰竭、心包炎、扩张型心肌病）性咳嗽。慢性咳嗽包括感染性（慢性咽喉炎、慢性支气管炎、肺结核、支气管内膜结核、慢性肺脓肿、肺真菌病、肺吸虫病、支气管扩张症）咳嗽、肿瘤性（喉癌、支气管肺癌、纵隔肿瘤及胸骨后甲状腺肿）咳嗽和其他因素（主动脉瘤、胸膜炎、气胸、尘肺）引起的咳嗽。

病因：①运化癥积（食管癌）、运化神乱（胃食管反流病）。②主气癥积

（肺癌、肺结节病）、主气气壅（气胸）、主气畸形（特发性肺纤维化、支气管扩张症、肺朗格汉斯细胞组织细胞增生症、肺泡蛋白沉着症、间质性肺疾病、慢性阻塞性肺疾病）、主气痰饮（急性气管－支气管炎、肺炎链球菌肺炎、病毒性肺炎、肺炎衣原体肺炎、急性上呼吸道感染、慢性支气管炎、嗜酸性粒细胞性肺炎、肺结核、肺念珠菌病、肺曲霉病、肺隐球菌病、肺孢子菌肺炎）、主气神乱（支气管哮喘）、主气血团（肺血栓栓塞症）。③全形痰饮（复发性多软骨炎）。④藏精癥积（甲状腺癌）、主血脉畸形（二尖瓣狭窄、主动脉瓣关闭不全）、主血脉水壅（心包积液及心脏压塞）。⑤主血脉畸形（先天性主动脉窦瘤）、主血脉神少（心力衰竭）。⑥疏泄痰饮（脑炎、脑膜炎）。⑦环境（长期接触粉尘或有害物质的工作环境）、恶习（吸烟、饮酒）、药毒（血管紧张素转换酶抑制剂）。

病机：①借助肝藏的疏泄功能（癌组织分泌物、反流物刺激位于喉、气管和支气管黏膜上的感受器，传入冲动经迷走神经传入延髓咳嗽中枢，产生躯体运动信号，经躯体运动纤维），影响肺藏的主气功能（引起咽肌、膈肌和其他呼吸肌的运动来完成咳嗽动作）。②肺藏主气功能的固化结构癥积、气壅（肿瘤组织、肉芽肿组织及胸膜腔内积聚的气体）、肺藏主气功能的固化结构痰饮［炎症渗出物（支气管扩张症、肺朗格汉斯细胞组织细胞增生症、肺炎衣原体肺炎、急性上呼吸道感染、嗜酸性粒细胞性肺炎、肺结核、肺曲霉病、肺隐球菌病、肺孢子菌肺炎）；分泌大量生长因子及促纤维化因子（特发性肺纤维化、间质性肺疾病）；黏膜充血水肿（急性气管－支气管炎、病毒性肺炎、慢性支气管炎）；浆液和纤维蛋白原大量渗出（肺炎链球菌肺炎、肺念珠菌病）；肺泡腔和气道内堆聚过量的表面活性物质（肺泡蛋白沉着症）］、肺藏主气功能的固化结构出血（支气管内膜毛细血管破裂和支气管黏膜下层支气管静脉曲张破裂出血），借助肝藏的疏泄功能（兴奋呼吸道黏膜下的感受器，传入冲动经迷走神经传入延髓咳嗽中枢，该中枢产生躯体运动信号，经喉下神经、膈神经和脊神经），影响肺藏的主气功能（咽肌、膈肌和其他呼吸肌运动以完成咳嗽动作）。③表现为肺藏主气功能的固化结构痰饮（炎症累及咽喉、气管、支气管软骨），借助肝藏的疏泄功能（兴奋呼吸道黏膜下的感受器，传入冲动经迷走神经传入延髓咳嗽中枢，该中枢产生躯体运动信号，经喉下神经、膈神经和脊神经），影响肺藏的主气功能（咽肌、膈肌和其他呼吸肌运动以完成咳嗽动作）。④肺藏主气功能的固化结构畸形（气管受压），借助肝藏的疏泄功能（兴奋气管黏膜上的感受器，冲动经迷走神经传入延髓的咳嗽中枢，产生躯体运动信号，经躯体运动纤维），影响肺藏的主气功能（引起咽肌、膈肌和其他呼吸肌的运动来完成咳嗽动作）。⑤心藏主血脉功能的固化结构畸形（窦瘤破裂），心藏的主血脉功能异常（主动脉血液流入右心室或右心房，形成持续性由左向右分流，增加右心室、左心室容量负荷和肺血流），导致肺藏主气功能的固化结构水壅、出血（持续的肺血流量增加，导致肺淤血或肺水肿，肺泡及支气管内产生浆液性或血性渗出物），借助肝藏的疏泄功能（兴奋呼吸道黏膜下的感受器，传入冲动经迷走神经传入延髓咳嗽中枢，该中枢产生躯体运动信号，经喉下神经、膈神经和脊神经），影响肺藏的主气功能（咽肌、膈肌和其他呼吸肌运动以完成咳嗽动作）。⑥借助肝藏的疏泄功能（炎症介质刺激咳嗽中枢），影响肺藏的主气功能。⑦借助肝藏的疏泄功能（刺激位于喉、气管和支气管黏膜上的感受器，传入冲动经迷走神经传入延髓咳嗽中枢，产生躯体运动信号，经躯体运动纤维），影响肺藏的主气功能（引起咽肌、膈肌和其他呼吸肌的运动来完成咳嗽动作）。

（九）呛咳（bucking）

呛咳是水、食物或刺激性气体进入咽喉部或气管引发的反射动作。饮水呛咳是指喝水时出现的呛咳，常见于支配咽喉肌的神经受损，咽喉肌麻痹或瘫痪。

病因：①藏血畸形（伴有皮质下梗死和白质脑病的常染色体隐性遗传性脑动脉病；颅底凹陷症）、藏血恶血（脑血管意外）、藏血痰饮（格林 – 巴利综合征）。②藏血神少（喉返神经麻痹）。③运化神乱（胃食管反流病）、运化畸形（食管狭窄）、运化癥积（食管上段癌）、医过（气管切开术后）。

病机：①肝藏的疏泄功能异常（舌咽、迷走神经共同受损；压迫损伤后组脑神经，咽反射减弱），影响肺藏的主气功能（咽喉肌功能障碍）。②影响肺藏的主气功能（咽喉肌功能障碍）。③影响肺藏的主气功能（容易直接或间接导致液体误入气道）。

（十）喘鸣（stridor）

喘鸣是指一种连续的、持久的、乐音性的由呼吸气道（包括大气道和喉部）产生的附加音。

病因：①钙亏（血钙降低）。②主气癥积（肺癌）、异物（异物吸入）。③主气痰饮（嗜酸性粒细胞性肺炎）。④全形畸形（结节病）、外伤（喉部或气管外伤）、失术（气管插管或手术后）。⑤主气神乱（支气管哮喘、心源性哮喘）、主气痰饮（慢性支气管炎、过敏性鼻炎、急性支气管炎）、主气气壅（肺气肿）、逆气（食物或药物过敏）。

病机：①借助肝藏的疏泄功能（钙离子抑制钠离子内流的作用减弱，阈电位降低，神经肌肉接头终板膜上的烟碱型受体兴奋性增加），影响肺藏的主气功能（支气管平滑肌痉挛），导致肺藏主气功能的固化结构畸形（气道狭窄），影响肺藏的主气功能（空气通过气道时阻力增加，气流加速并产生湍流，并在收缩的支气管处形成涡流，涡流在气道内振动，产生喘鸣声）。②肺藏主气功能的固化结构畸形（压迫主支气管或隆突，引起气道阻塞），影响肺藏的主气功能（空气通过气道时阻力增加，气流加速并产生湍流，并在收缩的支气管处形成涡流。涡流在气道内振动，产生喘鸣声）。③肺藏主气功能的固化结构痰饮、畸形（嗜酸性粒细胞能释放白三烯、组胺、前列腺素等细胞因子，引起平滑肌收缩和炎症分泌，导致气道狭窄），影响肺藏的主气功能（空气通过气道时阻力增加，气流加速并产生湍流，并在收缩的支气管处形成涡流。涡流在气道内振动，产生喘鸣声）。④表现为肺藏主气功能的固化结构痰饮（累及肺脏，气道上皮损害，释放炎症介质和细胞因子），借助肝藏的疏泄功能（上皮下神经末梢裸露），影响肺藏的主气功能（气道出现过强或过早的收缩反应，气道狭窄，呼吸困难）。⑤肺藏主气功能的固化结构畸形（气道炎症、水肿和高反应性导致气道狭窄），影响肺藏的主气功能（空气通过气道时阻力增加，气流加速并产生湍流，并在收缩的支气管处形成涡流。涡流在气道内振动，产生喘鸣声）。

（十一）声音嘶哑（hoarseness）

声音嘶哑又称声嘶，是指发音失去圆润清亮的音质，轻者仅见音调变低、变粗，重者发声嘶哑甚至只能发出耳语声或失音。

病因：①藏血畸形（多发性脑神经损害；脑桥中央髓鞘溶解症；运动神经元病；颅底凹陷症）；藏血癥积（颅内肿瘤）；主气癥积（肺癌）。②水亏（高渗性失水）。③主血脉畸形（主动脉夹层）；主血脉水壅、畸形（心包积液及心包压塞）；主血脉畸形（二尖瓣狭窄）。④主气神病（特发性肺动脉高压）；主气痰饮（肺炎衣原体肺炎）。⑤全形痰饮（复发性多软骨炎）、主气痰饮（喉部炎症）。⑥运化癥积（食管癌）、主血脉畸形（上腔静脉阻塞综合征）。⑦过劳（过度使用声带）、主气畸形（声带息肉、声带白斑、声带肿瘤）。⑧主气神少（神经性声带麻痹）。

　　病机：①肝藏疏泄功能的固化结构畸形（迷走神经受损；神经元的髓鞘脱失；延髓运动神经核受损；压迫损伤后组脑神经；小脑脑桥角的肿瘤压迫迷走神经的特殊内脏运动纤维；肿瘤直接或转移至纵隔淋巴结后压迫喉返神经），借助肝藏的疏泄功能，影响肺藏的主气功能（咽喉部的肌肉活动障碍）。②钠盈（高钠血症），借助肝藏的疏泄功能（阈电位降低，骨骼肌兴奋性增高），影响肺藏的主气功能（环杓后肌及甲杓肌等喉内肌肉肌张力增高，声带振动不对称、不均匀、频率低）。③肝藏疏泄功能的固化结构畸形（夹层压迫左侧喉返神经；压力增高、体积增大的心包腔压迫左喉返神经；心脏舒张期从左心房流入左心室的血流受阻，左心房内血液淤积，肺静脉回流受阻，左心房扩大，压迫左喉返神经），借助肝藏的疏泄功能，影响肺藏的主气功能（影响环杓关节运动，左侧声带麻痹，声门闭合不全）。④借助肝藏的疏泄功能（压迫喉返神经），影响肺藏的主气功能（声带麻痹）；肺藏主气功能的固化结构痰饮（病变累及咽喉部发生炎症改变，炎症渗出物刺激咽喉部，导致血管扩张及浆液渗出，使黏膜下血管及黏液腺周围有中性粒细胞及淋巴细胞浸润，黏膜肿胀增厚），影响肺藏的主气功能（影响声带的正常开合）。⑤表现为肺藏主气功能的固化结构痰饮（炎症累及咽喉软骨），影响肺藏的主气功能（影响邻近的声带）。⑥借助肝藏的疏泄功能（压迫喉返神经），影响肺藏的主气功能（构音障碍）。⑦影响肺藏的主气功能（声带结构变化导致声音改变）。⑧借助肝藏的疏泄功能（喉返神经或喉上神经受损），影响肺藏的主气功能（构音障碍）。

（十二）发音障碍（articulation obstacle）

　　发音障碍是指与发音相关的中枢神经、周围神经、喉部肌肉及结构异常导致的发音困难、发音变调、发音不清或不连贯但用语正确。

　　病因：①藏血畸形（肌萎缩性侧索硬化症、多发性硬化、脑干病变、小脑病变、内囊病变、多发性脑神经损害、中风）、藏血痰饮（神经系统炎症）、藏血内湿（帕金森）、藏血神少（重症肌无力）。②藏精神亢（甲状腺功能亢进症）。

　　病机：①肝藏的疏泄功能异常（神经信号传导障碍，肌腱反射常降低或消失），影响肺藏的主气功能（咽部骨骼肌细胞兴奋性降低）。②肾藏的气化功能异常（线粒体氧化过程加速，大量消耗供能物质后导致细胞能量供给不足），借助肝藏的疏泄功能（神经信号传导障碍，肌腱反射常降低或消失），影响肺藏的主气功能（咽部骨骼肌细胞兴奋性降低）。

（十三）失音（aphonia）

失音是指喉部肌肉或声带病变引起的声调变低、声音微弱，甚至不能发出声音的症状，常见于急慢性喉炎、喉头结核、声带创伤、麻痹或息肉及癔症性失音。

病因：①主气痰饮（急慢性喉炎、喉头结核）、主气畸形（声带息肉）、主气癥积（喉癌）、主肌肉痰饮（多发性肌炎）、过劳（声带肌肉的过度使用）、恶习（吸烟、饮酒）、杂毒（长期吸入有害物质）。②主气神乱（特发性肺动脉高压）、外伤（手术、声带创伤）。③藏神神乱（癔症性失音）、藏血痰饮（格林 – 巴利综合征）、藏血神少（重症肌无力）。

病机：①肺藏主气功能的固化结构畸形（声带产生炎症、肿胀或息肉），影响肺藏的主气功能。②肝藏疏泄功能的固化结构畸形（肺动脉扩张压迫左侧喉返神经），借助肝藏的疏泄功能，影响肺藏的主气功能（左侧声带麻痹）。③借助肝藏的疏泄功能，影响肺藏的主气功能。

（十四）胸中灼热（burning in chest）

胸中灼热是指患者自觉胸部有热感，犹如火烧或有火辣辣的感觉。

病因：①主气痰饮（肺炎、支气管炎、肺结核）。②主血脉神乱（心绞痛）、主血脉畸形（心肌梗死）。③藏神神乱（焦虑、压力过大）。④运化神乱（胃食管反流病）、运化痰饮（食管炎）、运化畸形（胃溃疡）。

病机：①肺藏的主气功能异常（炎症刺激肺部或胸膜，引起胸中灼热感）。②心藏的主血脉功能异常（冠状动脉供血不足，心肌缺血缺氧，表现为胸中灼热感）。③肝藏的疏泄功能异常（自主神经功能紊乱，表现为胸中灼热）。④脾藏的运化功能异常（胃酸反流进入食管，刺激食管黏膜）。

（十五）呼吸性胸闷（respiratory chest tightness）

胸闷是一种主观感觉，即呼吸费劲或气不够用，重者感到似乎有重物压在胸部。呼吸性胸闷是指呼吸系统疾病引发的胸闷。

病因：环境（在门窗密闭、空气不流通的房间内停留时间较长、处于气压偏低的环境）、主气畸形（慢性阻塞性肺疾病，如支气管内肿瘤、气管 – 支气管狭窄、甲状腺肿大、纵隔内肿瘤等压迫气管、肺不张）、主气痰饮（肺炎、支气管炎、胸膜炎）、主气气壅（气胸、肺气肿）、主气神乱（支气管哮喘、膈肌膨升症、膈肌麻痹症）、藏精癥积（胸腺瘤）、主血脉畸形（冠心病、心肌梗死、先天性心脏病、肺源性心脏病）、主血脉痰饮（心肌炎、风湿性心脏瓣膜病）、主血脉癥积（心脏肿瘤）。②藏神神乱（长期压力大、情绪紧张、焦虑、抑郁）。

（十六）呼吸性胸痛（respiratory chest pain）

胸痛是指颈部以下、肋骨下缘以上区域的疼痛和不适感。①根据疼痛性质分为绞榨样痛伴胸口有压迫感（心绞痛和心梗）、撕裂样痛（主动脉夹层和气胸）、烧灼样痛（食管炎）、阵发性刺痛（肋间神经痛）、钝痛或隐痛（胸膜炎）。②根据疼痛部位分为左胸痛、右胸痛和正中胸痛。左胸痛发生在左侧胸部，常由心绞痛、心肌梗死、左侧肺癌、肺栓塞、胸膜炎、气胸引发；右胸痛发生在右侧胸部，常由右侧肺癌、肺栓塞、胸膜炎、气胸引发；正中胸痛发生在胸骨正中线及附近区域，常由心绞痛、心肌梗死、食管炎、主动脉夹层引发。呼吸性胸痛是指呼吸系统疾病引发的胸部疼痛。

病因： ①主气癥积（肺癌、胸膜肿瘤）、外伤（肋骨骨折）、全形痰饮（肋间神经炎、带状疱疹）。②主气气壅（气胸）、主气血壅（血胸）。③主气血团（肺血栓栓塞症）。④主气癥积（肺结节病）。⑤主气痰饮（大叶性肺炎、急性气管－支气管炎、肺脓肿、肺炎链球菌肺炎、葡萄球菌肺炎、肺结核、肺炎衣原体肺炎、肺曲霉病、肺隐球菌病、胸膜炎）。⑥主气血团（肺血栓栓塞症）；主气神乱（肺动脉高压）。

病机： ①肝藏疏泄功能的固化结构痰饮、畸形（肋间神经受压或发炎），影响肝藏的疏泄功能（刺激胸部的感觉神经纤维产生痛觉信号，信号经 $T_2 \sim T_6$ 脊髓节段传至大脑皮质的痛觉中枢）。②影响肝藏的疏泄功能（刺激胸膜腔的痛觉感受器，痛觉信号经 $T_2 \sim T_6$ 脊髓节段传入大脑皮质痛觉中枢）。③一方面，肺藏主气功能的固化结构血少、畸形、痰饮（栓塞部位缺血导致肺梗死，坏死细胞裂解释放内含物引起炎症反应），影响肝藏的疏泄功能（刺激胸部感觉神经纤维产生痛觉冲动，并传至大脑皮层的痛觉中枢，发生胸部剧痛或绞痛）；另一方面，肺藏主气功能的固化结构血少、痰饮（栓塞部位缺血引起新鲜梗死灶边缘发生炎症反应，纤维蛋白伴中性粒细胞浸润渗出导致胸膜炎），影响肝藏的疏泄功能（刺激胸膜感觉神经纤维产生痛觉冲动，并传至大脑皮层的痛觉中枢，发生隐痛、钝痛和刺痛，因咳嗽或用力呼吸时刺激加剧而加剧）；再一方面，氧亏（因栓塞发生，机体缺氧），导致肺藏的主气功能异常（引起呼吸急促反应），碱盈（导致二氧化碳排出过多而发生呼吸性碱中毒），影响肝藏的疏泄功能（刺激胸部化学感受器，产生痛觉冲动，并传至大脑皮层的痛觉中枢，发生胸痛）。④肺藏主气功能的固化结构痰饮（肉芽肿组织释放炎症介质），影响肝藏的疏泄功能（刺激胸部的痛觉神经纤维产生痛觉信号，痛觉信号经 $T_2 \sim T_6$ 脊髓节段传入大脑皮质痛觉中枢）。⑤肺藏主气功能的固化结构痰饮（释放炎症介质），影响肝藏的疏泄功能（刺激痛觉感受器产生痛觉信号，痛觉冲动经 $T_2 \sim T_6$ 脊髓节段传入大脑皮层的痛觉中枢）。⑥肺藏主气功能的固化结构血团（栓子阻塞肺动脉及其分支达 30% ~ 50%），借助肺藏的主气功能（通过机械阻塞作用、神经体液因素和低氧引起肺动脉收缩，肺循环阻力增加，肺动脉高压），心藏的主血脉功能（右心室后负荷增加），导致心藏主血脉功能的固化结构畸形、血少、内湿（右心室肥大，冠脉灌注减少，缺血缺氧的心肌细胞产生乳酸、丙酮酸、磷酸等酸性物质及多肽物质），影响肝藏的疏泄功能（刺激化学感受器产生痛觉信号，经 $T_1 \sim T_5$ 脊髓节段上传至大脑皮质的痛觉中枢）。

（十七）呼吸困难（dyspnea）

呼吸困难是指呼吸时有一种异常的不舒适感，患者主观上感到空气不足，发憋、呼吸费力。客观上可出现端坐呼吸、鼻翼扇动、呼吸困难三凹征、辅助呼吸肌参与呼吸运动等呼吸用力的体征。按照病因呼吸困难分为肺源性呼吸困难、心源性呼吸困难、中毒性呼吸困难、神经精神性呼吸困难和血源性呼吸困难。肺源性呼吸困难是由于呼吸器官疾患所引起的呼吸困难，根据其临床特点，呼吸困难分为吸气性呼吸困难（以吸气显著困难为其特点，重症患者出现呼吸困难三凹征）、呼气性呼吸困难（以呼气明显费力，呼气相延长伴广泛哮鸣音为特点）和混合性呼吸困难（吸气和呼气均感费力，呼吸浅而快）。心源性呼吸困难主要由心力衰竭引起，包括劳力性呼吸困难（呼吸困难仅发生在重体力活动时，休息后可自行缓解）、夜间阵发性呼吸困难（指患者在熟睡中憋醒的呼吸困难）和端坐呼吸（是指患者卧位时即发生呼吸困难或使呼吸困难加剧而被迫处于半卧位或坐位）。按照轻中重度分类法呼吸困难分为轻度呼吸困难（中度和重度体力活动才能引起的呼吸困难）、中度呼吸困难（轻度体力活动所引起的呼吸困难）、重度呼吸困难（休息时也出现呼吸困难）。按照五度分类法呼吸困难分为Ⅰ度呼吸困难（日常活动无不适，中、重度体力活动时出现气促）、Ⅱ度呼吸困难（在平地上与同龄健康人一起行走无气急，但上坡或爬楼梯时有气促）、Ⅲ度呼吸困难（能以自己的步速行走超过100m，但赶不上同龄健康人的步伐，上楼时需中途停下来喘气）、Ⅳ度呼吸困难（平地行走100m或数分钟便有气促，户外活动明显受限，甚至被迫中止）和Ⅴ度呼吸困难（洗脸、穿衣甚至休息时也有呼吸困难，完全被限制在家中，或椅子上、床上）。按发病的急缓呼吸困难分为急性呼吸困难（突发性、发作性）和慢性呼吸困难。按照呼吸频率及节律呼吸困难分为潮式呼吸（又称陈－施呼吸，呼吸节律从呼吸暂停开始，逐渐由浅慢变深快，然后再由深快到浅慢，经过一段呼吸暂停，再开始如上的周期性呼吸）、间停呼吸（又称毕奥氏呼吸，表现为在有规律呼吸几次后，突然停止呼吸，间隔一个短的时期后，又开始呼吸）、叹息样呼吸（为临终性呼吸，见于重症临终患者）及下颌呼吸频率正常或稍快伴呼气相延长（见于慢性阻塞性肺气肿、肺水肿、肺间质纤维化、广泛性肺实质病变等）。

1. 肺源性呼吸困难（pulmonary dyspnea）

病因： ①异物（喉与气管异物）。②藏精畸形（甲状腺肿大）。③主气癥积（喉癌、气管肿瘤、纵隔肿瘤、支气管肺癌）。④主气痰饮（弥漫性肺间质疾病、急性会厌炎、急性喉炎、大叶性或支气管肺炎、严重急性呼吸综合征、肺孢子菌肺炎、肺脓肿、肺结核）。⑤主气畸形（慢性阻塞性肺疾病）。⑥主气水壅（喉水肿、肺水肿、大量胸腔积液）。⑦主气畸形（胸膜粘连增厚、胸廓外伤和严重胸廓畸形、脊柱畸形、肺不张、肺纤维化、肺尘埃沉着症）。⑧主气气壅（气胸）。⑨运化畸形（胃扩张）、殊态（妊娠晚期）、运化癥积（腹腔巨大肿瘤）、运化水壅（大量腹水）。⑩主气畸形（特发性肺纤维化）。⑪主气神乱（支气管哮喘）。⑫藏精癥积（弥漫性非毒性甲状腺肿、甲状腺癌）。⑬主气神乱（急性呼吸窘迫综合征）。⑭主气血团（肺血栓栓塞症）。

病机： ①影响肺藏的主气功能（气道阻塞，气体交换障碍）。②导致肺藏主气功能的固化结构畸形（气管受压，阻塞气道），影响肺藏的主气功能（气道阻力增加，气体交换障碍）。③影响肺藏的主气功能（气道阻塞，气体交换障碍）。④瘀血［肺通气/血流（V/Q）比例失调，肺通气量降低，肺泡氧分压降低］，借助肝藏的疏泄功能（刺激外周与中枢化学感受器，信号传至呼吸中枢），影响肺藏的主气功能（呼吸加快）。⑤肺藏的主气功能异常（一方面，呼吸肌肌力减弱与活动受限，另一方面，胸廓与膈运动障碍，导致气体交换不足）。⑥瘀血［氧弥散障碍，导致动脉血氧分压（PaO_2）降低］，借助肝藏的疏泄功能（刺激外周与中枢化学感受器，信号传至呼吸中枢），影响肺藏的主气功能。⑦影响肺藏的主气功能。⑧肺藏的主气功能异常（肺失去膨胀能力，肺容积缩小，肺活量减低，最大通气量降低）。⑨导致肺藏主气功能的固化结构畸形（膈肌上抬，肺容积缩小），影响肺藏的主气功能（肺活量减低，最大通气量降低）。⑩肺藏的主气功能异常（呼吸面积减少，换气功能障碍），瘀血（机体缺氧，体力活动时缺氧进一步加重），借助肝藏的疏泄功能（刺激颈动脉体和主动脉体，信号传至延髓的呼吸中枢，产生运动信号，经躯体运动神经作用于效应器），影响肺藏的主气功能（呼吸加快加深）。⑪一方面，肺藏主气功能的固化结构痰饮（呼吸道渗出物及黏液分泌增多，形成黏液栓阻塞气道）；另一方面，借助肝藏的疏泄功能（夜间迷走神经功能亢进），影响肺藏的主气功能（支气管痉挛，呼气困难）。⑫肺藏主气功能的固化结构畸形（压迫邻近气管，气管管腔变窄），影响肺藏的主气功能（气道阻力增加，气体交换障碍）。⑬表现为肺藏的主气功能异常（呼吸频率增快，呼吸困难严重程度增高）。⑭肺藏的主气功能异常（肺通气／血流比值失常，气体交换速率降低），瘀血（血氧含量下降、血二氧化碳分压上升），借助肝藏的疏泄功能（刺激外周与中枢化学感受器，信号传至呼吸中枢），影响肺藏的主气功能（呼吸加快）。

2. 心源性呼吸困难（cardiac dyspnea）

病因：①主血脉神乱（房性心律失常）。②主血脉神少（心脏停搏与心脏性猝死）。③主血脉神少（心力衰竭）、主血脉畸形（扩张型心肌病、主动脉瓣狭窄、二尖瓣狭窄、主动脉瓣关闭不全、肥厚型心肌病、房间隔缺损、室间隔缺损、先天性主动脉缩窄）、主血脉痰饮（缩窄性心包炎）。④主血脉畸形（卵圆孔未闭）。⑤主血脉神乱（心血管神经症）。⑥主血脉神乱（室性心律失常）、主血脉畸形（肺源性心脏病）。

病机：①心藏的主血脉功能异常（心室收缩期射血减少，心房血液蓄积），一方面，直接借助肝藏的疏泄功能（刺激心房牵张感受器反射性兴奋呼吸中枢），影响肺藏的主气功能；另一方面，瘀血（肺通气／血流比值失常，气体交换速率降低，血氧含量下降），借助肝藏的疏泄功能（刺激颈动脉体和主动脉体，信号传至延髓的呼吸中枢，产生运动信号，经躯体运动神经作用于效应器），影响肺藏的主气功能（呼吸加快加深）。②心藏的主血脉功能异常（心脏有效射血量降低），瘀血（机体血氧含量下降），一方面，借助肝藏的疏泄功能（严重影响中枢神经系统的能量代谢，直接抑制呼吸中枢），影响肺藏的主气功能（急性呼吸困难）；另一方面，借助肝藏的疏泄功能（心脏停搏的瞬间脑中少量含氧的血液短暂刺激呼吸中枢），影响肺藏的主气功能（呼吸断续）。③心藏的主血脉功能异常（心输出量降低），影响肺藏的主气功能（血气交换功能障碍），瘀血（二氧化碳潴留），导致肝藏的疏泄功能异常（颈动脉体和主动脉体兴奋，冲动传入脑干呼吸中枢，引起呼吸频率和通气量增加的反射），影响肺藏的主气功能（呼吸加快加深）。④心藏的主血脉功能异常（直立体位时加重经过心房交通的右向左分流，肺血流量减少），影响肺藏的主气功能（肺换气功能障碍，斜卧位时缓解）。⑤心藏的主血脉功能异常（心率减慢，心脏排血量下降），瘀血（血氧降低），借助肝藏的疏泄功能（呼吸反射通路），影响肺藏的主气功能（吸气性呼吸困难）。⑥肺藏的主气功能异常（肺通气／血流比值失常，气体交换速率降低），瘀血（血氧含量下降、血二氧化碳分压上升），借助肝藏的疏泄功能（刺激外周与中枢化学感受器，信号传至呼吸中枢），影响肺藏的主气功能（呼吸加快）。

3. 中毒性呼吸困难（toxic dyspnea）

病因：①酸盈（酸中毒）。②杂毒（一氧化碳、亚硝酸盐、苯胺）。③杂毒（氰化物）。④药毒（啡类、巴比妥类、苯二氮䓬类药物）。

病机：①借助肝藏的疏泄功能（H^+ 兴奋颈动脉体和主动脉体或直接作用于呼吸中枢），影响肺藏的主气功能。②氧亏（一氧化碳与血红蛋白形成碳氧血红蛋白；亚硝酸盐、苯胺使血红蛋白转变为高铁血红蛋白，导致血红蛋白失去氧合功能），影响肺藏的主气功能。③氧亏［氰化物抑制细胞色素氧化酶活性，导致细胞呼吸受抑制（内窒息），导致组织缺氧］，影响肺藏的主气功能。④借助肝藏的疏泄功能（吗啡、镇静催眠药类中毒时，呼吸中枢受到直接抑制），影响肺藏的主气功能（呼吸减弱、变慢，肺泡通气减少），或瘀血（严重时不仅会引起低氧血症，且有 CO_2 潴留），进一步影响肺藏的主气功能。

4. 神经精神性呼吸困难（neuropsychiatric dyspnea）

病因：①藏血痰饮（脑炎、脑膜炎、脑脓肿）。②外伤（脑外伤）、藏血藏积（脑肿瘤）。

病机：①借助肝藏的疏泄功能（炎症介质影响呼吸中枢），影响肺藏的主气功能。②借助肝藏的疏泄功能（颅内压增高，压迫位于脑干的呼吸中枢），影响肺藏的主气功能（呼吸减慢）。

5. 血液性呼吸困难（hemodyspnea）

病因：血虚（重度贫血）、出血（大出血）、主血脉神少（休克）。

病机：瘀血（红细胞携氧减少，血氧含量降低；有效循环血量减少），借助肝藏的疏泄功能（影响呼吸中枢），影响肺藏的主气功能（呼吸加快加深）。

（十八）气短（shortness of breath）

气短是指呼吸费力、气不够用或呼吸短促的一种主观感觉，重者语言不连续或呼吸勉强。根据病因分为生理性气短和病理性气短。生理性气短见于心理压力较大、情绪紧张或激动；病理性气短见于心血管疾病或者呼吸系统疾病。

病因：①主气癥积（肺癌）。②主气神乱（阻塞性睡眠呼吸暂停低通气综合征）、主气水壅（肺水肿）、主气气壅（肺气肿）、主气畸形（肺纤维化）、主气神乱（哮喘）。③主血脉神亢（原发性高血压）。④主气痰饮（肺隐球菌病）。⑤主血脉神少（心力衰竭）、主血脉畸形（心脏瓣膜疾病）、主血脉神乱（心律失常）、血虚（贫血）、藏精神亢（甲状腺功能亢进）。⑥酸盈（代谢性酸中毒）。

病机：①肺藏主气功能的固化结构畸形（压迫主支气管或隆突，引起气道阻塞），影响肺藏的主气功能。②瘀血（动脉血氧分压降低、二氧化碳分压升高），借助肝藏的疏泄功能［外周化学感受器受到刺激，冲动沿窦神经（舌咽神经的分支，分布于颈动脉体）传入延髓孤束核，使延髓内呼吸运动神经元的活动改变］，影响肺藏的主气功能。③心藏的主血脉功能异常（血压升高之后增加了心脏的后负荷，引起心脏的射血分数减少，心脏舒张期回心血量减少），导致肺藏主气功能的固化结构血壅（血液淤积在肺部），影响肺藏的主气功能。④表现为肺藏主气功能的固化结构痰饮（病灶内含较多液性胶样物质），影响肺藏的主气功能（影响肺换气功能）。⑤瘀血（缺氧），借助肝藏的疏泄功能［外周化学感受器受到刺激，冲动沿窦神经（舌咽神经的分支，分布于颈动脉体）传入延髓孤束核，使延髓内呼吸运动神经元的活动改变］，影响肺藏的主气功能。⑥借助肝藏的疏泄功能（H^+兴奋颈动脉体和主动脉体或直接作用于呼吸中枢），影响肺藏的主气功能。

（十九）呼吸加深加快（respiration polypnea）

呼吸加深加快又称呼吸急促、气促、喘息，是指呼吸频率增加、幅度加深，常见于剧烈运动后、精神紧张或情绪激动、发热、神经症、呼吸性碱中毒、代谢性酸中毒。代谢性酸中毒引发的呼吸加深、加快又称库斯莫尔呼吸。

病因：①主血脉神乱（房室交界区性心律失常）。②酸盈（代谢性酸中毒、糖尿病酮症酸中毒）。③过劳（剧烈运动）。④藏神神乱（紧张、焦虑或恐慌）。⑤血虚（贫血）、环境（身处高原）。⑥主气痰饮（肺炎、过敏反应）、主气神乱（慢性阻塞性肺疾病、哮喘）、主气气壅（气胸）、主气血团（肺栓塞）、主血脉病（心力衰竭、冠心病、心肌梗死、心包炎）。⑦疏泄病（脑血管意外）。⑧疏泄神少（格林－巴利综合征）。

病机：①表现为心藏的主血脉功能异常（房室结内折返性心动过速，心室舒张期缩短，心室充盈量与输出量减少），影响肺藏的主气功能（通气血流比例失调，气体交换障碍），瘀血（血氧含量下降），借助肝藏的疏泄功能（刺激化学感受器影响呼吸中枢，支配呼吸肌的躯体运动神经兴奋），影响肺藏的主气功能（呼吸加深加快）。②借助肝藏的疏泄功能［血中 H^+ 浓度升高，兴奋外周化学感受器（颈动脉体与主动脉体），冲动沿窦神经传入位于延髓孤束核的呼吸中枢，呼吸中枢产生运动信号，借助躯体运动纤维下传至呼吸肌］，影响肺藏的主气功能（呼吸深快）。③影响肺藏的主气功能（为了满足氧气需求和排出二氧化碳，呼吸加深加快）。④借助肝藏的疏泄功能（交感神经系统被激活），影响肺藏的主气功能（呼吸加深加快以应对紧急情况）。⑤氧亏（缺氧），影响肺藏的主气功能（呼吸系统发生顺应性反应）。⑥影响肺藏的主气功能。⑦肝藏的疏泄功能异常（呼吸中枢受损），影响肺藏的主气功能。⑧肺藏主气功能的固化结构畸形（呼吸肌无力或麻痹），氧亏（缺氧），影响肺藏的主气功能（呼吸系统发生顺应性反应）。

（二十）夜间憋醒（dyspnea on awakening）

夜间憋醒是指夜间入睡后因突感气闷、气急而惊醒。

病因：主气神乱（阻塞性睡眠呼吸暂停低通气综合征）、主气神乱（支气管哮喘）、主气畸形（肺间质纤维化）、主气血团（肺栓塞）、主血脉神少（心力衰竭）。

病机：瘀血（动脉血氧分压降低），借助肝藏的疏泄功能（刺激颈动脉体和主动脉体，反射性兴奋呼吸中枢），肺藏的主气功能（通过呼吸努力的动作），影响心藏的藏神功能（引起觉醒）。

（二十一）干啰音（dry rale）

干啰音是指由于气管、支气管或细支气管狭窄或部分阻塞，空气吸入或呼出时发生湍流所产生的声音。

病因： 主气畸形（慢性阻塞性肺疾病）、主气痰饮（气管、支气管或细支气管炎症）、主气气壅（肺气肿）、异物（气管腔内异物）、主气癥积（气管肿瘤）、药毒（非甾体抗炎药、β受体阻滞剂、血管紧张素转换酶抑制剂）。

病机： 肺藏的主气功能异常（气管、支气管或细支气管狭窄或部分阻塞，空气吸入或呼出时，气体急速通过狭窄的气道发生湍流产生声音）。

（二十二）干性爆裂音（dry popping sound）

干性爆裂音是指一种破裂性质而不是水泡性质的干性附加音。

条件： 恶习（吸烟）、杂毒（有害气体吸入）。

病因： 主气畸形（间质性肺疾病）、主气神乱（支气管哮喘）、主气癥积（气管或支气管内良性或恶性肿瘤）、主气痰饮（肺部感染、急性和慢性支气管炎）、主气气壅（肺气肿）。

病机： 影响肺藏的主气功能（气道狭窄，空气吸入或呼出时形成湍流）。

（二十三）湿啰音（moist rale）

湿啰音是指气流通过有稀薄分泌物的支气管时引起液体震动或水泡破裂声。

病因： ①主血脉畸形（扩张型心肌病、肺源性心脏病）、主血脉神少（心力衰竭）。②主气痰饮（肺炎衣原体肺炎、支气管炎、肺结核）、杂毒（化学物质或毒物如有机磷农药中毒）。③外伤（肺部或胸腔创伤）。

病机： ①肺藏主气功能的固化结构血壅、水壅（肺循环淤血，肺水肿），影响肺藏的主气功能（吸气时气体通过含有漏出液的肺泡，形成水泡并破裂）。②肺藏主气功能的固化结构水壅、畸形（毛细血管通透性增高，血浆渗出到肺间质及肺泡引起肺水肿；小支气管壁因分泌物黏着而陷闭），影响肺藏的主气功能（吸气时气体通过含有漏出液的肺泡，形成水泡并破裂；吸气时突然张开重新充气产生爆裂音）。③肺藏主气功能的固化结构出血（肺出血，血液积聚在肺泡内），影响肺藏的主气功能（吸气时气体通过含有血液的肺泡，形成水泡并破裂；吸气时突然张开重新充气产生爆裂音）。

（二十四）爆裂音（velcro rale）

爆裂音是指吸气后期出现的细湿啰音。其音调高，近耳颇似撕开尼龙扣带时发出的声音，常见于慢性肺间质纤维化患者。

病因：主气畸形（特发性肺纤维化、间质性肺疾病）；主气痰饮（过敏性肺炎）、主气水壅（严重肺水肿）。

病机：肺藏主气功能的固化结构痰饮（肺泡上皮细胞发生微小损伤，产生大量渗出液及炎症细胞，形成水泡），影响肺藏的主气功能（吸气时水泡破裂）。

（二十五）呼吸音减弱（weakening of breathing sounds）

人体呼吸时，气流通过呼吸道和肺泡，产生湍流引起振动，发出声响。呼吸音减弱是指通过肺组织及胸壁传至体表的呼吸音减弱。

病因：①主气气壅（气胸）、主气水壅（胸腔积液）、运化水壅（腹水）、运化癥积（腹部肿瘤）。②主气神乱（胸痛）、全形畸形（肋骨骨软化、胸膜肥厚、肋骨切除）、藏血神少（重症肌无力）、主气神少（膈肌瘫痪）、主气畸形（膈膨出）。③主气痰饮（慢性支气管炎）、主气神乱（支气管哮喘）、异物（支气管内异物）、主气癥积（支气管内肿瘤）。

病机：①影响肺藏的主气功能（肺不张或肺部受到压迫，气体交换的有效面积减少，肺通气减少，气流通过呼吸道和肺泡声音减弱、消失）。②影响肺藏的主气功能（肺泡呼吸音传导减弱）。③影响肺藏的主气功能（气道阻塞或狭窄，气流减少）。

五、主气神少

（一）语声低微（faint low voice）

语声低微是指音量小（较近距离也需要他人集中注意力才能听清）、力度弱（声音不具穿透力）、音调薄（声音单薄、纤细）。

病因：①神少（身体疲劳）、宿疾（久病、重病）、藏血神少（重症肌无力）、营亏（营养不良）。②主气痰饮（咽喉炎）、主气畸形（声带息肉）、主气气壅（肺气肿）、主气畸形（慢性阻塞性肺疾病）。③藏神神乱（紧张、焦

中医症状学

虑、抑郁、自卑）。

病机：①表现为肺藏的主气功能神少（呼吸肌肌力不足）。②影响肺藏的主气功能（发音障碍）。③借助心藏的藏神功能（有意控制音量），影响肺藏的主气功能。

（二）呼吸微弱（weak breathing）

呼吸微弱指呼吸幅度变小，频率减慢（新生儿呼吸小于30次/分，婴儿呼吸小于20次/分，年长儿童小于10次/分），吸气和呼气力度减弱。

病因：①藏血出血（脑干出血）、藏血血少（脑干梗死）、藏血神乱（颅内压增高）、藏血癥积（颅内肿瘤）。②藏血畸形（颈段脊髓损伤）。③碱盈（代谢性碱中毒）。④主气痰饮（鼻窦炎、支气管炎）、主气畸形（鼻息肉、扁桃体肥大）、主气神乱（支气管哮喘）、异物（异物吸入）。⑤主气血团（肺栓塞）、主气癥积（肺毛细血管瘤）。⑥主气畸形（胸廓畸形）、外伤（胸壁损伤、手术创伤）、主气气壅（气胸）、主气水壅（胸腔积液）。⑦主气神少（膈肌瘫痪）。

病机：①借助肝藏的疏泄功能（影响呼吸中枢），影响肺藏的主气功能（呼吸频率、节律改变，严重时出现呼吸微弱甚至停止）。②借助肝藏的疏泄功能（大脑与呼吸肌间的传导通路被切断），影响肺藏的主气功能（呼吸肌无法正常接收指令，表现为呼吸无力、浅快或慢性呼吸功能不全）。③借助肝藏的疏泄功能［一方面，H^+浓度降低抑制中枢化学感受器，即延髓的中枢化学敏感区，另一方面，PCO_2和H^+降低对外周化学感受器（颈动脉体与主动脉体）的刺激，减少的冲动沿窦神经传入延髓孤束核］，影响肺藏的主气功能。④影响肺藏的主气功能（呼吸道阻塞）。⑤影响肺藏的主气功能（影响血液流动和气体交换）。⑥影响肺藏的主气功能（限制肺部扩张，影响呼吸肌正常功能）。⑦影响肺藏的主气功能（膈肌功能障碍）。

（三）呼吸肌无力（respiratory muscle weakness）

呼吸肌无力是指呼吸肌收缩产生的力量和耐力不能对抗呼吸肌的负荷，以致不能产生维持足够肺泡通气量所需驱动压的病理生理状态。

病因：①气化内湿（Ⅱ型糖原贮积症）。②藏血神乱（运动神经元病）。③主气畸形（慢性阻塞性肺疾病）。④主肌肉痰饮（多发性肌炎）、主肌肉畸形（肌营养不良症）、主气神少（呼吸肌无力综合征）。⑤藏血神少（重症肌无力、格林 – 巴利综合征、运动神经元病）、药毒（服用肌松药、麻醉剂）、杂毒（重金属或有机溶剂）、主气畸形（慢性阻塞性肺疾病）、钾亏（低钾血症）。

病机：①影响肺藏的主气功能（呼吸肌细胞能量生成不足）。②影响肺藏的主气功能（呼吸肌萎缩）。③瘀血（低氧血症），影响肺藏的主气功能（呼吸肌产能不足）。④影响肺藏的主气功能（呼吸肌肌力不足）。⑤影响肺藏的主气功能（影响呼吸肌）。

（四）呼吸暂停（apnea）

呼吸暂停指口、鼻气流持续 10 秒以上的完全停止，或气流速度降至正常气流速度的 50% 以上，常由外伤、心搏骤停、神经系统疾病、吸入异物、支气管痉挛、药物过量引发。

病因：①藏精神亢（生长激素过度分泌，多见于肢端肥大症、巨人症的发病过程中）。②主血脉畸形（卵圆孔未闭）。③疏泄畸形（多系统萎缩）。④主气神乱（阻塞性睡眠呼吸暂停低通气综合征）、气化畸形（肥胖）、主气畸形（扁桃体或腺样体肥大、鼻中隔偏曲、鼻息肉）、全形畸形（颌面部畸形）。⑤外伤（脑损伤）、疏泄癥积（脑肿瘤）、疏泄痰饮（脑炎）、藏血恶血（脑出血）、藏血畸形（脑梗死）、药毒（使用麻醉药物或镇静剂）。

病机：①影响肾藏的全形功能，表现为肺藏主气功能的固化结构畸形（舌根肥大、咽喉部黏膜肥厚），影响肺藏的主气功能（发生周围性睡眠呼吸暂停）。②心藏的主血脉功能及其固化结构血团（静脉系统和右心房的栓子经未闭卵圆孔进入左心），借助肝藏的疏泄功能（随体循环栓塞脑动脉，支配咽喉软腭肌肉的运动神经元疑核功能障碍），影响肺藏的主气功能（在入睡后产生不同程度的咽喉肌肉张力松弛，通气障碍，发生睡眠性呼吸暂停）。③肝藏的疏泄功能异常（副交感神经兴奋），影响肺藏的主气功能（引起支气管痉挛收缩，通气不畅）。④肺藏的主气功能异常（呼吸气流停止）。⑤肝藏的疏泄功能异常（呼吸中枢功能受损），影响肺藏的主气功能。

第三章

肾藏症状

肾藏有生育（生殖）、全形（成体）、气化（生物氧化）、主水（泌尿）、藏精（体液调节）五种功能，能产生和维持生命周期不同阶段体貌特征并为生命活动提供能量。肾藏功能的固化结构和功能态势异常表现的症状称肾藏症状，共有 182 个。

第一节　生育症状

肾藏的生育（生殖）功能是指生殖系统、生殖属动力系统和生殖属脉管系统产生生殖细胞，完成生殖、分娩和泌乳的功能。其中，生殖系统由生殖器、女性乳房、生殖道排泄物、母乳组成；生殖属动力系统由参与生殖、分娩和泌乳的平滑肌、骨骼肌和运动相关滑液组成；生殖属脉管系统由分布于生殖系统和生殖属动力系统的动脉、静脉、淋巴管、血液、淋巴液组成。生育功能的固化结构和功能态势异常表现的症状称生育症状，共有 67 个。

一、生育畸形

（一）外阴溃疡（vulvar ulceration）

外阴溃疡是指外生殖器皮肤或者黏膜表面组织的局限性缺损、溃烂。

条件：恶习（穿着紧身衣物、不更换卫生巾、使用不合格卫生产品、性伴侣多变）。

病因：①运化痰饮（贝赫切特综合征）。②生育痰饮（非特异性外阴炎，单纯疱疹病毒感染，性传播感染，结核杆菌、阿米巴原虫、真菌等非性传播感染，细菌性阴道病，念珠菌感染，滴虫性阴道炎）。③生育癥积（外阴癌）。

病机：①表现为肾藏生育功能的固化结构痰饮（炎症细胞浸润外阴黏膜小血管），导致肾藏生育功能的固化结构畸形（血管内皮肿胀，管腔闭塞，局部缺血梗死，外生殖器皮肤组织局限性缺损、溃烂）。②肾藏生育功能的固化结构痰饮（炎症细胞浸润外阴），导致肾藏生育功能的固化结构畸形（外阴皮肤和黏膜表面组织坏死脱落）；借助心藏的藏神功能（炎症细胞刺激痒觉感受器，信号传入大脑皮层的痒觉中枢，瘙痒难以耐受而搔抓），导致肾藏生育功能的固化结构畸形（外阴皮肤因搔抓而破溃）。③导致肾藏生育功能的固化结构畸形（肿瘤细胞侵犯正常组织，导致周围组织结构破坏，形成溃疡）。

（二）外阴抓痕（vulvar scratch）

外阴抓痕是指外阴皮肤反复搔抓后遗留的皮肤抓痕。

病因：生育畸形（外阴慢性单纯性苔藓）、生育痰饮（外阴念珠菌病、细菌性阴道病、阴虱或疥螨感染、外阴湿疹）、逆气（对洗涤剂、卫生巾、避孕套、润滑剂、香皂、护肤品过敏）。

病机：借助心藏的藏神功能（炎症细胞浸润刺激痒觉感受器，瘙痒难以耐受而搔抓），导致肾藏生育功能的固化结构水壅（皮肤因搔抓刺激后发生变态反应，肥大细胞释放出组胺类的生物活性物质，皮肤毛细血管扩张，通透性增强，使血浆、组织液渗透到真皮层，产生抓痕）。

（三）外阴皲裂（vulvar rhagades）

外阴皲裂是指外阴部皮肤过度角化或浸润、干燥，失去弹性及伸展性，在外力作用下形成的裂口。

条件：恶习（穿紧身不透气的衣物、使用不干净的卫生用品）、过劳（剧烈运动）。

病因：生育畸形（外阴慢性单纯性苔藓）、生育痰饮（外阴念珠菌病、细菌性阴道病、前庭大腺炎、外阴湿疹、单纯疱疹病毒感染、人乳头瘤病毒感染）。

病机：借助心藏的藏神功能（炎症细胞浸润刺激痒感感受器，产生瘙痒，瘙痒难以耐受而反复搔抓），导致肾藏生育功能的固化结构畸形（长期的搔抓刺激，使苔藓样病变的外阴皮肤变干变脆，失去弹性，当局部活动或牵拉力较大时，将皮肤拉破）。

（四）外阴色素沉着（vulvar pigmentation）

外阴色素沉着是指外阴皮肤色素增加的现象。生理性色素沉着常见于孕期及哺乳期雌激素水平增高等；病理性色素沉着主要为恶性黑色素瘤。

病因：①生育癥积（外阴恶性肿瘤）。②生育痰饮（外阴或阴道的炎症）。③藏精癥积（肾上腺肿瘤）。④气化神乱（糖尿病）。

病机：①肾藏生育功能的固化结构畸形（外阴恶性肿瘤中的恶性黑色素瘤细胞内及间质中含大量黑色素，黑色素在外阴皮肤沉积）。②肾藏生育功能的固化结构畸形（炎症介质激活黑色素细胞，产生黑色素颗粒，沉积于外阴皮肤）。③肾藏的藏精功能异常（肿瘤分泌促肾上腺皮质激素，导致黑色素细胞刺激激素产生增多），借助肾藏的全形功能（促进黑色素合成），导致肾藏生育功能的固化结构畸形（沉积于外阴皮肤）。④借助肾藏的全形功能［激活酪氨酸酶（促进黑色素形成的酶），增加黑色素的生成］，导致肾藏生育功能的固化结构畸形（沉积于外阴皮肤）。

（五）外阴颜色减退（the skin color of the vulva decreases and becomes white）

外阴皮肤颜色减退是指外阴皮肤因色素脱失而出现颜色减退、变白的症状。

病因：生育畸形（外阴白癜风、外阴硬化性苔藓、外阴白色病变）。

病机：表现为肾藏生育功能的固化结构畸形（免疫系统错误攻击和破坏外阴皮肤和黏膜中的黑色素细胞，减少黑色素的生成，外阴皮肤色素脱失）。

（六）外阴苔藓样变（vulvar skin thickening and lichenoid degeneration）

外阴苔藓样变是指皮肤受长期刺激后变厚，皮纹突出，皮沟明显，外观似皮革或苔藓。

病因：生育痰饮（非特异性外阴炎）、生育畸形（外阴慢性单纯性苔藓、硬化性苔藓）。

病机：表现为肾藏生育功能的固化结构畸形（角质形成细胞的增生、棘层增厚或角质不良细胞生成）。

（七）外阴萎缩（vulvovaginal atrophy）

外阴萎缩指外阴皮肤干燥变薄、弹性下降及阴蒂、大小阴唇萎缩。

病因：①生育神少（早发性卵巢功能不全）、殊态（绝经后）、生育畸形（卵巢切除）。②藏精神少（腺垂体功能减退症）。③生育痰饮（外阴炎、阴道炎）、生育畸形（硬化性苔藓、扁平苔藓）、恶习（长期压迫、拉扯或搔抓外阴皮肤）。

病机：①借助肾藏的藏精功能（雌激素缺乏），导致肾藏生育功能的固化结构畸形。②肾藏的藏精功能异常（垂体分泌卵泡刺激素与黄体生成素的频率和幅度减退，黄体分泌雌激素和孕激素的量明显下降），导致肾藏生育功能的固化结构畸形。③导致肾藏生育功能的固化结构畸形（反复的创伤和炎症刺激诱导皮肤中的胶原蛋白沉积增加，形成纤维化，使皮肤僵硬、失去弹性、萎缩）。

（八）阴道干涩（vaginal dryness）

阴道干涩是指阴道内分泌物明显减少，致使阴道壁干燥、缺少润滑的症状，常由雌激素分泌减少引发，常表现为阴道灼痛、瘙痒及性交疼痛。

病因：①藏精神少（腺垂体功能减退症）。②藏精神亢（高催乳素血症）。③藏精神少（早发性卵巢功能不全）、殊态（更年期前后、哺乳期）。④药毒（抗组胺药）。⑤生育痰饮（阴道炎）。⑥失术（宫颈手术）。

病机：①表现为肾藏的藏精功能异常（垂体分泌卵泡刺激素与黄体生成素的频率和幅度减退，黄体分泌雌激素和孕激素的量明显下降）。②表现为肾藏的藏精功能异常（血清中异常升高的催乳素对"下丘脑－垂体－卵巢轴"产生抑制，抑制了促性腺激素正常脉冲式分泌，雌激素水平降低）。③表现为肾藏的藏精功能异常（雌激素缺乏），三者均导致肾藏生育功能的固化结构内燥（阴道壁萎缩，黏膜变薄，外分泌腺腺体分泌物减少）。④肝藏的疏泄功能异常（抑制副交感神经系统活性），导致肾藏生育功能的固化结构内燥（阴道分泌物生成减少）。⑤肾藏生育功能的固化结构内燥（阴道黏膜充血，导致分泌物减少）。⑥肾藏生育功能的固化结构内燥（破坏子宫颈腺体，导致分泌物减少）。

（九）阴挺（vaginocele）

阴挺即阴道膨出，指盆腔器官下垂或脱出阴道口，表现为阴道异物感、下坠感、排尿困难、尿失禁。

病因：殊态（分娩、慢性咳嗽、举重）、年龄（年龄增长）、气化畸形（肥胖）、主水神乱（压力性尿失禁）、藏精神少（雌激素水平下降）。

病机：导致肾藏生育功能的固化结构畸形（支撑盆腔器官的肌肉、韧带和筋膜弱化或受损，膀胱、子宫膨出）。

（十）酒窝征（dimple sign）

通常乳房外形呈现为光滑圆润的弧线。若乳房表面这一弧形的线上或附近区域出现中心凹陷，而周围呈现高凸的现象，这种特征被称为酒窝征。

病因：生育癥积（乳腺癌）。

病机：导致肾藏生育功能的固化结构畸形（癌细胞累及乳房悬韧带使其缩短致肿瘤表面皮肤凹陷）。

（十一）橘皮样变（the skin is orange peel）

橘皮样变是指乳腺皮肤凹凸不平、形如橘皮的病变，常由乳腺癌引发。

病因：生育癥积（乳腺癌）。

病机：肾藏生育功能的固化结构水壅（皮下淋巴管被癌细胞堵塞，淋巴回流障碍，一方面皮肤水肿增厚，另一方面，毛孔增大凹陷，故见橘皮样改变）。

（十二）乳房瘪小（breast atrophy）

乳房瘪小即乳房萎缩，是指正常或自发的乳房体积减小。

病因：①生育神少（早发性卵巢功能不全）、年龄（年龄增长，特别是进入更年期后）、生育癥积（卵巢肿瘤）。②藏精神少（腺垂体功能减退症、垂体性侏儒症）。③营亏（营养不良）。

病机：①借助肾藏的藏精功能（雌激素缺乏），导致肾藏生育功能的固化结构畸形。②肾藏的藏精功能异常（垂体分泌卵泡刺激素与黄体生成素的频率和量减少，黄体分泌雌激素和孕激素的量明显下降），导致肾藏生育功能的固化结构畸形。③肾藏生育功能的固化结构畸形（脂肪组织是构成乳房体积的重要部分）。

（十三）乳头畸形（nipple malformation）

乳头畸形常表现为乳头的扁平、回缩和凹陷。

病因：①胎禀（先天性乳腺导管短缩、乳头平滑肌或纤维组织发育不良）、胎传（孕妇擅自用药或感染、接触放射性物质或重金属）。②生育癥积（乳腺癌）。③外伤（乳头部位受到外力挤压或撞击）。

病机：①肾藏生育功能的固化结构畸形（乳头扁平、回缩）。②肾藏生育功能的固化结构畸形（邻近乳头或乳晕的癌肿因侵入乳管使之缩短，可将乳头牵向癌肿一侧）。③肾藏生育功能的固化结构畸形（损伤乳腺导管，导致乳头内陷或形态改变）。

（十四）阴缩（penis constriction）

阴缩是指阴茎在非勃起状态下比正常缩短或萎缩。

病因：①年龄（年龄增长）、藏精畸形（睾丸扭转、原发性小睾丸症、睾丸不发育症）、恶习（缺乏充足的睡眠、酗酒、吸烟）。②散精病（肝脏疾病）。

病机：①肾藏的藏精功能异常（睾酮下降），影响肾藏生育功能的固化结构（海绵体平滑肌和结缔组织萎缩）。②肾藏的藏精功能异常（雌激素灭活受阻，抑制睾酮生成），影响肾藏生育功能的固化结构（海绵体平滑肌和结缔组织萎缩）。

（十五）阴毛脱落（pubic hair loss）

阴毛脱落是指阴毛脱落量增多，甚至全脱。

病因：①生育神少（早发性卵巢功能不全）、殊态（更年期）。②藏精神少（甲状腺功能减退）。③藏精神少（垂体前叶功能减退）、藏精癥积（垂体泌乳素瘤）。④营亏（营养不良）。⑤生育痰饮（毛囊炎、阴部皮肤真菌感染、阴虱病）。⑥药毒（化疗药物）。

病机：①借助肾藏的藏精功能（雌激素缺乏），导致肾藏生育功能的固化结构畸形。②借助肾藏的藏精功能（甲状腺激素水平下降），导致肾藏生育功能的固化结构畸形（毛囊提前进入休止期，导致毛发过早脱落）。③借助肾藏的藏精功能（促性腺激素分泌减少，影响性腺，导致性激素水平下降），导致肾藏生育功能的固化结构畸形（毛发生长周期改变，导致阴毛脱落）。④肾藏生育功能的固化结构畸形（毛发脆弱，易于脱落）。⑤肾藏生育功能的固化结构畸形（炎症反应破坏毛囊的正常结构）。⑥肾藏生育功能的固化结构畸形（破坏毛囊基底层细胞）。

（十六）睾丸畸形（testicular malformation）

睾丸畸形又称睾丸发育异常，包括先天性睾丸发育异常和后天性睾丸发育异常。先天性睾丸发育异常是胎儿出生时已存在的发育异常，表现为睾丸的数目、位置及大小等异常，如无睾、多睾、异位睾丸、隐睾、融合睾丸等，最常见的是隐睾。后天性睾丸发育异常指出生时无明显睾丸异常，在生长发育中出现异常，主要表现为睾丸体积小、质地软。

病因：①藏精神亢（糖皮质激素分泌过多，常引起库欣综合征）。②生育畸形（睾丸扭转、精索静脉曲张）。③生育痰饮（睾丸炎或附睾炎）。④生育畸形（克兰费尔特综合征）。⑤运化痰饮（急性流行性腮腺炎）。⑥外伤（辐射损伤）、药毒（抗肿瘤药物、激素类药物）。

病机：①肾藏的藏精功能异常（抑制男性垂体分泌促性腺激素释放激素，雄性激素分泌减少），导致肾藏生育功能的固化结构畸形。②肾藏生育功能的固化结构畸形（供血血管扭转，导致睾丸肿胀、发硬，之后睾丸软化）。③肾藏生育功能的固化结构畸形（炎症反应使睾丸肿大、触痛，后期睾丸软化）。④表现为肾藏生育功能的固化结构畸形（睾丸的数目、位置及大小等异常）。⑤肾藏生育功能的固化结构畸形（炎症浸润导致睾丸内压增高、缺血和组织损伤，最终睾丸萎缩）。⑥肾藏生育功能的固化结构畸形（损伤睾丸细胞）。

二、生育出血

（一）外阴出血（vulvar bleeding）

外阴即女性外生殖器，包括阴阜、大阴唇、小阴唇、阴蒂、阴道前庭、前庭球。外阴出血即外阴部位的出血。

病因：①生育癥积（外阴恶性肿瘤、外阴良性肿瘤）。②外伤（直接外伤、性交损伤、水蛭咬伤）、生育痰饮（外阴炎、外阴溃疡、尖锐湿疣、外阴湿疹）、生育血壅（外阴静脉曲张）。

病机：①肾藏生育功能的固化结构出血（肿瘤破溃出血）。②肾藏生育功能的固化结构出血。

（二）不规则阴道流血（abnormal vaginal bleeding）

不规则阴道流血是指不符合月经四要素（周期频率、规律性、经期长度、经期出血量）任何一项的生殖道出血（妊娠期和产褥期出血除外）。

病因：①生育癥积（卵巢转移性肿瘤、胎盘部位滋养细胞肿瘤、妊娠滋养细胞肿瘤、子宫内膜癌、子宫颈癌、子宫肉瘤）、生育痰饮（宫颈炎、阴道炎、子宫内膜炎）、生育畸形（宫颈息肉、子宫内膜增生、子宫内膜息肉）。②生育癥积（卵巢上皮性肿瘤、卵巢非上皮性肿瘤）。③生育畸形（多囊卵巢综合征）。④异物（宫内节育器）、殊态（性交、分娩）、医过（妇科检查）。⑤统血神少（血友病A、血管性血友病）。⑥生育痰饮（急性子宫颈炎）、生育畸形（宫颈息肉）、生育癥积（宫颈癌）。⑦生育畸形（子宫内膜息肉、子宫内膜增生）、生育癥积（子宫内膜癌、子宫肌瘤）。⑧生育畸形（葡萄胎）。⑨生育畸形（子宫内膜息肉）。⑩生育癥积（子宫肌瘤）。⑪生育畸形（子宫脱垂）。⑫生育癥积（子宫内膜癌）。⑬生育癥积（子宫内膜癌）、生育畸形（子宫内膜息肉）。⑭生育癥积（胎盘部位滋养细胞肿瘤）。⑮生育痰饮（老年性阴道炎）。⑯生育癥积（子宫肌瘤）。⑰生育畸形（子宫脱垂）。⑱生育癥积（宫颈癌）。⑲生育癥积（子宫颈鳞状上皮内病变、子宫颈癌）、生育畸形（宫颈息肉）。⑳生育痰饮（急性、慢性子宫颈炎）、殊态（分娩、流产）。

病机：①肾藏生育功能的固化结构出血（肿瘤或炎症侵犯生殖系统血管，血管破裂、出血，或子宫内膜增生、脱落、坏死、出血）。②肾藏的藏精功能异常（卵巢肿瘤自主分泌雌激素，导致外周雌激素升高），导致肾藏生育功能的固化结构出血（雌激素引起子宫内膜增殖，其水平波动又造成子宫内膜不规则脱落、出血）。③肾藏的藏精功能异常（雌激素水平相对较高，孕激素水平较低），导致肾藏生育功能的固化结构出血（子宫内膜过度增生，容易脱落出血）。④肾藏生育功能的固化结构出血（损伤子宫内膜）。⑤脾藏的统血功能异常（凝血功能障碍），导致肾藏生育功能的固化结构出血。⑥肾藏生育功能的固化结构出血（宫颈管黏膜质脆，造成宫颈经间期出血）。⑦肾藏生育功能的固化结构出血（子宫内膜损伤，引起经间期出血）。⑧肾藏生育功能的固化结构出血（绒毛与蜕膜剥离，血窦开放，停经后阴道流血）。⑨肾藏生育功能的固化结构出血（息肉因摩擦或脱落引起停经后阴道流血）。⑩肾藏生育功能的固化结构出血（子宫肌瘤压迫子宫内膜，导致停经后阴道流血）。⑪肾藏生育功能的固化结构出血（子宫向下移位引起黏膜摩擦或溃疡停经后阴道流血）。⑫肾藏生育功能的固化结构出血（肿瘤侵犯生殖系统血管，血管破裂、出血，或子宫内膜增生、脱落、坏死，停经后阴道流血）。⑬肾藏生育功能的固化结构出血（子宫内膜增生，脱落、坏死，血管破裂、绝经后阴道流血）。⑭肾藏生育功能的固化结构出血（胎盘部位滋养细胞肿瘤侵犯血管和子宫肌层，导致绝经后阴道流血）。⑮肾藏生育功能的固化结构出血（阴道上皮细胞萎缩，黏膜变薄，表层细胞减少，易受到摩擦或损伤，导致绝经后阴道流血）。⑯肾藏生育功能的固化结构出血（子宫肌瘤压迫子宫内膜，导致绝经后阴道流血）。⑰肾藏生育功能的固化结构出血（子宫向下移位引起黏膜摩擦或溃疡，导致绝经后阴道流血）。⑱肾藏生育功能的固化结构出血（宫颈上皮细胞发生恶性变，组织脆弱，导致绝经后阴道流血）。⑲肾藏生育功能的固化结构出血（宫颈病变的组织由于性生活或妇科检查接触而发生血管破裂，出现接触性出血）。⑳肾藏生育功能的固化结构出血（宫颈黏膜外翻，子宫颈管黏膜质脆，轻触即可接触性出血）。

（三）血性白带（bloody leucorrhea）

血性白带是指阴道分泌物中夹杂血丝或呈现血色。

病因： 生育癥积（子宫颈癌、宫体癌）、生育畸形（子宫颈息肉、子宫黏膜下肌瘤）、生育外伤（宫内节育器损伤）。

病机： 肾藏的生育功能异常（血液随阴道分泌物流出）。

三、生育痰饮

（一）反复阴道感染（recurrent vaginal infection）

反复阴道感染指病原体侵入阴道，使阴道黏膜反复产生炎症变化。

病因： ①藏精神少（雌激素水平下降，常引发绝经综合征）。②生育痰饮（细菌性阴道病、念珠菌性阴道炎、滴虫性阴道炎）、药毒（长期或频繁使用抗生素、免疫抑制剂）、气化神乱（糖尿病）。③恶习（不恰当的清洁方式、使用刺激性强的清洁剂或香皂、频繁的性行为）。

病机： ①肾藏生育功能的固化结构痰饮（阴道壁变薄而脆弱，分泌物减少，阴道上皮细胞内糖原含量减少，阴道自净能力下降，易受细菌感染，进而发生炎症）。②肾藏生育功能的固化结构痰饮（阴道内正常的微生物群落失衡，导致阴道内环境变化，易受细菌感染，发生炎症）。③肾藏生育功能的固化结构痰饮（阴道自然屏障破坏，导致感染机会增加）。

（二）脓性白带（purulent leucorrhea）

脓性白带指阴道分泌物呈脓性，黄色、黄绿色，有臭味。

病因：生育痰饮（阴道毛滴虫、化脓性细菌感染引起的慢性子宫颈炎、老年性阴道炎、子宫内膜炎）、生育异物（阴道异物）。

病机：肾藏的生育功能异常（病原体入侵阴道、宫颈或子宫，激活中性粒细胞，吞噬病原体，死亡的中性粒细胞和病原体残骸混合在一起，形成脓性物质）。

（三）泡沫样白带（foamy leucorrhea）

泡沫样白带是指阴道分泌物呈泡沫状，颜色为黄色或黄绿色。

病因：生育痰饮（滴虫性阴道炎）。

病机：肾藏生育功能的固化结构痰饮（滴虫消耗或吞噬阴道上皮细胞内的糖原，改变阴道酸碱度，侵犯阴道鳞状上皮，使阴道黏膜、宫颈阴道部明显充血，白细胞渗出，分泌物呈泡沫状、黄绿色）。

（四）豆腐渣样白带（soybean residue leucorrhea）

豆腐渣样白带指阴道分泌物呈奶酪样或豆腐渣样，颜色为乳白色。

病因：淫气（白假丝酵母菌感染）。

病机：肾藏生育功能的固化结构痰饮（白假丝酵母菌定植，破坏阴道黏膜屏障，细长的菌丝穿透组织造成组织损伤，分泌物呈奶酪样或豆腐渣样）。

（五）奶油样白带（creamy leucorrhea）

奶油样白带是指阴道分泌物呈奶油样，灰白色，稀薄均匀，黏稠度低。

病因：生育痰饮（阴道加德纳菌感染）。

病机：肾藏生育功能的固化结构痰饮（阴道微生态失衡，除乳杆菌的其他微生物大量繁殖，阴道发生细菌性炎症，pH 值上升，导致分泌物呈灰色、稀薄）。

四、生育秽浊

（一）黏液性白带（mucinous leucorrhea）

黏液性白带指阴道分泌物呈透明或半透明黏液状，质地黏稠、可拉丝。

病因：生育癥积（卵巢颗粒细胞瘤）、药毒（雌激素）。

病机：肾藏的生育功能异常（阴道分泌物呈黏液性）。

（二）水样白带（watery leucorrhea）

水样白带指阴道分泌物呈水样，黄色。

病因：生育畸形（子宫黏膜下肌瘤）、生育癥积（子宫颈癌、宫体癌、输卵管癌）。

病机：肾藏的生育功能异常（病变组织变性、坏死，阴道分泌物呈水样）。

五、生育水壅

会阴或阴囊水肿（perineum or scrotum edema）

会阴或阴囊水肿指会阴或阴囊部位的组织间隙呈现局部性水肿。

病因：①全形癥积（淋巴瘤）、生育癥积（睾丸肿瘤）。②生育痰饮（睾丸炎、阴囊炎、蜂窝组织炎）。③尸虫（丝虫病）。④生育畸形（睾丸扭转）。⑤生育畸形（精索静脉曲张）。

病机：①心藏主血脉功能的固化结构畸形（腹膜后淋巴结肿大，压迫髂静脉血管），借助心藏的主血脉功能（静脉血回流受阻），脾藏的散精功能（静水压升高），导致肾藏生育功能的固化结构水壅（水液进入会阴或阴囊的组织液中）。②借助心藏的主血脉功能（炎症反应导致血管通透性增加），导致肾藏生育功能的固化结构水壅（水液渗出到会阴或阴囊的组织间隙）。③借助脾藏的散精功能（丝虫成虫导致淋巴管阻塞，淋巴液回流受阻），导致肾藏生育功能的固化结构水壅（淋巴液积聚在阴囊或会阴组织）。④肾藏生育功能的固化结构水壅（精索的剧烈旋转压迫供应睾丸的动脉，导致血液循环被中断）。⑤肾藏生育功能的固化结构水壅（血液回流障碍，静脉扩张、血流量增加，导致静水压升高，水液进入会阴或阴囊的组织液中）。

六、生育神乱

（一）外阴痛（vulvodynia）

外阴痛指发生于女性外生殖器的疼痛或不适感。

病因： ①生育癥积（外阴恶性肿瘤）。②生育痰饮（前庭大腺炎、细菌性阴道病、淋病、衣原体感染、假丝酵母菌感染、非特异性外阴炎、接触性皮炎）、外伤（骑跨伤、外力打击、性交损伤）。

病机： ①肾藏生育功能的固化结构痰饮、畸形（肿瘤诱发外阴出现感染、出血、坏死），影响肝藏的疏泄功能（刺激外阴的痛觉感受器，信号传至感觉中枢）。②影响肝藏的疏泄功能（炎症介质刺激外阴的痛觉感受器，信号传至感觉中枢）。

（二）外阴瘙痒（pruritus vulvae）

外阴瘙痒指发生于外阴的激发搔抓欲望的不适感，多见于中老年妇女。

病因： 生育痰饮（滴虫阴道炎、非特异性外阴炎、细菌性阴道病、萎缩性阴道炎、急性子宫颈炎、慢性子宫颈炎、婴幼儿外阴阴道炎、念珠菌感染、生殖器疱疹、人乳头瘤病毒感染、接触性皮炎）、生育畸形（外阴慢性单纯性苔藓、外阴硬化性苔藓、继发性外阴色素减退性疾病）、生育癥积（外阴恶性肿瘤、外阴良性肿瘤）、恶习（不适当的清洁或过度清洁）、逆气（使用洗涤剂、香料、橡胶制品）。

病机： 肾藏生育功能的固化结构痰饮（阴道分泌物增多、炎症细胞浸润），借助心藏的藏神功能表达（兴奋外阴皮肤黏膜痒觉感受器，信号传到中枢，产生瘙痒感）。

（三）外阴灼热（vulvar Burning Sensation）

外阴灼热即发生于外阴区域的灼烧感觉。

病因： ①生育畸形（继发性外阴色素减退性疾病）、生育痰饮（萎缩性阴道炎、念珠菌性阴道炎、滴虫性阴道炎、细菌性阴道病、前庭大腺炎、淋病、非淋菌性尿道炎、生殖器疱疹、尖锐湿疣、梅毒、外阴湿疹、外阴炎）、逆气

（使用含有刺激性化学物质的卫生用品）。②全形畸形（扁平苔藓）。③生育神少（早发性卵巢功能不全）。

病机：①肾藏生育功能的固化结构痰饮（外阴炎症反应，局部充血、血流加快、代谢旺盛），影响肝藏的疏泄功能（刺激热觉感受器，信号传到中枢）。②表现为肾藏生育功能的固化结构痰饮（外阴局部炎症，外阴局部充血、血流加快、代谢旺盛），影响肝藏的疏泄功能（刺激热觉感受器，信号传到中枢）。③借助肾藏的藏精功能（雌激素缺乏），导致肾藏生育功能的固化结构痰饮（阴道微生态屏障功能减弱，诱发炎症反应），影响肝藏的疏泄功能（炎症介质兴奋阴道热觉感受器，信号传入中枢）。

（四）阴道内排出粪便（vaginal discharge of feces）

阴道内排出粪便指生殖器官瘘所致的阴道排液为白带伴有粪便，常见疾病为粪瘘。

病因：生育畸形（粪瘘）。

病机：表现为肾藏生育功能的固化结构畸形（生殖道与肠道之间形成异常通道），影响肾藏的生育功能（粪便自阴道排出）。

（五）月经不调（menstrual disorders）

月经是附着于子宫内膜的小血管破裂后导致内膜剥脱，血液、内膜、部分宫颈腺体及阴道上皮一起从宫腔流出而形成的生理现象。月经不调又称月经紊乱，指内分泌失调或器质性疾病引起的月经周期、行经时间、月经的容量、颜色、质地异常。①根据月经周期分为少于 21 天的月经周期缩短和多于 35 天的月经周期延长。②根据行经时间分为少于 3 天的经期缩短和多于 7 天的经期延长。③根据经量分为低于 30mL 的月经过少和高于 80mL 的月经过多。④根据颜色分为月经淡红、月经鲜红和月经紫暗。⑤根据经质分为月经稀薄和月经浓稠。

病因：①藏精神少（甲状腺功能减退症）。②藏精神亢（高催乳素血症）。③生育癥积（卵巢非上皮性肿瘤）。④藏精神少（早发性卵巢功能不全）。⑤生育痰饮（生殖器结核）。⑥生育畸形（多囊卵巢综合征）。⑦生育畸形（子宫内膜异位症）。⑧生育癥积（子宫腺肌病）。⑨生育癥积（子宫肌瘤）。⑩藏神神乱（焦虑、抑郁）。⑪生育畸形（子宫内膜异位症、宫颈息肉、子宫腺肌病）、生育痰饮（宫颈炎）、生育癥积（子宫肌瘤、子宫内膜癌）。⑫生育畸形（子宫肌瘤、子宫腺肌病、子宫内膜息肉、子宫内膜异位症）、生育痰饮（子宫内膜炎）。⑬血虚（贫血）。⑭生育痰饮（子宫内膜炎、宫颈炎）。⑮藏精畸形（多囊卵巢综合征）。⑯生育神乱（月经量多）。⑰外寒（冷水洗澡、吃冷食会直接刺激腰腹）。⑱生育痰饮（子宫内膜炎）、生育癥积（子宫肌瘤）、生育畸形（子宫内膜息肉、子宫腺肌病）。

病机：①肾藏的藏精功能异常（甲状腺激素分泌减少，无法维持垂体－性腺轴的稳定），影响肾藏的生育功能（导致女性卵泡发育、成熟与排卵障碍与月经紊乱）。②肾藏的藏精功能异常（促性腺激素正常脉冲式分泌受抑制，性激素水平降低，卵巢对促性腺激素反应性降低），影响肾藏的生育功能（卵泡发育成熟受抑制，出现排卵障碍与月经紊乱）。③肾藏的藏精功能异常（自主分泌雌激素，导致外周雌激素水平升高），导致肾藏生育功能的固化结构畸形（子宫内膜增厚），影响肾藏的生育功能（月经过多）。④肾藏的藏精功能异常（卵巢分泌激素水平降低），影响肾藏的生育功能（影响子宫内膜增生、脱落，月经过少）。⑤肾藏的藏精功能异常（卵巢分泌雌孕激素失衡），影响肾藏的生育功能（早期因子宫内膜充血及溃疡，引发经量过多；晚期因子宫内膜遭不同程度破坏而导致月经稀少或闭经）。⑥肾藏的藏精功能异常（卵巢间质细胞释放过量雄激素），影响肾藏的生育功能（排卵障碍与月经紊乱）。⑦肾藏的藏精功能异常（雌激素和孕激素分泌减少），影响肾藏的生育功能（子宫内膜周期性改变受到破坏，表现为月经周期的缩短、延长以及出血量的增多或减少）。⑧肾藏生育功能的固化结构畸形（子宫内膜面积增大且变厚、子宫肌层纤维增生），影响肾藏的生育功能（月经期间脱落的内膜量增多，表现为月经量过多、经期延长）。⑨影响肾藏的生育功能（肌瘤中雌酮转化明显低于正常肌组织；肌瘤中雌激素受体浓度明显高于周边肌组织，子宫内膜的周期性脱落增多，表现为月经量过多、经期延长）。⑩肾藏的藏精功能异常（肾上腺皮质释放应激激素皮质醇增多，抑制下丘脑促性腺激素释放激素分泌，从而影响垂体释放的促卵泡激素和黄体生成素，最终影响卵巢的激素分泌），影响肾藏的生育功能（月经周期的紊乱）。⑪肾藏的生育功能异常（经血在宫腔内存留时间较长，血红蛋白和含铁血黄素被氧化，使得经血呈黑紫色）。⑫肾藏的生育功能异常（影响子宫内膜的正常剥落和凝血机制；宫腔面积增大、子宫收缩异常，血管闭合不全，血量增多和月经鲜红）。⑬表现为肾藏的生育功能异常（血红蛋白含量降低，月经颜色偏淡）。⑭表现为肾藏的生育功能异常（经血混有较多炎症渗出物，月经颜色偏淡）。⑮借助肾藏的藏精功能（雄性激素分泌过多），影响肾藏的生育功能（子宫内膜增生不足，或脱落不完全引发月经量少，颜色偏淡）。⑯影响肾藏的生育功能（月经量超过80mL，凝血因子含量较多，导致经血凝块）。⑰影响肾藏的生育功能（影响子宫血液循环和子宫平滑肌收缩功能，导致经血凝块）。⑱影响肾藏的生育功能（经血排出不畅，滞留时间较长，导致其中的纤维蛋白凝固）。

（六）痛经（dysmenorrhea）

痛经指经期前后或行经期间，出现下腹部痉挛性疼痛，常伴有腰酸、恶心、头痛、乏力。根据病因可分为两类：原发性痛经，又称功能性痛经，生殖器官无明显器质性病变，多见于青春期少女；继发性痛经，生殖器官有明显器质性病变。

条件：恶习（不规律的作息时间、摄入过多咖啡因或乙醇）、过劳（过度劳累）。

病因：①年龄（青春期少女）。②生育畸形（子宫内膜异位症）。③生育癥积（子宫腺肌病、慢性盆腔炎）。④生育畸形（宫颈狭窄或畸形、子宫过度前屈或后倾）。

病机：①肾藏的藏精功能异常（子宫内膜前列腺素含量增高），肾藏的生育功能异常（子宫平滑肌过度收缩），导致肾藏生育功能的固化结构血少（子宫局部缺血），影响肝藏的疏泄功能（刺激病灶部位的痛觉感受器）。②肾藏生育功能的固化结构畸形（子宫内膜组织自然萎缩坏死），影响肝藏的疏泄功能（刺激病灶部位的痛觉感受器）。③肾藏生育功能的固化结构痰饮［炎症细胞释放大量的前列腺素（炎症介质之一）］，影响肾藏的生育功能（子宫平滑肌收缩力度增强，导致子宫内压力上升），导致肾藏生育功能的固化结构血少（子宫局部缺血），影响肝藏的疏泄功能（兴奋痛觉感受器）。④影响肾藏的生育功能（阻碍经血的顺利排出，导致子宫内压力上升），导致肾藏生育功能的固化结构血少（子宫局部缺血），影响肝藏的疏泄功能（兴奋痛觉感受器）。

（七）白带量多（leucorrhea increase）

白带量多即阴道分泌物增多。性兴奋、排卵前后、月经期前及妊娠期白带量多属正常，常由雌激素水平升高及生殖器官充血引发。病理性阴道分泌物增多包括数量或质地出现异常，可分为：①透明黏性白带，其性状与生理性白带相同，类似鸡蛋清，但量显著增多，远超出正常生理范围，多见于慢性宫颈炎、颈管内膜外翻、卵巢功能失调、阴道腺病或宫颈高分化腺癌的患者。②白色或灰、黄色泡沫状白带，为滴虫性阴道炎的特征，可伴有外阴瘙痒。③凝乳状白带，为念珠菌性阴道炎的特征。患者常伴有严重外阴瘙痒或灼痛。④脓性白带，色黄或黄绿，黏稠呈脓样，多有臭味。一般为化脓性细菌感染所致。⑤血性白带，白带中混有血，应警惕子宫颈癌、子宫内膜腺癌等恶性肿瘤的可能性。⑥水样白带，持续流出淘米水样白带，应考虑晚期宫颈癌、阴道癌或黏膜下肌瘤伴感染。

病因：①生育痰饮（急性子宫颈炎、慢性子宫颈炎、婴幼儿外阴阴道炎、盆腔炎症疾病、萎缩性阴道炎、尖锐湿疣）。②生育痰饮（滴虫阴道炎）。③生育痰饮（细菌性阴道病）。④生育痰饮（外阴阴道假丝酵母菌病）。⑤生育癥积（子宫肉瘤）。⑥生育癥积（子宫颈癌、子宫内膜癌、阴道癌）。⑦生育癥积（子宫颈鳞状上皮内病变、子宫肌瘤）。⑧异物（放置宫内节育器，阴道内遗留纱布、卫生棉条等）。⑨殊态（排卵期、性生活、怀孕）。

病机：①表现为肾藏生育功能的固化结构痰饮（炎症局部组织血管内的液体成分、纤维素等蛋白质和炎症细胞通过血管壁进入阴道黏膜，阴道黏膜渗出物增多）。②表现为肾藏生育功能的固化结构痰饮（阴道受到炎症刺激，腺体分泌增多，无氧酵解碳水化合物产生腐臭气体，白色或灰、黄色泡沫状白带）。③肾藏生育功能的固化结构痰饮［炎症细胞浸润，阴道受到炎症刺激，使腺体分泌增多，厌氧菌产生胺类物质（尸胺、腐胺、三甲胺），脓性白带，色黄或黄绿，黏稠呈脓样，多有臭味］。④肾藏生育功能的固化结构痰饮（炎症细胞浸润，阴道受到炎症刺激，使腺体分泌功能异常，且其中含有大量白假丝酵母菌）。⑤肾藏生育功能的固化结构痰饮（宫颈肉瘤产生大量的阴道分泌物，伴恶臭）。⑥肾藏生育功能的固化结构痰饮（一方面，在癌组织的刺激下宫颈腺体呈现出分泌亢进现象；另一方面，晚期患者因癌组织坏死伴感染，可有大量米泔样或脓性恶臭白带）。⑦肾藏生育功能的固化结构痰饮（腺体分泌增多、肌壁间肌瘤刺激内膜腺体分泌增多）。⑧肾藏生育功能的固化结构痰饮（刺激阴道壁和宫颈，引起局部炎症反应，增加阴道分泌物的产生）。⑨肾藏的藏精功能异常（雌激素水平升高），导致肾藏生育功能的固化结构痰饮（刺激阴道黏膜、宫颈腺体和子宫内膜腺体分泌更多的黏液）。

（八）白带量少（leucorrhea decrease）

白带量少指相对于正常或个人以往阴道分泌物减少。

病因：①年龄（更年期）、药毒（抗抑郁药、避孕药）、藏精神乱（卵巢功能早衰）、藏精畸形（多囊卵巢综合征）。②水亏（脱水）、失术（手术损伤宫颈腺体）。

病机：①肾藏的藏精功能异常（雌激素水平下降），影响肾藏的生育功能（阴道分泌物减少）。②影响肾藏的生育功能（体液分泌减少）。

（九）性交痛（dyspareunia）

性交痛指性交时或（和）性交后感到反复或持续的生殖道疼痛。根据疼痛部位分为浅表性性交痛（一般由外阴、阴道器质性病变或损伤所致，浅表性性交痛多局限于前庭区，为阴茎进入过程中引起的疼痛，甚至性交后仍感疼痛）和深部性性交痛（盆腔深部或下腹正中部疼痛，一般是当阴茎插入深部特别是反复推进时疼痛最剧）。

病因：①藏精神少（腺垂体功能减退症）。②生育畸形（子宫内膜异位症）。③生育痰饮（滴虫阴道炎、尖锐湿疣、疱疹、细菌性阴道炎、霉菌性阴道炎）。

病机：①肾藏的藏精功能异常（垂体分泌卵泡刺激素与黄体生成素的频率和量减少，黄体分泌雌激素和孕激素的量明显下降），导致肾藏生育功能的固化结构内燥（阴道壁萎缩，黏膜变薄，外分泌腺腺体分泌物减少），影响肝藏的疏泄功能（性交时痛觉感受器兴奋，传至中枢）。②肾藏的生育功能异常（性交时碰撞或子宫收缩上提），影响肝藏的疏泄功能（病灶部位受刺激，痛觉感受器兴奋，信号传到中枢）。③肾藏生育功能的固化结构痰饮（炎症细胞浸润，阴道分泌物增多），影响肝藏的疏泄功能（刺激阴道痛觉感受器，信号传到中枢）。

（十）恶露不尽（lochiorrhagia）

恶露不尽指分娩后子宫内膜剥脱物、血液、坏死组织及黏液等混合形成的产后排出物（即恶露）持续时间过长或量过多。正常情况下，恶露的排出会经历三个阶段。①血性恶露：产后最初几天，恶露颜色鲜红，含有大量血液，有时伴有小血块，类似月经，持续约3～4天。②浆液性恶露：随着子宫内膜修复和伤口愈合，恶露颜色逐渐变为淡红色或棕色，质地变稀，主要包含坏死蜕膜组织、宫颈黏液及细菌等，持续约10天左右。③白色恶露：最后阶段，恶露颜色更淡，呈白色或黄色，主要为白细胞、表皮细胞、细菌及宫腔残留物，质地更加稀薄，可持续 2～3 周，直至逐渐减少并停止。

病因：①殊态（多次分娩或剖宫产）。②生育畸形（子宫腔内残留物）。③生育痰饮（子宫内膜炎、盆腔炎）。④生育畸形（子宫肌瘤、子宫腺肌症）。

病机：①肾藏的生育功能异常（子宫未能有效收缩恢复至非孕期状态，恶露排出延迟或增多）。②肾藏的生育功能异常（刺激子宫持续出血）。③肾藏的生育功能异常（炎症渗出导致恶露增多且有臭味）。④肾藏的生育功能异常（子宫肌肉层的均匀性受损，导致子宫收缩力减弱，影响恶露排出）。

（十一）阴吹（vaginal flatulence）

阴吹即阴道排气。

病因：①殊态（频繁生育）、年龄（年龄增长）。②生育痰饮（阴道炎）。

病机：①影响肾藏的生育功能（盆底肌肉松弛，阴道不能封闭，空气进入阴道并随后排出）。②影响肾藏的生育功能（细菌代谢过程中产生的气体积聚在阴道内，当压力变化时气体排出）。

（十二）胎萎不长（intrauterine growth restriction，IUGR）

胎萎不长即胎儿宫内发育受限，指妊娠期间胎儿的生长发育明显迟缓，甚至停止发育，但尚未出现流产迹象。

病因：营亏（母体营养不良）、生育神乱（胎盘功能不全、孕期高血压）、胎弱（胎儿染色体异常）。

病机：肾藏的生育功能异常（胎儿发育迟缓）。

（十三）胎动不安（unease fetus）

胎动不安指妊娠期间孕妇自觉胎动过于频繁，且动作较大。

病因：生育畸形（脐带绕颈、羊水浑浊）、生育神乱（胎盘功能障碍）。

病机：氧亏（缺氧），影响肾藏的生育功能（胎儿神经系统反射亢进，肌肉收缩增强，严重缺氧可导致胎动减少甚至消失）。

（十四）胎位不正（malposition of the fetus）

正常胎位应该是胎儿头部朝下向宫颈口。胎位不正是指在妊娠晚期（通常指孕 28 周以后），胎儿在母体子宫内的位置不符合正常分娩的要求，常见于：①臀位：胎儿臀部或脚部朝向宫颈口；②横位：胎儿横躺在子宫内；③颜面位：胎儿脸部朝向宫颈口；④复合位：胎儿身体的一个部位（如手臂或肩膀）先于头部到达产道。

病因：①生育癥积（子宫肌瘤）。②生育畸形（子宫纵隔、双角子宫或单角子宫）、胎传（胎儿过大或过小、多胎妊娠、羊水过多、羊水过少、前置胎盘、骨盆狭窄、脐带过短或脐带绕颈）、殊态（过度仰卧或站立）。③生育神乱（子宫松弛或腹壁松弛）。

病机：①影响肾藏的生育功能（限制胎儿活动空间，导致胎位异常）。②影响肾藏的生育功能（影响胎儿正常转动，胎位不正）。③影响肾藏的生育功能（子宫不能有效支撑胎儿，胎位不稳定）。

（十五）小产（abortion）

小产即流产，指妊娠不足 28 周，胎儿体重不足 1000g 而终止者。其中发生在妊娠 12 周前者称早期流产，发生于妊娠 12 ～ 28 周者称晚期流产，胚胎在宫内死亡达 2 个月之久或超过 2 个月仍未能排出者称过期流产。

病因：①胎弱（染色体数量或结构异常）、精少（精子活力低下）、精畸（精子畸形率过高）、藏精神乱（黄体功能不全、甲状腺功能异常、多囊卵巢综合征）、痰饮（感染）、血虚（贫血）、主血脉病（心脏病、高血压）、主水病（肾脏病）、气化神乱（糖尿病）、生育畸形（双角子宫、单角子宫、子宫纵隔、宫腔粘连）、生育神少（宫颈功能不全）、正实（存在抗磷脂抗体）、逆气（Rh 血型不合、自身免疫疾病）、恶习（吸烟、酗酒、吸毒）、过劳（过度劳累、剧烈运动）、藏神神乱（情绪波动大）、杂毒（暴露于有害化学物质）、外伤（放射线、噪声）、外热（高温）、年龄（高龄产妇）、殊态（多次流产）。②生育癥积（子宫肌瘤）。

病机：①肾藏的生育功能异常（胚胎不能正常发育）。②肾藏生育功能的固化结构畸形（黏膜下肌瘤或肌壁间肌瘤体积较大时，引起宫腔变形），影响肾藏的生育功能（影响胚胎生长发育）。

（十六）难产（dystocia）

难产指孕妇无法顺利自然娩出胎儿。

病因：胎传［臀位（胎儿屁股先出），横位（胎儿身体横躺于子宫内），巨大儿（出生体重超过 4kg），骨骼、神经肌肉系统发育异常的胎儿，脐带过短、绕颈过紧、打结、脱垂］、生育畸形（扁平骨盆、漏斗骨盆、宫颈硬、宫口不开或开张缓慢、阴道狭窄、子宫瘢痕、骨盆狭窄）、生育癥积（盆腔肿瘤）、生育神乱（子宫收缩力量不足或节律不规则）、藏神神乱（过度紧张、焦虑或恐惧）、过逸（孕期运动量减少）。

病机：影响肾藏的生育功能（增加了分娩难度）。

（十七）滑胎（habitual abortion）

滑胎又称习惯性流产、复发性流产，指连续发生 3 次及 3 次以上自然流产。

病因：①胎弱（染色体数目或结构异常）。②藏精神少（黄体功能不全）。③藏精神亢（甲状腺功能亢进）、藏精神少（甲状腺功能减退）。④全形神乱（抗磷脂抗体综合征、NK 细胞活性过高）、淫气（弓形虫、风疹病毒、巨细胞病毒、单纯疱疹病毒、沙眼衣原体、支原体）。⑤生育畸形（子宫肌瘤、子宫纵隔、子宫内膜息肉、双角子宫）。⑥生育神少（宫颈功能不全）。⑦恶习（吸烟、饮酒）、过劳（过度劳累）、杂毒（接触有害化学物质）。

病机：①肾藏的生育功能异常（胚胎发育异常）。②肾藏的生育功能异常（孕酮不能支持妊娠，子宫内膜不稳定）。③肾藏的生育功能异常（影响胚胎的正常发育和宫腔环境）。④影响肾藏的生育功能（母体存在自身抗体攻击胚胎；NK 细胞错误地将胚胎识别为"异物"，破坏滋养层细胞；感染直接影响胚胎发育）。⑤影响肾藏的生育功能（子宫结构异常，影响胚胎着床和发育）。⑥影响肾藏的生育功能（宫颈无力维持妊娠状态）。⑦影响肾藏的生育功能（影响胚胎发育和妊娠稳定性）。

（十八）胞衣不下（retention of afterbirth）

胞衣不下即胎盘滞留，指在胎儿娩出后，胎盘没有按照正常程序在大约 30 分钟内自然娩出，仍然部分或全部附着在子宫壁上。

病因：生育畸形［剥离不全、胎盘粘连（如胎盘植入）、胎盘过大或形状异常、子宫肌瘤、子宫腺肌症］、失术（麻醉方式不当或宫缩剂使用不合适、助产操作不当）、过劳（极度疲劳）、殊态（膀胱过度充盈）、生育神少（子宫收缩无力）。

病机：影响肾藏的生育功能（胎盘部分或全部附着在子宫壁上，没有按照正常程序在大约 30 分钟内自然娩出）。

（十九）乳房胀痛（distending pain of breasts）

乳房胀痛是指发生于乳房及其周边的胀满、疼痛，可向肩背部、胸前、腋窝、上肢等部位放射，常在情绪激动、过度劳累时加重。常出现于如下生理状态：①进入青春期，雌激素刺激乳腺发育，引发乳房胀痛。②孕期和哺乳期雌激素、孕激素和催乳素水平大幅增加，乳腺增生，引发乳房胀痛。③产后初期，乳腺充血、乳腺导管阻塞、乳汁积聚等原因，引发乳房胀痛。

病因：①生育神乱（经前期综合征）。②生育痰饮（急性乳腺炎），生育癥积（乳腺癌、乳腺纤维腺瘤）、生育畸形（乳腺囊肿、乳腺囊性增生症）。③藏精神乱（雌激素相对过高或孕激素相对过低）、藏神神乱（压力、焦虑）。

病机：①借助肝藏的疏泄功能（黄体后期类阿片肽浓度异常降低，通过对胆碱能神经及对来自内脏神经和肾上腺髓质的儿茶酚胺作用的调控），导致肾藏生育功能的固化结构血壅（乳房的小动脉充血），影响肝藏的疏泄功能（兴奋痛觉感受器）。②影响肝藏的疏泄功能（炎症介质、癌组织或囊肿侵犯乳腺痛觉感受器，产生痛觉冲动，传入大脑皮质的感觉中枢）。③肾藏生育功能的固化结构畸形（乳腺组织过度增生），影响肝藏的疏泄功能（兴奋痛觉感受器）。

（二十）溢乳（galactorrhea）

溢乳指非哺乳期妇女或哺乳期妇女在无婴儿吸吮、无乳房刺激情况下，自发地从乳房流出乳汁。妊娠后期、哺乳期及产后回奶阶段出现溢乳不属异常。分为假性乳头溢液（溢液并非来自乳腺大导管正常开口，而是出现于乳头、乳房皮肤或乳房其他皮肤，有时将其误认为来自乳头开口）、生理性乳头溢液（因生理因素或药物因素引起的一过性乳头溢液，多见于补充外源性雌激素及性刺激，多为双侧乳房、多乳孔溢液，常呈浆液性或乳汁样）和病理性乳头溢液（在妇女非怀孕和哺乳期间的乳头溢乳，这种乳头异常溢液占各种乳腺疾病的 5% ～ 8%）。

病因：①藏精癥积（催乳素瘤）、药毒（氯丙嗪、奋乃静、甲基多巴、甲氧氯普胺、含雌激素或催乳素成分的药物）、藏精畸形（多囊卵巢综合征）。②藏精神少（甲状腺激素水平低下）。③生育癥积（乳腺导管内乳头状瘤、乳腺癌）。

病机：①肾藏的藏精功能异常（催乳素分泌过多），影响肾藏的生育功能（刺激乳腺细胞生长发育，促进乳汁生成和分泌）。②肾藏的藏精功能异常［甲状腺激素水平下降，促甲状腺激素释放激素（TRH）和促甲状腺激素（TSH）分泌增加。TRH 直接或间接地促进垂体前叶催乳素的分泌。甲状腺激素水平低下还可直接影响乳腺细胞的功能状态，使其对催乳素敏感性增强］。③影响肾藏的生育功能（肿瘤细胞分泌黏液、血性分泌物或浆液）。

（二十一）乳汁不行（puerperal hypogalactia）

乳汁不行指产褥期妇女乳汁分泌不足或无法排出。

病因：①藏精神少（催乳素分泌减少）、营亏（营养摄入不足，特别是蛋白质、脂肪、维生素和矿物质缺乏）。②生育畸形（乳腺管道堵塞）、生育痰饮（乳腺炎）、恶习（不正确的哺乳姿势）。③藏神神乱（精神压力大或情绪不稳定）、过劳（疲劳过度）。

病机：①影响肾藏的生育功能（乳汁产生不足）。②影响肾藏的生育功能（乳汁排出障碍）。③借助肝藏的疏泄功能（内脏神经功能紊乱），肾藏的藏精功能（影响内分泌系统），影响肾藏的生育功能（乳汁分泌不足）。

（二十二）小腹下坠（underbelly ptosis）

小腹下坠是指盆腔器官有向下被牵拉要脱出的感觉。

病因：①生育痰饮（盆腔炎、宫颈炎、生殖器结核疾病）。②生育癥积（子宫肌瘤）。③生育神乱（原发性痛经）。④生育畸形（子宫肌瘤、子宫脱垂、卵巢囊肿、阴道前壁膨出、阴道穹隆脱垂）。⑤生育癥积（子宫内膜癌）。⑥生育癥积（妊娠滋养细胞肿瘤、卵巢转移性肿瘤）。⑦主水畸形（膀胱膨出、尿道膨出）、主水痰饮（膀胱炎、尿道炎）、主水结石（肾结石）、运化痰饮（慢性结肠炎）、运化神乱（便秘、消化不良）、运化畸形（直肠膨出、肠疝、直肠脱垂）、殊态（月经期、怀孕早期、分娩后）、过劳（身体疲劳、长期站立）、过逸（久坐）。

病机：①肾藏生育功能的固化结构畸形（慢性炎症形成瘢痕粘连及盆腔内壁充血，内脏筋膜松弛），影响肝藏的疏泄功能［兴奋牵张感受器（坠觉）和痛觉感受器（痛觉），通过自主神经将神经冲动传入脊髓、下丘脑及大脑皮质的感觉中枢］。②导致肝藏疏泄功能的固化结构畸形（肿瘤压迫和刺激周围的器官和神经），影响肝藏的疏泄功能异常（兴奋痛觉感受器，信号传到中枢）。③肾藏生育功能的固化结构血少（血管挛缩，缺血、缺氧），导致肾藏生育功能的固化结构畸形（子宫韧带松弛，子宫下垂），影响肝藏的疏泄功能（下腹部牵张感受器兴奋）。④影响肝藏的疏泄功能（兴奋腰骶部感受器，信号传入神经中枢）。⑤一方面，直接影响肝藏的疏泄功能（肿瘤组织压迫神经，兴奋痛觉感受器，痛觉信号经神经传入大脑皮质的感觉中枢）；另一方面，借助肾藏的生育功能（肿瘤刺激子宫内膜，导致肌肉收缩与放松的协调关系遭到破坏，产生痉挛），影响肝藏的疏泄功能（兴奋位于平滑肌上的机械性痛觉感受器，经神经传入大脑皮质的感觉中枢）。⑥肾藏生育功能的固化结构痰饮（肿瘤穿破浆膜层或坏死继发感染，炎症物质增多），影响肝藏的疏泄功能（兴奋痛觉感受器，信号经传入神经传入大脑皮质）。⑦影响肝藏的疏泄功能（兴奋腰骶部感受器，信号传入神经中枢）。

（二十三）小腹压痛（lower abdominal tenderness）

小腹压痛指在小腹部用轻微或适度的力量按压即感到疼痛不适。

病因：①生育癥积（子宫内膜癌）、主水结石（肾结石）。②生育痰饮（盆腔炎、附件炎）、运化痰饮（急性胃肠炎、结肠炎、阑尾炎、胆囊炎、胰腺炎）、主水痰饮（肾炎、膀胱炎、尿路感染）。③生育畸形（子宫内膜异位症、卵巢囊肿扭转或破裂）、运化畸形（胃溃疡、肠道梗阻）。④恶习（长期坐姿不良）、过劳（剧烈运动）。⑤主水结石（输尿管结石）。

病机：①影响肝藏的疏泄功能（肿瘤、结石导致周围组织受压，痛觉感受器敏感）。②痰饮（局部组织充血、水肿和渗出增多），影响肝藏的疏泄功能（炎症介质如前列腺素等导致周围神经敏感性增高）。③痰饮（机械性或物理性损伤使受损部位释放炎症介质），影响肝藏的疏泄功能（导致周围神经敏感性增高）。④脾藏的主肌肉功能畸形、痰饮（腹部肌肉拉伤，受损部位释放炎症介质），影响肝藏的疏泄功能（外部按压刺激痛觉感受器）。⑤影响肝藏的疏泄功能（结石刺激输尿管壁上的痛觉感受器）。

（二十四）小腹发凉（underbelly cooling）

小腹发凉指肚脐以下部位的寒凉感觉。

条件：外寒（外界寒冷环境或长时间处于低温条件下）。

病因：①殊态（月经期间、产后、更年期）。②生育痰饮（子宫内膜炎，慢性盆腔炎、附件炎）。③藏神神乱（心理压力过大）。④偏食（过度食用冰镇饮料、冰激凌）、运化痰饮（慢性结肠炎）。

病机：①借助肾藏的藏精功能（雌激素水平降低），导致肾藏生育功能的固化结构血少［雌激素能促进血管内皮细胞合成一氧化氮（NO），扩张血管，改善微循环。雌激素水平降低，小腹器官供血不足］，影响肝藏的疏泄功能（小腹冷觉感受器兴奋）。②肾藏生育功能的固化结构血少（炎症介质促使血管平滑肌细胞增殖和迁移，血管狭窄；血栓形成；组织水肿压迫周围血管；改变血管周围的支持结构，血管扭曲、变形；诸多机制使小腹血运障碍），影响肝藏的疏泄功能（小腹冷觉感受器兴奋）。③借助肝藏的疏泄功能（交感神经系统兴奋），导致脾藏运化、肾藏生育和主水功能的固化结构血少（位于小腹部的消化、生殖和泌尿器官供血不足），影响肝藏的疏泄功能（小腹冷觉感受器兴奋）。④脾藏运化功能的固化结构血少（位于小腹部的消化器官温度较低或供血不足），影响肝藏的疏泄功能（小腹冷觉感受器兴奋）。

（二十五）生殖性牵涉痛（genital referred pain）

生殖性牵涉痛即生殖系统引发的牵涉痛。

病因：生育癥积（子宫颈癌、子宫肌瘤）、生育畸形（子宫内膜异位症、卵巢囊肿）、生育痰饮（前列腺炎、宫颈炎、睾丸炎、附睾炎、盆腔炎）。

病机：影响肝藏的疏泄功能（脏器的感觉神经纤维和腰部某一处皮肤的感觉神经纤维由同一条脊神经根进入同一段脊髓，产生牵涉性腰痛）。

（二十六）遗精（spermatorrhea）

遗精指在没有性交或手淫的情况下出现的射精现象。其中，睡梦状态下发生的遗精称梦遗，非睡梦状态下或清醒时的遗精称滑精。青少年和成年未婚男性偶发的遗精属生理现象。病理性遗精常伴有精神疲倦、腰膝酸软、记忆力减退、注意力不集中。

病因：①藏神神乱（精神压力过大、过度思虑、观看刺激性强的内容）。②生育痰饮（前列腺炎、尿道炎、精囊炎）、恶习（手淫）、过劳（长时间熬夜、过度劳累）。

病机：①借助肝藏的疏泄功能（自主神经功能紊乱），影响肾藏的生育功能。②影响肾藏的生育功能。

（二十七）不射精（anejaculation）

不射精指男性在性生活中无法达到高潮并射出精液。

病因：①藏血神乱［脊髓损伤、盆腔手术（如前列腺手术、直肠手术）、糖尿病等引起的神经病变］、生育神乱（耻骨尾骨肌、球海绵体肌功能障碍）、药毒（抗抑郁药、抗精神病药、高血压药、前列腺增生药）。②藏精神乱（垂体、甲状腺、性腺等内分泌腺功能障碍）。③生育畸形（尿道狭窄、尿道瓣膜、输精管缺失或阻塞）、藏神神乱（性恐惧、性厌恶、性焦虑、性压抑、性观念冲突、夫妻关系紧张、性伴侣间沟通不畅、性期望不一致）。④年龄（年龄增长）。⑤生育畸形（射精管阻塞）。

病机：①肾藏的生育功能异常（射精反射障碍）。②借助肾藏的藏精功能（雄激素水平低下），影响肾藏的生育功能。③影响肾藏的生育功能。④影响肾藏的生育功能（性功能自然减退）。⑤影响肾藏的生育功能（精液无法通过正常的射精管排出）。

（二十八）生殖性腹痛（genitourinary abdominal pain）

腹痛指肋骨以下，腹股沟以上部分的疼痛。①根据病程分为急性腹痛、慢性腹痛（病程＞6个月）。②根据机制分为内脏性腹痛（周期性，钝痛，不受体位变动影响）、躯体性腹痛（疼痛剧烈、尖锐，疼痛部位确切）、感应性腹痛（多为锐痛，程度较剧烈；定位较明确，常在一侧腹部；局部可有肌紧张或皮肤痛觉过敏）、心理性腹痛。③根据部位分为右上腹、中上腹、左上腹、脐周、右下腹、中下腹、左下腹、弥漫性或部位不固定腹痛。生殖性腹痛是指生殖系统异常引发的腹部疼痛。

病因：生育畸形（卵巢囊肿扭转、宫外孕破裂、子宫内膜异位症）、生育痰饮（卵巢囊肿）。

病机：影响肝藏的疏泄功能（痛觉感受器兴奋，信号经传入神经传入大脑皮质）。

（二十九）生殖性腰痛（genitourinary lumbodynia）

腰痛指后背肋下缘至臀皱襞区域的一侧或两侧疼痛，常伴有腰背部肌肉紧张、僵硬、酸胀。根据疼痛持续时间分为急性腰痛（＜6周）、亚急性腰痛（6～12周）和慢性腰痛（＞12周）。生殖性腰痛指生殖系统疾病引发的腰部疼痛。

病因：生育痰饮（盆腔炎）、生育畸形（子宫内膜异位症）。

病机：肾藏生育功能的固化结构痰饮、畸形（炎症细胞浸润；反复出血和炎症导致纤维化和组织粘连），借助肝藏的疏泄功能（内脏感觉神经兴奋），影响肝藏的疏泄功能（躯体感觉神经兴奋）。

（三十）前列腺液量增多（increased prostatic fluid）

前列腺液是精液的重要组成部分，占精液的15%～30%，是男性内生殖器官前列腺腺体分泌的一种液体。指标参考值：数滴至2mL。

病因：①恶习（性兴奋）。②生育痰饮（前列腺炎）。

病机：①肾藏的生育功能异常（性刺激增加血液流向前列腺，导致前列腺液分泌增加）。②肾藏的生育功能异常（前列腺组织充血、肿胀，进而刺激前列腺液的过量分泌）。

（三十一）前列腺液量减低（decreased prostatic fluid）

病因：①生育结石（前列腺结石）。②生育痰饮（前列腺炎）。③生育畸形（前列腺增生、前列腺囊肿）、生育癥积（前列腺肿瘤）。

病机：①肾藏的生育功能异常（结石引起前列腺腺管阻塞，导致前列腺液排泄受阻）。②肾藏的生育功能异常（前列腺组织受损，影响其正常分泌功能，造成前列腺液分泌减少）。③影响肾藏的生育功能（直接压迫腺体或破坏腺体结构，影响前列腺液的正常分泌）。

（三十二）前列腺液颜色与透明度改变（changes in color and transparency of prostatic fluid）

指标参考值：乳白色、不透明、稀薄、有光泽。

病因：①生育痰饮（前列腺炎）。②生育痰饮（精囊腺炎、前列腺炎、前列腺结核）、生育结石（结石）、生育癥积（肿瘤）、外伤（按摩前列腺用力过重）。

病机：①影响肾藏的生育功能（前列腺液中白细胞增多，使得前列腺液变得浑浊，颜色可能变为淡黄色或更浓重的颜色）。②影响肾藏的生育功能（引起血液进入前列腺液，导致颜色呈现红色、粉红色或棕色）。

七、生育神亢

（一）性欲亢进（hypersexuality）

性欲亢进又称性欲过盛、性欲过旺，指性欲超过正常性交欲望，出现频繁的性兴奋现象，对性行为有迫切要求、性交频率增加、性交时间延长。

病因： 藏神神乱（强迫症、躁狂症、精神分裂症、偏执型性精神病）、药毒（可卡因、睾酮）、藏精癥积（垂体生长激素分泌瘤、睾丸间质细胞瘤或增生、肾上腺肿瘤）、环境（长期暴露于色情材料、性话题或性幻想中）。

病机： 肾藏的生育功能亢进（性欲亢进）。

（二）阳强（priapism）

阳强又称阴茎异常勃起症，指与性欲无关的阴茎持续勃起状态。

病因： ①血虚（镰状细胞性贫血）、瘕聚（白血病）、全形癥积（红细胞增多症）、全形畸形（骨髓增生异常综合征）。②药毒（抗抑郁药、抗焦虑药、抗精神病药、抗高血压药、酚噻嗪类药物、氯丙嗪、曲唑酮）。③生育癥积（原发或继发于阴茎的肿瘤）。④外伤（会阴部或生殖器创伤）。⑤疏泄神乱（脑脊髓损伤、癫痫）、疏泄畸形（多发性硬化症）、疏泄内湿（帕金森病）、全形畸形（腰椎管狭窄）。

病机： ①脾藏的散精功能异常（血液中含有大量异常的血细胞，造成血液黏稠度升高，血流缓慢），影响肾藏的生育功能（血液在阴茎内滞留，引发异常勃起）。②影响肾藏的生育功能（阴茎海绵体血管扩张，增加血流量，同时减少静脉回流，导致异常勃起）。③影响肾藏的生育功能（肿瘤压迫或侵入阴茎海绵体内小静脉，静脉回流受阻，血液在海绵体内积聚，引起异常勃起）。④影响肾藏的生育功能（阴茎海绵体动脉或其分支损伤，导致动脉与海绵体窦状隙之间形成瘘管，动脉血液大量流入阴茎海绵体，而静脉回流正常或相对不受影响，导致阴茎海绵体内血液过多，压力增高，形成异常勃起）。⑤肝藏的疏泄功能异常（控制阴茎勃起的神经信号传导异常），影响肾藏的生育功能。

八、生育神少

（一）房事淡漠（hyposexuality）

房事淡漠即性欲减退，指从事性活动的欲望或能力下降，包括性欲减退及性能力降低，可能受生理、心理因素影响或由疾病因素引起。

病因： ①藏精神少（腺垂体功能减退症，性腺功能减退）。②藏精癥积（催乳素瘤）、藏精神亢（高催乳素血症）。③主气神乱（阻塞性睡眠呼吸暂停低通气综合征）。④生育神乱（经前期综合征）。

病机： ①肾脏的藏精功能异常（男性雄激素分泌不足，女性雌二醇分泌不足），影响肾藏的生育功能。②借助肾藏的藏精功能（血清中异常升高的催乳素对下丘脑－垂体－卵巢轴产生抑制，抑制了促性腺激素正常脉冲式分泌，孕酮和雌激素水平降低；睾丸合成雄激素明显下降），影响肾藏的生育功能。③瘀血（低氧血症），借助肝藏的疏泄功能（中枢神经系统处于抑制状态，借助下丘脑垂体性腺轴），肾藏的藏精功能（影响雄性激素分泌），影响肾藏的生育功能。④借助肝藏的疏泄功能（黄体后期雌、孕激素撤退及类阿片肽水平异常下降兴奋内脏感觉感受器），影响心藏的藏神功能（性行为中枢调控失常）。

（二）阳痿（erectile dysfunction）

阳痿即勃起功能障碍，指性兴奋时阴茎不能勃起，或勃起不坚，或勃起不能维持，以致不能进行或完成性交。

病因： ①疏泄畸形（糖尿病性自主神经病）。②疏泄畸形（糖尿病性多发性周围神经病）。③藏精癥积（催乳素瘤）。④藏神神乱（焦虑、抑郁、紧张、夫妻关系矛盾、性教育缺乏、先前不良的性体验等导致心理压力过大）。⑤主血脉畸形（动脉硬化、冠心病）、主血脉神乱（高血压）、药毒（抗高血压药、抗抑郁药、抗精神病药）。⑥恶习（吸烟、过量饮酒）。⑦疏泄畸形（脑卒中、多发性硬化症）。

病机： ①借助肝藏的疏泄功能［骶部副交感（$S_2 \sim S_4$）功能受损］，影响肾藏的生育功能。②肝藏的疏泄功能异常（胸腰交感神经受损），影响肾藏的生育功能（导致阴茎血液回流过快，降低阴茎勃起的硬度，缩短勃起的持续时间）；肝藏的疏泄功能异常（支持阴茎的舒血管肠肽能神经、胆碱能神经、肾上腺素能神经受损，引起阴茎勃起相关的神经递质浓度改变，舒血管递质NO、血管活性肠肽等减少，而缩血管递质内皮素增加），借助肾藏的藏精功能［肾素－血管紧张系统（RAS）激活，血管平滑肌收缩］，影响肾藏的生育功能（影响阴茎血供）。③肾藏的藏精功能异常（高催乳素血症，减少促性腺激素和性激素的合成），影响肾藏的生育功能。④肝藏的疏泄功能异常（交感神经兴奋），影响肾藏的生育功能（影响阴茎血供）。⑤影响肾藏的生育功能（影响阴茎血供）。⑥肾藏的藏精功能异常（睾酮水平下降），影响肾藏的生育功能。⑦肝藏的疏泄功能异常（控制阴茎勃起的神经信号传导异常），影响肾藏的生育功能。

（三）早泄（prospermia）

早泄指阴茎在插入阴道之前，或在插入后约1分钟内出现不受控制的射精。

病因：①藏神神乱（害怕性交失败、情绪焦虑）。②恶习（惯用手淫）。③藏神神乱（夫妻不善于默契配合；感情不融，对配偶厌恶；有意或无意的施虐意识；担心性行为有损健康）。

病机：①借助肝藏的疏泄功能（交感神经兴奋），影响肾藏的生育功能（阴茎充血不足）。②影响肾藏的生育功能（常以快速达到性高潮为目的）。③影响肾藏的生育功能（阴茎充血不足）。

（四）不育（sterility）

不育指育龄夫妻婚后同居一年以上，未采用任何避孕措施由于男性方面的原因造成女方不孕者。

病因：①藏精神少（甲状腺功能减退症）。②藏精瘀积（催乳素瘤）。③藏精神少（卵泡刺激素、黄体生成素水平低下）、藏精畸形（克兰费尔特综合征）。④生育畸形（输精管阻塞）。

病机：①肾藏的藏精功能异常（甲状腺激素分泌减少），影响肾藏的生育功能（精子的生成与成熟障碍）。②借助肾藏的藏精功能（高催乳素血症，睾丸合成雄激素的量明显下降），影响肾藏的生育功能（精子生成的功能减退）。③影响肾藏的生育功能（精子数量减少或质量下降）。④影响肾藏的生育功能（精子无法正常排出体外）。

（五）不孕（Infertility）

不孕指女性无避孕性生活至少 12 个月而未孕。可分为原发性不孕症（婚后夫妇同居 1 年，规律性生活，未采取避孕措施而未怀孕者）和继发性不孕（有 1 次以上分娩或流产，又经 1 年未再受孕者）。

病因：①藏精神少（腺垂体功能减退症、甲状腺功能减退症、下丘脑功能减退）。②生育痰饮（生殖器结核、滴虫阴道炎、盆腔炎症疾病、输卵管炎症）。③藏精神少（早发性卵巢功能不全）。④生育畸形（子宫内膜异位症；多囊卵巢综合征）。⑤生育癥积（子宫肌瘤）、生育畸形（子宫内膜息肉、宫腔粘连、子宫畸形）。⑥生育畸形（宫颈狭窄）、生育神乱（宫颈黏液异常）。

病机：①肾藏的藏精功能异常（垂体分泌卵泡刺激素与黄体生成素的频率和幅度减退，黄体分泌雌激素和孕激素的量明显下降，促性腺激素分泌减少；甲状腺激素分泌减少；下丘脑分泌促性腺激素释放激素的频率和幅度明显减低，导致垂体分泌黄体生成素与卵泡刺激素的频率和幅度减退），影响肾藏的生育功能（排卵障碍）。②肾藏生育功能的固化结构畸形（输卵管黏膜破坏与粘连，管腔阻塞或输卵管周围粘连，导致黏膜纤毛被破坏，输卵管僵硬，蠕动受限），影响肾藏的生育功能（输卵管丧失运输功能）；肾藏的生育功能异常（阴道毛滴虫吞噬精子，影响精子在阴道内存活）；肾藏的生育功能异常（管壁肌蠕动减弱，输卵管丧失运输功能）。③肾藏的藏精功能异常（卵巢分泌激素水平降低），影响肾藏的生育功能（影响子宫、输卵管的功能发育）。④一方面直接影响肾藏的生育功能（盆腔微环境改变影响精卵结合及运送），另一方面肾藏生育功能的固化结构痰饮（抗子宫内膜抗体增加），影响肾藏的生育功能（破坏子宫内膜正常代谢及生理功能）；肾藏的藏精功能异常（下丘脑－垂体－卵巢轴调节功能异常，垂体释放黄体生成素增多，刺激卵巢间质细胞释放过量雄激素），影响肾藏的生育功能（排卵障碍）。⑤影响肾藏的生育功能（妨碍受精卵着床或胚胎发育）。⑥影响肾藏的生育功能（阻碍精子进入子宫）。

（六）闭经（amenorrhea）

闭经指无月经或月经停止 6 个月以上。根据既往有无月经来潮，分为原发性闭经和继发性闭经两类。女性年满 18 岁或第二性征发育成熟 2 年以上仍无月经来潮者称原发性闭经。妇女虽有过规则月经，现停止 6 个月以上未来潮者称继发性闭经。

病因：①藏精神少（腺垂体功能减退症）、藏精癥积（垂体肿瘤）。②生育畸形（女性性发育异常）。③生育畸形（特纳综合征）。④藏神神乱（情绪波动、压力、焦虑、悲伤）。⑤营亏（严重营养不良）、过劳（过度运动）。⑥生育畸形（多囊卵巢综合征）。⑦生育痰饮（结核性子宫内膜炎）、生育畸形（宫腔粘连）。

病机：①肾藏的藏精功能异常（垂体分泌卵泡刺激素与黄体生成素的频率和幅度减退，黄体分泌雌激素和孕激素的量明显下降），影响肾藏的生育功能。②肾藏的藏精功能异常（性腺异常）或肾藏生育功能的固化结构畸形（阴道闭锁、处女膜闭锁、子宫缺如等），影响肾藏的生育功能。③借助肾藏的藏精功能（无性激素产生），影响肾藏的生育功能（子宫内膜既不能生长，也不能发生周期性变化和剥脱）。④肝藏的疏泄功能异常［大脑中的边缘系统（海马、杏仁核）被激活，神经信号传递至下丘脑］，借助肾藏的藏精功能（下丘脑 - 垂体 - 性腺轴调节失衡），影响肾藏的生育功能。⑤肾藏的气化功能异常（能量供应不足），借助肾藏的藏精功能（下丘脑 - 垂体 - 性腺轴调节失衡），影响肾藏的生育功能。⑥影响肾藏的生育功能（卵巢中多个卵泡发育受阻，影响正常的排卵周期）。⑦影响肾藏的生育功能（子宫内膜无法正常脱落）。

第二节　全形症状

　　肾藏的全形（成体）功能是指物质代谢系统、成体系统、骨骼系统和免疫系统维持生命周期不同阶段体貌特征的功能。其中，物质代谢系统由结构物质及产生结构物质的细胞器、胞内酶组成；成体系统由体细胞及产生体细胞的成体干细胞、成体干细胞分化成熟的环境组成；骨骼系统由骨、骨连结和骨髓组成；免疫系统由组织屏障、免疫器官、免疫组织、免疫细胞和免疫分子组成。全形功能的固化结构和功能态势异常表现的症状称全形症状，共有 64 个。

一、全形畸形

（一）头大（macrocrania）

头大又称"大头症""巨颅症"，指头部尺寸超出正常范围。

病因：①藏血水壅（脑积水）。②藏血癥积（颅内占位性病变）。③全形畸形（软骨发育不全综合征）。④营亏（缺乏维生素 D）。⑤藏精癥积（垂体腺瘤、催乳素瘤）。⑥藏精神少（先天性甲状腺功能减退症）。

病机：①肾藏全形功能的固化结构畸形（脑脊液循环受阻或吸收障碍，导致脑室内液体积聚，颅内压增高，迫使颅腔扩大以容纳增多的脑脊液。通常发生在婴幼儿期，因颅骨缝隙尚未闭合，颅腔能够扩张，表现为头围迅速增大）。②肾藏全形功能的固化结构畸形（颅内肿瘤或其他实体肿块占据颅内空间，压迫周围组织并阻碍脑脊液流动，引起颅内压增高，头围增大）。③肾藏全形功能的固化结构畸形（颅骨过早融合或结构异常，头围增大，常伴随全身骨骼异常）。④肾藏全形功能的固化结构畸形（颅骨软化，影响颅骨形态，看上去头大）。⑤伴随肾藏全形功能的固化结构畸形（肢端肥大症，伴随头部增大）。⑥肾藏的藏精功能异常（参与调节骨骼生长和成熟的甲状腺激素减少），导致肾藏全形功能的固化结构畸形（颅骨缝早闭延迟或不闭合，导致头围增大）。

（二）头小（microcrania）

头小又称小头症，指头围显著小于同年龄及同性别儿童的正常均值。

病因：胎弱（染色体畸变）、胎传［妊娠早期遭受病毒感染（如寨卡病毒）、放射线照射、有害物质暴露、严重营养不良］。

病机：肾藏全形功能的固化结构畸形（大脑发育受阻，脑组织体积减小）。

（三）囟门高突（cranial fontanelles rise）

囟门高突指婴儿头顶骨未完全闭合的部分特别突出。

病因：①藏血水壅（脑积水）、藏血痰饮（脑膜炎、脑炎）、藏血癥积（颅内肿瘤）、藏血恶血（颅内出血）。②营亏（缺乏维生素 D 和钙）。

病机：①影响肾藏全形功能的固化结构（颅内压增高，囟门突出）。②影响肾藏全形功能的固化结构（颅骨软化，囟门扩大并高突）。

（四）囟门凹陷（cranial fontanelles sink）

囟门凹陷指婴幼儿前顶骨与额骨之间形成的菱形间隙（前囟门）出现凹陷。

病因：①运化神乱（婴幼儿发生严重腹泻、呕吐）、气化神乱（婴幼儿发热大量出汗）、药毒（利尿剂）、痰饮（败血症）、主血脉神失（休克、严重心肺疾病）。②营亏（钙和其他矿物质缺乏）。

病机：①借助心藏的主血脉功能（有效循环血量减少，血压下降），肝藏的藏血功能（为了维持重要器官供血，机体通过脑脊液回流增加来代偿），影响肾藏全形功能的固化结构（囟门因脑压降低而下陷）。②肾藏全形功能的固化结构畸形（颅骨软弱，不能承受正常的脑压，导致囟门凹陷）。

（五）囟门迟闭（cranial fontanelles delayed closure）

前囟门是新生儿头颅顶骨与顶骨之间的菱形间隙，出生时为 1.5 ～ 2cm 宽，正常情况下在 18 个月到 2 岁之间闭合，个别儿童可延迟至 2.5 岁。囟门迟闭指前囟门的闭合时间延迟。

病因：①营亏（维生素 D、钙缺乏）、钙亏（低钙血症）。②藏精神少（先天性甲状腺功能减退症）。③藏血水壅（脑积水）。④全形内湿（黏多糖贮积症）。⑤胎弱（染色体异常）。

病机：①影响肾藏全形功能的固化结构（维生素 D 对于钙、磷的吸收和利用至关重要，缺乏时钙磷代谢障碍，影响骨骼发育）。②影响肾藏全形功能的固化结构（甲状腺激素对骨骼生长发育有重要影响。甲状腺激素分泌减少，影响生长发育）。③影响肾藏全形功能的固化结构（颅内压力升高，囟门受压而无法正常闭合）。④影响肾藏全形功能的固化结构（累积的黏多糖影响骨骼的正常形成和生长）。⑤影响肾藏全形功能的固化结构（影响骨骼发育，导致囟门闭合延迟）。

（六）脱发（alopecia）

脱发指头发过度脱落，表现为头发稀疏或局部脱失（如斑秃、秃顶）。

病因：①藏精畸形（伴有皮质下梗死和白质脑病的常染色体隐性遗传性脑动脉病）。②胎弱（患者可能存在某种特定的控制交感神经的基因缺陷，这种缺陷的基因在一定年龄阶段表达，常引发面偏侧萎缩症）。③藏精神少（甲状腺功能减退）、藏神神乱（精神紧张）、殊态（疾病恢复期）。④药毒（化疗药物）。⑤营亏（锌缺乏症、铜缺乏症）、血虚（缺铁性贫血）。⑥外伤（长期束紧头发、辫子或发髻过紧）。⑦全形神乱（自身免疫性疾病）。⑧藏精神亢（雄激素分泌增多）。⑨外伤（放射治疗、烫发）、杂毒（染发、使用某些化学品）。⑩全形痰饮（真菌感染、细菌感染以及慢性炎症）。

病机： ①表现为肾藏藏精功能的固化结构血少（可能影响下丘脑、垂体的供血），借助肾藏的藏精功能（下丘脑、垂体分泌促性腺激素减少，睾丸分泌雄激素减少），影响肾藏全形功能的固化结构畸形（头皮毛囊是雄激素的靶器官，雄激素对促进毛发生长有重要作用。毛囊萎缩转变引起脱发）。②借助肾藏的全形功能，导致肝藏疏泄功能的固化结构畸形（交感神经受损），借助肝藏的疏泄功能，影响肾藏全形功能的固化结构（受交感神经支配的血管运动功能失调，微循环调节功能障碍，营养通路血管内灌注量不足，最终出现患处组织缺血缺氧，营养障碍，累及局部皮肤各层，尤其是乳头层萎缩，结缔组织减少，毛囊萎缩）。③肾藏的全形功能异常（毛发由生长期进入休止期），导致肾藏全形功能的固化结构畸形（毛发稀疏枯槁）。④肾藏的全形功能异常（化疗药物抑制毛囊细胞的生长分裂），导致肾藏全形功能的固化结构畸形（毛发稀疏枯槁）。⑤肾藏全形功能的固化结构畸形（累及皮肤各层，尤其是乳头层，结缔组织减少，毛囊萎缩，毛发稀疏枯槁）。⑥肾藏全形功能的固化结构畸形（物理性拉扯，导致毛囊受损）。⑦肾藏的全形功能异常（免疫细胞或免疫分子攻击自身毛囊），导致肾藏全形功能的固化结构畸形（常见圆形或不规则形状的脱发，即斑秃）。⑧肾藏全形功能的固化结构畸形（头顶毛囊对雄激素敏感。雄性激素分泌增加，头部皮脂腺大量分泌油脂，堵塞或损伤毛囊导致秃顶，即脂溢性脱发）。⑨肾藏全形功能的固化结构畸形（直接损伤毛囊）。⑩肾藏全形功能的固化结构畸形（炎症反应导致毛囊结构受损）。

（七）头发干枯（dry and withered hair）

头发干枯指头发水分和油脂失衡，失去光泽、易于断裂、分叉，摸起来手感粗糙。

病因： ①营亏（饮食中缺乏足够的蛋白质，维生素 A、维生素 B、维生素 D、维生素 E，铁，锌，Ω-3 脂肪酸）。②恶习（频繁使用洗发水，特别是强效清洁剂）。③恶习（频繁使用吹风机、直发棒、卷发棒）、外伤（紫外线辐射）。④恶习（染发、烫发）。

病机： ①肾藏全形功能的固化结构畸形（头发营养不良）。②肾藏全形功能的固化结构畸形（头发的自然油脂被过度去除）。③肾藏全形功能的固化结构畸形（高温、日晒会破坏头发的角质层，导致水分流失）。④肾藏全形功能的固化结构畸形（化学处理破坏头发内部结构，损伤头发的天然蛋白质，造成干枯和脆弱）。

（八）须发早白（premature graying hair）

须发早白指胡须和头发在相对年轻时就变为白色或灰白色。

病因：①胎禀（家族遗传倾向）、营亏（维生素 B_{12}、叶酸、铜、铁、锌缺乏）。②藏神神乱（长期的精神压力、情绪紧张、焦虑或抑郁状态）。③环境（长期暴露于污染、辐射、吸烟等有害环境）。④全形畸形（白癜风）。⑤藏精神亢（甲状腺功能亢进症）。

病机：①影响肾藏的全形功能（黑色素合成减少）。②借助肝藏的疏泄功能（交感神经兴奋），影响肾藏的全形功能（加速毛发色素细胞的功能衰退）。③影响肾藏的全形功能（加速毛发老化过程）。④影响肾藏的全形功能（免疫系统攻击黑色素细胞）。⑤肾藏的全形功能异常（甲状腺激素分泌过多），影响肾藏的全形功能（黑色素合成减少）。

（九）瞳距增宽（ocular hypertelorism）

瞳距即两个瞳孔中心点的距离。正常情况下，成年男性的瞳距为 56～72mm，成年女性瞳距为 52～68mm，儿童瞳距为 45～56mm。瞳距增宽指瞳距超过正常范围。

病因：①全形畸形（唐氏综合征）、外伤（外伤、手术后遗症）。②藏精神少（先天性甲状腺功能减退症）。

病机：①肾藏全形功能的固化结构异常（瞳距增宽）。②肾藏的藏精功能异常（甲状腺激素分泌减少），导致肾藏全形功能的固化结构异常（影响骨骼正常发育，导致瞳距增宽）。

（十）面具脸（scleroderma mask face）、椒盐征（discoloration induced by scleroderma）

面具脸指面部皮肤受损造成正常面纹消失，使面容刻板、鼻尖变小、鼻翼萎缩变软，嘴唇变薄、内收，口周有皱褶，张口度变小。椒盐征指皮肤萎缩，变得光滑且薄，紧紧贴在皮下的骨面上，关节屈曲挛缩不能伸直，还可出现皮肤溃烂，不易愈合。受累皮肤如前额、前胸和后背等可有色素沉着或色素脱失相间。

病因：全形畸形（硬皮病）。

病机：表现为肾藏全形功能的固化结构畸形（面部皮肤萎缩），则见面具脸；表现为肾藏全形功能的固化结构畸形（受累皮肤色素沉着与色素脱失相间），则见椒盐征。

（十一）蹼颈（webbed neck）

蹼颈指出生后见于颈侧，从耳后乳突部至肩峰间由皮肤和皮下组织所构成的蹼状皱襞。

病因：全形神乱（女性性发育异常）。

病机：表现为肾藏全形功能的固化结构畸形。

（十二）项软（flaccidity of neck）

项软指出生4个月后颈部肌肉力量不足，不能稳定支撑头部。

病因：①胎禀（早产、出生时的并发症或特定的遗传条件）、营亏（营养不良）。②过劳（长期的肌肉紧张和劳损）。

病机：①影响肾藏的全形功能（婴儿的肌肉和神经系统发育迟滞）。②借助脾藏的主肌肉功能（肌肉纤维损伤，肌肉力量减少），影响肾藏的全形功能（颈椎的稳定性和支撑力下降）。

（十三）驼背（kyphosis）

驼背指胸椎过度后凸，胸凸角度大于50°（生理性后凸角为20°～40°）。

病因：①恶习（长期保持不良坐姿、站姿或睡姿）。②胎禀（先天性脊柱畸形）、全形痰饮（强直性脊柱炎、脊柱结核、化脓性脊柱炎）。③年龄（年龄增长）。④全形畸形（骨质疏松）。⑤藏血神乱（神经源性肌萎缩）、营亏（营养不良）、恶习（缺乏运动与锻炼）。⑥气化畸形（肥胖）。⑦营亏（维生素D缺乏）。⑧藏血神少（脑瘫）。

病机：①脾藏主肌肉功能异常［胸肌、颈部和肩部前侧肌肉紧张，背部深层稳定肌群（多裂肌、棘间肌等）及腹部核心肌群力量不足］，影响肾藏全形功能的固化结构（脊柱承受不均匀的压力分布，发生适应性改变）。②肾藏全形功能的固化结构畸形（脊柱生长不平衡）。③肾藏全形功能的固化结构畸形（脊椎关节、椎间盘、韧带等结构逐渐退化，脊柱稳定性降低）。④肾藏全形功能的固化结构畸形（骨密度降低，骨骼脆性增加，易发生微小骨折，脊柱形态改变）。⑤脾藏的主肌肉功能异常（肌肉萎缩，不能有效支持脊柱保持正常曲度），影响肾藏全形功能的固化结构。⑥肾藏全形功能的固化结构畸形（长期负荷过重可能导致脊柱形态改变）。⑦借助脾藏的运化功能（胃肠道对钙和磷的吸收减少），影响肾藏全形功能的固化结构（骨骼不能正常矿化，变得软弱，易变形）。⑧肝藏的藏血功能异常（上运动神经元的损伤），借助脾藏的主肌肉功能（肌肉痉挛、缩短），影响肾藏全形功能的固化结构（影响正常的骨骼生长和对齐，导致脊柱后凸）。

（十四）鸡胸（pectus carinatum）

鸡胸表现为胸骨前突形似鸡胸，常伴随两侧肋软骨凹陷。

病因：①胎禀（20%～25%的患者有家族史）。②营亏（营养不良、维生素 D 和钙缺乏）。③主血脉畸形（心脏扩大）、主气水壅（胸腔积液）、主气气壅（气胸）、主气癥积（胸腔内肿瘤）。

病机：①借助肾藏的全形功能（胸骨、肋骨发育障碍），导致肾藏全形功能的固化结构畸形（胸骨前突、肋软骨凹陷）。②脾藏的运化功能异常（胃肠道对钙和磷的吸收减少），影响肾藏全形功能的固化结构（胸骨前突、肋软骨凹陷）。③肾藏全形功能的固化结构畸形（压迫胸骨，导致其变形）。

（十五）腋毛脱落（armpit hair loss）

腋毛脱落指腋毛脱落量增多，甚至全脱。

病因：①藏精神少（腺垂体功能减退症）。②藏精癥积（肾上腺肿瘤）。③全形痰饮（毛囊炎、头癣）、药毒（化疗药物、抗抑郁药、高血压药）、杂毒（使用香料、防腐剂或染发剂）。

病机：①肾脏的藏精功能异常（垂体分泌卵泡刺激素与黄体生成素的频率和幅度减退，黄体分泌雌激素和孕激素的量明显下降），导致肾藏生育功能的固化结构畸形。②肾脏的藏精功能异常（皮质醇水平升高），导致肾藏生育功能的固化结构畸形（毛囊萎缩，减少毛囊的深度）。③导致肾藏生育功能的固化结构畸形（破坏毛囊，导致毛发脱落）。

（十六）卡伦征（Cullen sign）

卡伦征指腹腔内大出血时出现的脐周围皮肤发蓝的征象。

病因：①运化痰饮（急性胰腺炎）。②出血（腹主动脉瘤破裂、腹腔肿瘤破裂、十二指肠破裂、异位妊娠破裂）。

病机：①脾藏运化功能的固化结构出血（胰腺坏死和出血），导致肾藏全形功能的固化结构畸形（血液、胰酶及坏死组织穿过筋膜与肌层渗入腹壁，脐周皮肤出现青紫或蓝褐色斑）。②导致肾藏全形功能的固化结构畸形（血液渗入腹壁，脐周皮肤出现青紫或蓝褐色斑）。

（十七）肘外翻（elbow valgus）

肘外翻指肘关节完全伸直时的携带角（前臂完全旋后时，上臂与前臂纵轴呈 10°～15° 外翻角）＞15°。

病因：全形神乱（女性性发育异常）、失术（肱骨髁上骨折、肘关节脱位后复位不当）。

病机：表现为肾藏全形功能的固化结构畸形。

（十八）X 型腿（knock knees）、O 型腿（bow legs）

X 型腿指站立时两膝靠拢而两踝部分离。O 型腿指站立时两踝靠拢而两膝部分离。

病因：①恶习（持续的姿势不当或活动模式异常、日光照射不足）、营亏（维生素 D 摄入不足、钙元素摄入不足）、偏食（挑食）。②胎禀（先天发育异常）。

病机：①钙亏（血钙降低），借助肾藏的全形功能（骨化障碍），导致肾藏全形功能的固化结构畸形（骨骼变形）。②肾藏全形功能的固化结构畸形（骨骼变形）。

（十九）指骨变短（the finger bone becomes shorter）

指骨变短指手指长期慢性缺血，导致手指骨血液供应不足，骨质吸收，引起手指变短的症状。

病因：①全形畸形（硬皮病）、全形痰饮（风湿性关节炎）。②胎传（孕期服用沙利度胺）。③外伤（严重外伤）、失术（手术）。

病机：①肾藏全形功能的固化结构血少（指端微循环减少），影响肾藏全形功能的固化结构（骨质吸收活跃，指腹脂肪垫组织萎缩，出现下陷、溃疡、瘢痕及指骨溶解、吸收）。②影响肾藏全形功能的固化结构（手部骨骼发育不完全或异常）。③影响肾藏全形功能的固化结构（指骨损伤或切除）。

（二十）肢端溃疡（extremity ulcer）

肢端溃疡指发生在人体四肢末端的破溃或溃烂。

病因：①主血脉血壅（红斑性肢痛症）、主血脉血少（雷诺病）。②主血脉神乱（静脉瓣膜功能不全、静脉高压）。③主血脉畸形（动脉硬化闭塞症）、气化神乱（糖尿病）、全形痰饮（系统性红斑狼疮、皮肌炎）、全形畸形（硬皮病）。

病机：①心藏主血脉功能的固化结构血少（动静脉短路，营养血管灌注不足；肢端小动脉痉挛，毛细血管无血流进入，营养通路血管内灌注量不足），导致肾藏全形功能的固化结构畸形（末梢局部组织缺血缺氧，肢体末梢溃疡）。②心藏主血脉功能的固化结构血壅（静脉回流受阻），导致肾藏全形功能的固化结构畸形（末梢局部组织缺血缺氧，肢体末梢溃疡）。③心藏主血脉功能的固化结构血少（微血管损伤，动脉供血不足），导致肾藏全形功能的固化结构畸形（末梢局部组织缺血缺氧，肢体末梢溃疡）。

（二十一）肢端皮肤菲薄（thin skin on the limbs）、肢端皮肤干燥（dry skin on the limbs）

肢端皮肤菲薄指肢体末端皮下脂肪组织明显减少，皮肤变薄；肢端皮肤干燥指肢体末端皮脂腺分泌减少，表现为皮肤干燥，无光泽。

病因：①疏泄畸形（多发性神经病）。②主血脉畸形（动脉硬化）、气化神乱（糖尿病）、全形痰饮（系统性红斑狼疮、皮肌炎）、全形畸形（硬皮病）。

病机：①肝藏的疏泄功能异常（自主神经功能紊乱），营亏（皮肤供血不足），导致肾藏全形功能的固化结构畸形（使皮下脂肪组织明显减少，皮肤变薄；皮脂腺分泌异常，皮脂丢失）。②心藏主血脉功能的固化结构血少（微血管损伤，动脉血流减少），导致肾藏全形功能的固化结构畸形（肢端皮肤得不到足够的水分和营养）。

（二十二）杵状指（趾）（acropachy）

杵状指（趾）亦称鼓槌指（趾），表现为手指或足趾末端增生、肥厚，呈杵状膨大。其特点为末端指（趾）节明显增宽增厚，指（趾）甲从根部到末端呈拱形隆起，使指（趾）端背面的皮肤与指（趾）甲所构成的基底角等于或大于180°。

病因： ①主气畸形（特发性肺纤维化、间质性肺病、支气管扩张症）、主气痰饮（肺脓肿）。②主血脉畸形（艾森门格综合征）。③全形痰饮（炎症性肠病关节炎）。④全形痰饮（先天性梅毒）。

病机： ①肺藏的主气功能异常（肺换气功能障碍），氧亏（血氧不足），影响肾藏全形功能的固化结构（血管活性物质如缓激肽、前列腺素、铁蛋白、5-羟色胺等使局部血管扩张、血流增加，结缔组织增生，软组织肥大）。②心藏的主血脉功能异常（大量的静脉血未经过肺的氧合作用而进入体循环动脉），氧亏（血氧不足），影响肾藏全形功能的固化结构（血管活性物质如缓激肽、前列腺素、铁蛋白、5-羟色胺等使局部血管扩张、血流增加，结缔组织增生，软组织肥大）。③肾藏全形功能的固化结构痰饮（指间循环炎症细胞浸润），导致肾藏全形功能的固化结构畸形（血管平滑肌细胞和成纤维细胞增殖，手指末端增生、肥厚，指甲从根部到末端拱形隆起呈杵状）。④肾藏全形功能的固化结构畸形（梅毒螺旋体侵犯骨骼和关节，导致骨骼生长板的炎症和损伤，造成骨骼形状异常）。

（二十三）指甲反凹（koilonychia）

指甲反凹又称匙状甲、反甲，指指甲中央凹陷，边缘翘起，形似汤匙。

病因： ①血虚（缺铁性贫血）、主血脉病（发绀型心脏病）、环境（久居高海拔地区）。②全形痰饮（真菌感染）。③营亏（长期的营养不良）。④杂毒（长期接触化学物质）。

病机： ①氧亏（组织缺氧），借助肾藏的全形功能（影响指甲的正常生长），导致肾藏全形功能的固化结构畸形。②肾藏全形功能的固化结构畸形（破坏指甲结构，侵蚀角质层，导致指甲变薄、变形）。③借助肾藏的全形功能（影响指甲的正常生长和结构），导致肾藏全形功能的固化结构畸形。④借助肾藏的全形功能（损害指甲基质细胞，干扰指甲正常生长），导致肾藏全形功能的固化结构畸形。

（二十四）甲床淡白（nail bed pale）

甲床淡白指甲基质部颜色苍白或缺乏血色（生理情况下，甲床呈粉红色）。

病因： ①血虚（红细胞或血红蛋白含量减少）。②主血脉神乱（雷诺病）。③痰饮（真菌感染）。

病机：①表现为心藏主血脉功能的固化结构血少（甲床富含毛细血管，透过指甲显示的血色不足）。②表现为心藏的主血脉功能异常（发病初期肢端小动脉痉挛，毛细血管无血流进入，甲床颜色变浅）。③表现为全形功能的固化结构畸形（破坏甲板和甲床的结构，导致甲床颜色异常）。

（二十五）甲床青紫（nail bed cyanosis）

甲床青紫指所有指甲基质部颜色青紫（生理情况下，甲床呈粉红色）。

病因：①主气病［外呼吸功能障碍，又称呼吸性缺氧，常见于各种呼吸系统疾病、呼吸中枢抑制或呼吸肌麻痹等］、地域［高原缺氧地区，吸入气体氧分压过低，又称大气性缺氧］。②胎禀（多见于先天性心脏病）；疏泄神病（交感神经功能紊乱）。③杂毒（含亚硝酸盐、萘、氯酸盐等化学物质）、胎弱（遗传）、药毒（苯佐卡因、利多卡因、甲氧氯普胺）。④杂毒（硝酸盐、亚硝酸盐、氯酸盐、苯醌、硝酸甘油、乙酰苯肼、含硝基、氨基或苯环的化合物）、药毒（磺胺类、苯佐卡因、某些抗微生物药、某些抗肿瘤药）。⑤全形神乱（NADH– 细胞色素 b5 还原酶缺乏）。⑥外伤（指甲挤压或撞击）。⑦痰饮（真菌感染）。⑧全形藏积（冷球蛋白血症）。

病机：①借助肺藏的主气功能（人体从外界摄取的 O_2 较少），导致心藏主血脉功能的固化结构瘀血。②心藏的主血脉功能异常（静脉血分流入动脉，代谢产生的 CO_2 不能被及时排出；微动脉前括约肌收缩，血流障碍，CO_2 存积），导致心藏主血脉功能的固化结构瘀血。③肾藏的全形功能异常（无法产生足够的与正铁血红蛋白转化相关的酶，不能把正铁血红蛋白还原为带氧的血红蛋白，或身体自行产生异常的正铁血红蛋白），导致心藏主血脉功能的固化结构瘀血（PO_2 下降或 PCO_2 升高）。④脾藏的散精功能异常［血红蛋白中铁丧失一个电子，被氧化为三价铁（Fe^{3+}），即高铁血红蛋白（MetHb）］，导致心藏主血脉功能的固化结构瘀血。⑤脾藏的散精功能异常（NADH– 细胞色素 b5 还原酶参与将高铁血红蛋白还原为正常血红蛋白的过程。缺乏此酶会导致高铁血红蛋白不能有效还原，累积在血液中），导致心藏主血脉功能的固化结构瘀血。⑥心藏主血脉功能的固化结构瘀血（甲床下的毛细血管破裂，血液渗漏到周围组织，形成淤血，呈现出青紫色）。⑦心藏主血脉功能的固化结构瘀血（破坏甲板和甲床的结构，导致甲床颜色异常）。⑧心藏主血脉功能的固化结构瘀血（冷球蛋白在血管壁上沉积，导致血管阻塞，甲床缺氧呈现青紫色）。

（二十六）指甲干枯（nail withered）

指甲干枯指指甲变薄、失去光泽、表面粗糙、易断裂，出现竖纹、白点或斑块等现象。

病因：①年龄（年龄增长）、恶习（频繁咬指甲、过度打磨指甲、频繁美甲及频繁接触洗涤剂、清洁剂、酒精等化学物质）、环境（长时间处于干燥、寒冷环境）、水亏（脱水）。②营亏（维生素A、维生素B、维生素C、维生素D、维生素E、钙、铁、锌和蛋白质缺乏）、藏精神少（甲状腺功能减退）、血虚（贫血）、痰饮（甲沟炎、甲癣）。③气化神乱（糖尿病）。

病机：①肾藏的全形功能异常（角质层水分减少）。②肾藏的全形功能异常（影响指甲生长）。③心藏的主血脉功能异常（高血糖损伤微血管，血液供应减少），影响肾藏的全形功能（指甲失去水分）。

（二十七）身材高大（gigantism）

身材高大通常指身高和体重均高于同龄人群或某一特定种族或族群的平均值。

病因：①生育畸形（XYY综合征）。②藏精瘕积（垂体腺瘤）。③藏精神乱（性早熟）。

病机：①肾藏藏精功能的固化结构畸形（睾丸过度发育），影响肾藏的藏精功能（雄激素分泌过多，血清睾酮浓度增高），导致肾藏全形功能的固化结构畸形（刺激骨骼生长）。②肾藏的藏精功能异常（生长激素分泌过多），导致肾藏全形功能的固化结构畸形（刺激长骨和软组织生长）。③肾藏的藏精功能异常（性激素过早分泌），导致肾藏全形功能的固化结构畸形（骨骼加速成熟和增长）。

（二十八）身材矮小（microsomia）

身材矮小又称生长发育迟缓，指儿童的身高低于同性别、同年龄平均身高的2个标准差或第三百分位（100个统计数据中的后3名）以下，或成人身高不足150cm。

病因：①主水神少（范科尼综合征）、酸盈（肾小管酸中毒）。②藏精神少（腺垂体功能减退症）、疏泄神乱（睡眠不足）、过逸（缺乏运动）。③藏精水壅（先天性脑积水）。④藏精神亢（原发性醛固酮增多症）。⑤藏精神少

（甲状腺功能减退）。⑥藏精畸形（腺垂体细胞凋亡，常见于线粒体脑肌病）。⑦全形畸形（特纳综合征）。⑧全形神乱（女性性发育异常）。⑨藏精癥积（垂体瘤）。⑩藏精神少（原发性肾上腺皮质功能减退症）。⑪营亏（维生素和矿物质缺乏）、饮食偏嗜（偏食、挑食）。

病机：①肾藏的主水功能异常（近端肾小管功能缺陷，对 Ca^{2+} 重吸收能力下降），钙亏（血钙降低），导致肾藏的全形功能异常（影响骨骼发育，骨发育不全）。②肾藏的藏精功能异常（生长激素分泌不足），影响肾藏的全形功能（抑制骨的生长发育和代谢）。③肾藏藏精功能的固化结构畸形（颅内压增高，脑室扩张，脑实质萎缩，下丘脑和垂体在形态上出现改变），借助肾藏的藏精功能（生长激素分泌减少），影响肾藏的全形功能。④肾藏的主水功能异常（保钠排钾），钾亏（低钾血症），导致肾藏主水功能的固化结构畸形（长期缺钾损伤肾小管），借助肾藏的主水功能（对磷的重吸收功能减弱），影响肾藏的全形功能（生长发育障碍）。⑤肾藏的藏精功能异常（甲状腺激素减少），影响肾藏的全形功能（甲状腺激素可刺激骨化中心发育成熟，促进软骨骨化，促进长骨生长。甲状腺激素分泌减少影响了躯体发育）。⑥肾藏的藏精功能异常（生长激素分泌减少），借助肾藏的全形功能（生长发育障碍），导致肾藏全形功能的固化结构畸形。⑦表现为肾藏藏精功能的固化结构畸形（腺垂体发育不良），借助肾藏的藏精功能（生长激素产生不足），影响肾藏全形功能的固化结构。⑧表现为肾藏全形功能的固化结构畸形。⑨借助肾藏的藏精功能［生长激素、下丘脑－垂体－胰岛素样生长因子（IGF–1 和 IGF–2）分泌不足］，影响肾藏的全形功能（骨的生长发育和代谢受抑制），导致肾藏全形功能的固化结构畸形（骨发育延迟）。⑩借助肾藏的藏精功能（皮质醇缺乏，干扰正常的生长激素－胰岛素样生长因子轴），影响肾藏的全形功能（骨的生长发育受抑制），导致肾藏全形功能的固化结构畸形（骨发育延迟）。⑪肾藏的全形功能异常（骨骼发育迟缓），导致肾藏全形功能的固化结构畸形。

（二十九）身高缩减（height reduction）

身高缩减指身高较之前降低。

病因：①全形痰饮（强直性脊柱炎）。②年龄（年龄增长）。③（骨质疏松）、失术（化疗、放疗）。④过劳（长时间重体力劳动）、恶习（长时间站立）。

病机：①肾藏全形功能的固化结构畸形（炎症细胞具有增强破骨细胞、抑制成骨细胞的作用，导致骨质疏松症，椎体内部骨小梁破坏，数量减少，疏松而脆弱的椎体受压，椎体变形）。②肾藏全形功能的固化结构畸形（椎间盘软骨水分逐渐丢失，脊柱高度下降，身高降低）。③钙亏（钙质逐渐流失），导致肾藏全形功能的固化结构畸形（骨密度下降，脊椎压缩、身高变矮）。④肾藏全形功能的固化结构畸形（加速椎间盘的磨损，导致身高缩减）。

（三十）骨质软化（osteomalacia）

骨质软化指单位体积内类骨质钙化不足，常表现为非矿化的骨样组织（类骨质）堆积、骨质软化、骨痛、骨畸形、骨折。

病因：①主水神少（慢性肾衰竭）。②恶习（日照不足）、偏食（食物含高量木质素）、运化神少（胃肠道、胆道、胰腺病变）、运化畸形（胃切除）、殊态（妊娠末期、哺乳期）。③药毒（高剂量或长期使用糖皮质激素）。

病机：①一方面，肾藏的主水功能异常（肾排磷减少），磷盈（血磷升高），钙亏（过多的磷酸盐与血钙结合，形成难溶的磷酸钙，导致血钙降低）；另一方面，肾藏的藏精功能异常［健存肾单位减少，使 1，25-（OH）$_2$D$_3$ 生成减少］，借助脾藏的运化功能（肠钙吸收减少），钙亏（血钙降低），影响肾藏的全形功能（骨盐沉着障碍）。②营亏（维生素 D 营养性缺乏或代谢活性缺陷），影响肾藏的全形功能（钙磷代谢紊乱）。③影响肾藏的全形功能（抑制成骨细胞的增殖和分化，减少骨基质的合成）。

（三十一）关节畸形（articular deformity）

关节畸形即关节形态异常，常伴有运动功能障碍。

病因：①全形痰饮（类风湿关节炎、银屑病关节炎、痛风性关节炎）。②年龄（年龄增长）。③失术（未经正确复位和固定的骨折）。④胎弱（基因突变）、胎传（母体受到感染、药物、辐射影响）。

病机：①肾藏全形功能的固化结构痰饮（炎症细胞释放蛋白酶和氧自由基等物质），导致肾藏全形功能的固化结构畸形（导致软骨和骨质的破坏，使关节韧带和滑膜组织损伤和退变）。②肾藏全形功能的固化结构畸形（关节软骨逐渐磨损，软骨下骨质硬化，关节边缘形成骨刺，导致关节间隙减小）。③肾藏全形功能的固化结构畸形（关节结构永久性改变，引起畸形愈合）。④肾藏全形功能的固化结构畸形（关节发育不良或异常）。

（三十二）性早熟（precocious puberty）

性早熟指女孩 8 岁、男孩 9 岁以前出现第二性征或青春期提前。女孩表现为身高、体重过快增长、乳房发育、体毛（阴毛、腋毛）生长、生殖器增大、月经来潮；男孩表现为身高、体重过快增长、睾丸增大、阴茎增长增粗、体毛（胡须、阴毛）生长、变声。

病因： ①生育癥积（卵巢非上皮性肿瘤）。②藏精癥积（下丘脑肿瘤）。③藏精癥积（垂体肿瘤）。④药毒（误用或滥用含有性激素的药物、保健品）。

病机： ①肾藏的藏精功能异常（自主分泌雌激素，导致外周雌激素升高），影响肾藏全形功能的固化结构（过早出现第二性征）。②肾藏的藏精功能异常（下丘脑肿瘤分泌促性腺激素释放激素；下丘脑肿瘤压迫或刺激促性腺激素释放激素神经元，导致促性腺激素释放激素分泌增加，促使垂体释放促性腺激素），影响肾藏全形功能的固化结构（过早出现第二性征）。③肾藏的藏精功能异常（垂体肿瘤直接分泌过量促性腺激素，刺激性腺分泌性激素；垂体肿瘤压迫或刺激垂体的其他细胞，间接刺激促性腺激素分泌），影响肾藏全形功能的固化结构（过早出现第二性征）。④影响肾藏全形功能的固化结构（过早出现第二性征）。

（三十三）男性第二性征减退（the decline of male secondary sex characteristics）

男性第二性征减退指雄性激素缺乏引发的胡须生长速度变慢、发际前移、阴毛稀疏、睾丸变软、肌肉松弛、男性乳腺发育。

病因： ①藏精癥积（催乳素瘤）。②生育痰饮（睾丸炎）。③藏精神少（下丘脑或垂体功能障碍）。④胎弱（雄激素受体基因突变）。⑤药毒（类固醇、抗雄激素药物、化疗药物）。⑥藏精神少（甲状腺功能减退）。

病机： ①肾藏的藏精功能异常（长期高催乳素血症可直接抑制性腺合成性激素），影响肾藏的全形功能。②肾藏的藏精功能异常（雄激素水平低下），影响肾藏的全形功能。③肾藏的藏精功能异常（促性腺激素分泌减少，影响睾丸中雄激素合成），影响肾藏的全形功能。④肾藏的藏精功能异常（雄激素受体缺陷，雄激素无法正常与其受体结合），影响肾藏的全形功能。⑤肾藏的藏精功能异常（雄激素合成减少），影响肾藏的全形功能。⑥肾藏的藏精功能异常（睾丸功能下降，性激素水平降低），影响肾藏的全形功能。

（三十四）女性第二性征发育不良（poor development of female secondary sexual characteristics）

女性第二性征发育不良指女性进入青春期后，身材矮小，骨盆窄小，乳房过小，月经量少，面部、四肢或躯干体毛增多，阴唇发育不全，阴道纵隔、阴毛、腋毛稀疏色浅，声音尖细，声调较高。

病因：①生育神少（早发性卵巢功能不全）。②藏精神少（腺垂体功能减退症）。③胎禀（特纳综合征）。④营亏（长期营养不良）。

病机：①借助肾藏的藏精功能（雌激素缺乏），导致肾藏全形功能的固化结构畸形。②肾藏的藏精功能异常（垂体分泌卵泡刺激素与黄体生成素的频率和幅度减退，黄体分泌雌激素和孕激素的量明显下降），导致肾藏全形功能的固化结构畸形。③表现为肾藏全形功能的固化结构畸形。④肾藏的气化功能异常（能量供应不足），影响肾藏的藏精功能（抑制下丘脑－垂体－性腺轴激活，延缓或抑制性激素分泌），导致肾藏全形功能的固化结构畸形。

（三十五）男性女性化（male feminization）

男性女性化指男性体内雄激素分泌不足，男性出现睾丸退化、乳房发育、体毛脱落、声音变细等现象。

病因：①藏精畸形（克兰费尔特综合征）。②藏精神亢（先天性肾上腺皮质增生症）。③胎弱（雄激素受体基因突变）。④散精神乱（肝脏疾病）。⑤药毒（邻苯二甲酸盐、双酚A）。

病机：①肾藏的藏精功能异常（性腺功能低下，雄激素缺乏，体内雌雄素比例失调，雌激素相对增多），导致肾藏全形功能的固化结构畸形（男性出现女性化体征）。②肾藏的藏精功能异常（睾丸雄激素合成减少），导致肾藏全形功能的固化结构畸形（男性出现女性化体征）。③肾藏的藏精功能异常（雄激素抵抗），导致肾藏全形功能的固化结构畸形（男性出现女性化体征）。④脾藏的散精功能异常（雌激素清除率下降），影响肾藏的藏精功能（男性体内雌激素水平增加），导致肾藏全形功能的固化结构畸形（男性出现女性化体征）。⑤肾藏的藏精功能异常（邻苯二甲酸盐、双酚A与雄激素受体结合，阻止自然产生的雄激素与其受体结合），导致肾藏全形功能的固化结构畸形（男性出现女性化体征）。

（三十六）女性男性化（female masculinization）

女性男性化指女性由于雌激素分泌减少而出现体毛增多、喉结增大、声音变粗等男性特征的症状。

病因：①藏精神亢（糖皮质激素分泌过多，常引起库欣综合征）。②藏精畸形（多囊卵巢综合征）。③藏精癥积（肾上腺肿瘤、卵巢肿瘤）。④药毒（长期服用含有雄激素的药物）。

病机：①借助肾藏的藏精功能（抑制女性垂体分泌促性腺激素释放激素，起到对抗雌激素的作用），导致肾藏全形功能的固化结构畸形。②借助肾藏的藏精功能（卵巢产生过多的雄激素），导致肾藏全形功能的固化结构畸形。③借助肾藏的藏精功能（肿瘤分泌过多的雄激素），导致肾藏全形功能的固化结构畸形。④肾藏全形功能的固化结构畸形。

（三十七）女性假两性畸形（46，XX disorder of sex development）

两性畸形是指性腺形态与外生殖器之间的不一致性。两性畸形分为真性畸形（指在同一人体内兼有两性的生殖器组织，即睾丸与卵巢，但发育不全，外生殖器与第二性征，如毛发、乳房、声音等都介于两性之间，其外貌可为男性或女性）和假性畸形（是指外生殖器似兼有两性的形态，但其生殖腺则属于一性）。假性畸形分为男性假两性畸形，即外生殖器呈女性形态而其生殖腺则为睾丸；女性假两性畸形，即外生殖器呈男性形态而生殖腺为卵巢。

病因：藏精畸形（肾上腺皮质增生症：是一种常染色体隐性遗传性疾病，胎儿合成皮质醇所必需的肾上腺皮质的几种酶缺陷，其中21-羟化酶缺陷最常见）、药毒（孕妇于妊娠早期服用具有雄激素作用的药物、母亲患有分泌雄激素的肿瘤）。

病机：肾藏的藏精功能异常（肾上腺皮质分泌大量的雄激素；摄入雄激素过多），导致肾藏全形功能的固化结构畸形（外生殖器可有不同程度的男性化）。

（三十八）脱形（cachexia）

脱形又称恶病质、恶液质，指疾病状态下机体组织被极度消耗，表现为食欲减退、进行性体重减轻、全身衰竭。

病因：①癥积（肿瘤）、痰饮（艾滋病、败血症、结核病）。②运化神少

（吸收不良）、外伤（严重创伤、术后）。③主血脉痰饮（缩窄性心包炎）。

病机：①肾藏的气化功能异常（分解代谢率增强，肿瘤从人体固有的脂肪、蛋白质夺取营养），影响肾藏的全形功能（极度消瘦）。②营亏（蛋白质、水、电解质丢失；营养供给不足，机体不能从外界吸收营养物质），影响肾藏的全形功能（极度消瘦）。③心藏主血脉功能的固化结构血壅（心脏舒张受限，引起体循环静脉淤血），营亏（营养供给不足），影响肾藏的全形功能（极度消瘦）。

（三十九）坏疽（gangrene）

坏疽指局部组织出现坏死、发黑等特殊形态改变，多由疾病、创伤等因素导致血液循环障碍引起，造成局部组织大面积缺血、坏死并继发腐败菌感染。坏疽可分为干性和湿性，干性坏疽表现为四肢的发黑、干枯、坏死等症状；湿性坏疽表现为坏死组织与健康组织界限不清、肿胀，呈黑色或者暗绿色，因腐败菌感染可伴有恶臭，并有发热、大量出汗、脉搏增快等全身症状。湿性坏疽起病急、预后差。

病因：①主血脉畸形（闭塞性周围动脉粥样硬化）、主血脉血团（血栓形成、动脉栓塞）、主血脉痰饮（结节性多动脉炎）。②糖盈（高血糖）。③主血脉血壅（红斑性肢痛症）。④痰饮（开放性伤口、手术切口或消化道穿孔时厌氧菌感染）。

病机：①营亏（局部组织长期营养缺乏），影响肾藏全形功能的固化结构（组织坏死）。②脾藏散精功能的固化结构畸形（微血管基底膜增厚），营亏（局部组织营养缺乏），影响肾藏全形功能的固化结构（局部组织坏死）。③心藏的主血脉功能异常（毛细血管前括约肌持续收缩，动静脉短路），营亏（局部血液灌注量增加，营养通路血管内灌注量不足，患处组织缺血缺氧，营养障碍），影响肾藏全形功能的固化结构（局部组织坏死）。④肾藏全形功能的固化结构气壅（细菌在组织内繁殖，产生毒素和气体），影响肾藏全形功能的固化结构（组织内压力增加，血供减少，加速组织坏死，产生气体积聚，使坏死组织膨胀）。

（四十）皮肤弹性下降（decreased skin elasticity）

皮肤弹性下降指皮肤拉伸并恢复其原始形状的能力下降。

病因：①水亏（高渗性失水）。②年龄（衰老）。③疏泄神乱（睡眠不足）。④外伤（紫外线辐射）、恶习（吸烟、饮酒）。⑤营亏（缺乏蛋白质、维生素、矿物质）。

病机：①影响肾藏全形功能的固化结构（皮肤细胞内失水）。②影响肾藏全形功能的固化结构（皮肤中胶原蛋白和弹性蛋白自然分解速度加快，新生速度减慢，导致皮肤结构变得松弛）。③影响肾藏全形功能的固化结构（影响皮肤修复周期，加速皮肤老化，影响弹性）。④影响肾藏全形功能的固化结构（破坏皮肤中的胶原蛋白和弹性蛋白，加速皮肤老化）。⑤影响肾藏全形功能的固化结构（影响胶原蛋白和弹性蛋白的合成）。

（四十一）皮肤干燥（dry skin）

皮肤干燥指皮肤表面缺乏足够的水分和皮脂，表现为皮肤发干、紧绷、粗糙、没有光泽、瘙痒、脱屑、皲裂。

病因：①藏精神少（甲状腺功能减退）。②外燥（环境干燥）、外寒（环境寒冷）。③年龄（年龄增长）。④恶习（长时间洗澡、使用碱性强的沐浴露、频繁洗手、过度去角质等）。⑤偏食（进食油性食物过少）。

病机：①肾藏的气化功能异常（基础代谢率降低），导致肾藏全形功能的固化结构畸形（汗腺和皮脂腺分泌减少）。②导致肾藏全形功能的固化结构畸形（皮肤水分丢失过多）。③导致肾藏全形功能的固化结构畸形（血液中的水分减少，汗腺分泌减少）。④导致肾藏全形功能的固化结构畸形（过度清除皮肤油脂）。⑤导致肾藏全形功能的固化结构畸形（皮脂腺分泌减少）。

（四十二）皮肤粗糙（rough skin）

皮肤粗糙指皮肤的光滑度降低、弹性降低、光泽缺失，甚至抚之碍手。

病因：①运化痰饮（原发性胆汁性胆管炎）。②年龄（衰老）。③水亏（缺水）。④外伤（紫外线辐射）。⑤全形畸形（鱼鳞病、干性皮炎、银屑病、毛囊周角化病）。⑥营亏（维生素A、维生素C缺乏）。⑦气化神乱（糖尿病）。

病机：①脾藏的运化功能异常（胆汁淤积，对脂肪的消化吸收能力减弱），营亏（维生素A吸收障碍），导致肾藏全形功能的固化结构畸形（上皮细胞角化过度）。②肾藏全形功能的固化结构畸形（血液、皮肤中的水分减少，皮肤松弛和皱瘪）。③肾藏全形功能的固化结构畸形（角质层硬化，失去光泽）。④肾藏全形功能的固化结构畸形（损伤皮肤中的胶原蛋白和弹性蛋白，导致皮肤粗糙）。⑤表现为肾藏全形功能的固化结构畸形（角质层过度增厚，皮肤变得粗糙）。⑥表现为肾藏全形功能的固化结构畸形（维生素 A 缺乏导致皮肤角质层细胞不能正常成熟和脱落，皮肤粗糙；维生素 C 缺乏导致胶原蛋白合成减少，皮肤弹性下降和粗糙）。⑦导致肾藏全形功能的固化结构畸形（晚期糖基化终产物损害皮肤中的胶原蛋白和弹性蛋白，导致皮肤失去弹性，变得松弛和粗糙）。

（四十三）皮屑过多（excessive dander）

皮屑过多指皮肤表层老化死亡的角质细胞脱落形成的微小碎片过多。

病因： ①外燥（环境干燥）、水亏（水分摄取不足）。②全形痰饮（银屑病、脂溢性皮炎、头皮马拉色菌感染、湿疹）、全形畸形（鱼鳞病）。③营亏（维生素 B 族、锌缺乏）。④气化神乱（糖尿病）。

病机： ①影响肾藏全形功能的固化结构（皮肤干燥产生大量皮屑）。②肾藏全形功能的固化结构畸形（产生大量皮屑）。③影响肾藏全形功能的固化结构（皮肤代谢异常，产生皮屑）。④导致肾藏全形功能的固化结构畸形（晚期糖基化终产物损害皮肤中的胶原蛋白和弹性蛋白，导致皮肤失去弹性，变得松弛和粗糙，皮屑过多）。

（四十四）皮肤鱼鳞样变（skin ichthyosis）

皮肤鱼鳞样变指皮肤最表层细胞（角质层）干燥、脱落，导致正常或异常角蛋白过多积聚，表现为鱼鳞状的角质层增厚。

病因： ①全形畸形（戈谢病）。②胎弱（与丝聚合蛋白合成有关的基因突变）。③胎弱（X 染色体上的类固醇硫酸酯酶基因突变）。④胎弱（谷氨酰胺转移酶基因突变）。⑤胎弱（角蛋白基因突变）。

病机： ①肾藏全形功能的固化结构畸形（戈谢细胞沉积于皮肤成纤维细胞，皮肤过度角化）。②肾藏的全形功能异常（丝聚合蛋白合成障碍），导致肾藏全形功能的固化结构畸形（导致角质层中细胞间的粘连异常，影响角质层的正常脱落，造成鳞屑积累）。③肾藏的全形功能异常（类固醇硫酸酯酶缺乏），导致肾藏全形功能的固化结构畸形（导致角质层中硫酸胆固醇积累，干扰角质层细胞的正常脱落，形成鳞屑）。④肾藏的全形功能异常［谷氨酰胺转移酶（参与角质层脂质的交联）功能障碍］，导致肾藏全形功能的固化结构畸形（角质层屏障功能受损，皮肤干燥并形成鳞屑）。⑤肾藏的全形功能异常［角蛋白（维持角质细胞骨架的稳定性）功能障碍］，导致肾藏全形功能的固化结构畸形（角质细胞结构不稳定，影响皮肤屏障功能，导致皮肤干燥和鳞屑形成）。

（四十五）皮下肿块（subcutaneous lump）

皮下肿块指皮下组织发生肿大、膨胀、增生，形成异常包块，常突出于皮肤表面。其中类风湿关节炎引发的发生于经常受压或机械摩擦部位（如肘部、膝部、脚踝、手背、足背、头枕部、骶部）的坚实、圆形或卵圆形结节称类风湿结节。

病因：①全形癥积（淋巴瘤、恶性肿瘤淋巴转移）。②全形癥积（脂肪瘤、黄瘤病）。③全形癥积（毛细血管瘤、海绵状血管瘤）。④全形畸形（表皮囊肿、皮脂腺囊肿）。⑤全形癥积（纤维瘤）。⑥全形痰饮（蜂窝织炎）。⑦主肌肉水壅（肌腱囊肿、滑膜囊肿）。⑧全形癥积（骨软骨瘤）。⑨全形痰饮（结节病、麻风病）。⑩癥血癥积（神经鞘瘤）。⑪全形痰饮（类风湿关节炎）。

病机：①肾藏全形功能的固化结构畸形（皮肤淋巴组织增生）。②肾藏全形功能的固化结构畸形（脂肪组织增生；脂质在皮肤下沉积形成黄色或橙色结节）。③肾藏全形功能的固化结构畸形（真皮内血管平滑肌增生）。④肾藏全形功能的固化结构畸形（毛囊上皮植入真皮层并增殖，形成囊肿；毛囊皮脂腺口堵塞，皮脂聚积成囊肿）。⑤肾藏全形功能的固化结构畸形（纤维结缔组织增生）。⑥肾藏全形功能的固化结构畸形（皮肤深部感染，炎症渗出）。⑦肾藏全形功能的固化结构畸形（肌腱膜、滑膜分泌滑液过多）。⑧肾藏全形功能的固化结构畸形（软骨组织增生）。⑨肾藏全形功能的固化结构畸形（局部免疫反应性肉芽肿）。⑩肾藏全形功能的固化结构畸形（神经鞘的施万细胞增生）。⑪肾藏全形功能的固化结构畸形（免疫复合物沉积和周围组织炎症增生形成皮下结节，其中心部分包含纤维素样坏死物质，周边则有成纤维细胞、单核细胞、淋巴细胞和浆细胞浸润）。

（四十六）皮肤发硬（stiff skin）

皮肤弹性指皮肤在受到拉伸或压缩后恢复原状的能力。皮肤发硬是指胶原蛋白、弹力纤维、透明质酸等皮肤基质成分减少，皮肤弹性下降。

病因：①全形畸形（系统性硬化症）。②全形痰饮（慢性湿疹、接触性皮炎）。③藏精神少（甲状腺功能减退症）、气化神乱（糖尿病）。④外伤（烧伤、冻伤的愈合过程）。⑤全形畸形（鱼鳞病）。⑥营亏（营养素缺乏，尤其是必需脂肪酸、维生素和矿物质缺乏）。⑦年龄（年龄增长）。⑧外伤（长期的摩擦或压迫）。⑨全形畸形（皮肤淀粉样变）。⑩全形痰饮（神经性皮炎）。

病机：①肾藏全形功能的固化结构畸形（成纤维细胞过度增殖并分泌大量胶原纤维和其他基质成分，使得真皮层内的纤维组织增生和沉积，皮肤增厚变硬）。②肾藏全形功能的固化结构畸形（组织修复过程形成纤维化和瘢痕组织）。③肾藏全形功能的固化结构畸形（皮肤水分丢失，组织结构改变）。④肾藏全形功能的固化结构畸形（皮肤纤维组织增生，形成瘢痕）。⑤肾藏全形功能的固化结构畸形（角质形成细胞代谢障碍，皮肤表层角质堆积，底层胶原纤维排列异常）。⑥肾藏全形功能的固化结构畸形（影响皮肤的正常代谢，皮肤干燥、萎缩、变硬）。⑦肾藏全形功能的固化结构畸形（皮肤胶原蛋白流失和破坏，弹力纤维的数量和质量会下降）。⑧肾藏全形功能的固化结构畸形（角质层增厚，形成硬皮）。⑨肾藏全形功能的固化结构畸形（淀粉样蛋白异常沉积在皮肤中，导致皮肤变硬、增厚）。⑩肾藏全形功能的固化结构畸形（过度抓挠刺激皮肤，导致角质层增厚）。

（四十七）皮肤红斑（skin erythema）

皮肤红斑由毛细血管扩张、增多或充血引起，压之可以褪色。

病因：①疏泄神乱（家族性自主神经功能失调症）。②逆气（食物、药物、化妆品、花粉过敏）、外伤（日光或紫外线照射后）、全形痰饮（系统性红斑狼疮、皮肌炎）、杂毒（接触化妆品、清洁剂、金属）、痰饮（细菌、病毒、真菌或寄生虫感染）。

病机：①肝藏的疏泄功能异常（交感神经功能失调），导致心藏主血脉功能的固化结构血壅（小血管运动功能失调，动脉充血，局部血液灌注量增加，局部微循环内氧合血红蛋白增多），影响肾藏全形功能的固化结构（局部组织颜色鲜红）。②肾藏的全形功能异常（引发炎症反应），导致心藏主血脉功能的固化结构畸形（引起血管扩张和渗透性增加），影响肾藏全形功能的固化结构（形成红斑）。

（四十八）环状红斑（erythema annulare）

环状红斑指皮肤出现红斑或斑丘疹，迅速扩展而中央消退，成为淡黄红或暗红色弧形、半环形或环形红斑，直径为 1～2 厘米或数厘米，边缘可略隆起，相邻的皮损可融合成网形或多环形红斑，通常出现于躯干，尤其常见于腹部，也可发生于四肢近侧端，一般没有自觉症状，或仅有轻微的灼热感或痒觉。

病因：全形痰饮（风湿热、系统性红斑狼疮）。

病机：表现为肾藏全形功能的固化结构痰饮、畸形（躯干及四肢真皮浅层血管扩张充血，血管周围组织水肿，淋巴细胞、单核细胞及少许中性粒细胞浸润，表现为淡红色环状红晕、微隆起、中央皮肤色泽正常）。

（四十九）结节性红斑（erythema nodosum）

结节性红斑指真皮深层或皮下组织局限性血管炎所致的肢体对称性鲜红色、暗红色或紫红色结节性皮肤损害，压痛明显，常由感染、免疫因素、炎症性肠病、肿瘤、药物引起。

病因：①全形畸形（结节病）。②主血脉痰饮（大动脉炎）、运化痰饮（贝赫切特综合征）、全形痰饮（脊柱关节炎、系统性红斑狼疮、类风湿关节炎）。

病机：①表现为肾藏全形功能的固化结构畸形（病变累及皮下脂肪组织，血管壁及其周围纤维素样坏死，红细胞外渗，血管外组织间隙纤维蛋白沉积、T细胞及单核细胞聚集）。②表现为肾藏全形功能的固化结构畸形（病变累及皮下组织，脂肪小叶间隔内水肿，红细胞外渗，血管周围中性粒细胞、淋巴细胞浸润，脂肪细胞变性坏死，肉芽组织增生，形成红色或紫红色疼痛性结节）。

（五十）网状青斑（livedo reticularis）

网状青斑是一种由于皮肤局部血管舒缩功能紊乱，致使皮肤上出现网状或树枝状分布的青紫色斑纹。

病因：①主血脉痰饮（结节性多动脉炎）。②外寒（寒冷环境）。

病机：①表现为肾藏全形功能的固化结构痰饮、畸形（局部皮肤微动脉痉挛引起皮肤缺血，而毛细血管和静脉的无张力性扩张以及局部循环的淤滞，导致皮肤青紫。由于来自皮下组织的中央微动脉穿入皮肤和中心区毛细血管的树枝状分支比周围毛细血管的张力稍大，血流稍快，造成青紫围绕着中间苍白区而呈网状改变，则见网状青斑）。②肾藏全形功能的固化结构畸形〔为了减少热量损失并维持核心体温，皮肤的浅层血管（小动脉和毛细血管）收缩，深层血管仍然相对开放，以保持必要的组织灌注，导致血液流向深层血管网络，在皮肤下形成网状青斑外观]。

（五十一）色素沉着（pigmentation）

色素沉着指皮肤或黏膜部位的黑色素细胞产生过多黑色素，或黑色素分布异常，导致皮肤颜色加深，按压不褪色的现象，表现为皮肤色斑、黄褐斑、雀斑、咖啡斑等。

病因：①散精畸形（肝硬化）。②痰饮（疟原虫引发的疟疾）。③痰饮（真菌感染引发的花斑癣）。④藏精神亢（甲亢）。⑤全形畸形（硬皮病）。⑥全形内湿（血色病）。⑦藏精神亢（皮质醇增多症）。⑧藏精神少（肾上腺皮质功能不全）。⑨全形畸形（肢端肥大症）。⑩全形畸形（黑棘皮病）。⑪年龄（年龄增长）。⑫药毒（奋乃静和三氟拉嗪等抗精神病药物、氯喹和氨酚氯喹等治疗疟疾药物、甲妥英和苯妥英钠等治疗癫痫药物、环磷酰胺和博来霉素等治疗肿瘤药物、地塞米松片和复方戊酸雌二醇片等含激素类药物）。⑬殊态（妊娠）。⑭胎禀（先天疾病）。⑮痰饮（痤疮愈合后、湿疹或皮炎恢复期）。⑯外伤（紫外线照射）、杂毒（使用某些化妆品或接触某些化学物质）。⑰过逸（久坐不动、缺乏运动锻炼）。⑱藏精畸形（肾上腺脑白质营养不良）。⑲胎弱（患者可能存在某种特定的控制交感神经的基因缺陷，这种缺陷的基因在一定年龄阶段表达，常引发面偏侧萎缩症）。

病机：①脾藏的散精功能异常（肝细胞损伤，磷脂及脂蛋白的合成不足，胆固醇酯化障碍、转运能力降低，胆固醇酯不足），借助肾藏的藏精功能（肾上腺皮质激素合成减少，促肾上腺皮质激素增多，黑素细胞刺激素增加），导致肾藏全形功能的固化结构畸形（黑色素细胞数量增多、活性增强，产生的黑色素不能完全随角质层脱落和血液循环排除，沉积于局部）。②肝藏藏血功能的固化结构畸形（球结膜可见色素沉着，即疟疾斑）。③肾藏全形功能的固化结构畸形（胸背部、颈部和上肢皮肤色素沉着）。④肾藏全形功能的固化结构畸形（面部、颈部、外阴部、腋下皮肤色素沉着）。⑤肾藏全形功能的固化结构畸形（色素沉着）。⑥肾藏全形功能的固化结构畸形（皮肤呈青铜色、金属灰色或石板样灰色，可遍及全身，以面部、颈部、手背、前臂伸侧、下肢、生殖器瘢痕处更明显，其中面部表现为典型的铅色脸）。⑦肾藏全形功能的固化结构畸形（肾上腺皮质长期大量分泌糖皮质激素，引起色素沉着）。⑧肾藏全形功能的固化结构畸形（面部、膝盖、关节等部位出现棕褐色、棕色、黑色色素沉着）。⑨肾藏全形功能的固化结构畸形（垂体瘤分泌大量生长激素，导致表皮基底层的黑色素增多，进而局部皮肤颜色加深形成色素沉着，多见于面部、颈部、外阴部）。⑩肾藏全形功能的固化结构畸形（表现为褐色疣状色素，常见于皮肤皱褶）。⑪肾藏全形功能的固化结构畸形（皮肤新陈代谢减慢，黑色素清除能力下降，容易形成老年斑）。⑫肾藏全形功能的固化结构畸形（色素沉着）。⑬肾藏全形功能的固化结构畸形（女性激素水平的变化，导致色素沉着加重）。⑭肾藏全形功能的固化结构畸形（雀斑、咖啡斑）。⑮肾藏全形功能的固化结构畸形（炎症过程中，机体为了保护受损组织而增强黑色素生成）。⑯肾藏全形功能的固化结构畸形（刺激黑素细胞产生更多的黑色素）。⑰借助肾藏的气化和全形功能（新陈代谢速度变慢），内湿（代谢产物存积），导致肾藏全形功能的固化结构畸形（皮肤色素沉着）。⑱肾藏藏精功能的固化结构内湿（肾上腺皮质病变，极长链脂肪酸在肾上腺皮质细胞中聚集），影响肾藏的藏精功能（引起肾上腺皮质细胞膜表面的极长链脂肪酸受体功能下降，细胞内类固醇合成受抑制，致肾上腺功能减退），借助肾藏的全形功能（促肾上腺皮质激素与黑色素具有相同的片段，肾上腺皮质功能低下引起负反馈，削弱黑色素的抑制作用，增加黑色素的分泌），导致肾藏全形功能的固化结构畸形（皮肤色素沉着）。⑲借助肾藏的全形功能，导致肝藏疏泄功能的固化结构畸形（交感神经受损），影响肾藏的全形功能〔多巴是机体酪氨酸代谢过程中氧化生成的一种中间衍生物，它既是黑色素合成的底物，也是神经递质儿茶酚胺合成的底物。交感神经抑制，儿茶酚胺类神经递质（去甲肾上腺素、多巴胺等）合成减少，黑色素的合成增多，则见色素沉着〕。

（五十二）色素减退（hypopigmentation）

色素减退指皮肤、毛发或眼睛等部位的色素（内源性色素包括构成黑色的黑色素、构成红色的氧化血红蛋白、构成蓝色的还原型血红蛋白；外源性色素包括构成黄色的胡萝卜素）减少，表现为局部或全身皮肤的颜色变淡或消失。

病因：①全形畸形（花斑癣）。②全形畸形（白癜风）。③年龄（年龄增长）、外伤（日光照射）。④全形畸形（贫血痣）。⑤全形畸形（单纯糠疹）。⑥杂毒（化学物质接触）、外伤（物理刺激、烧伤）、药毒（某些药物反应）、营亏（营养不良）、藏精神乱（内分泌失调）、全形痰饮（皮肤炎症）。⑦胎弱（患者可能存在某种特定的控制交感神经的基因缺陷，这种缺陷的基因在一定年龄阶段表达，常引发面偏侧萎缩症）。⑧藏精神少（腺垂体功能减退症）。⑨胎禀（白化病）。

病机：①肾藏全形功能的固化结构痰饮、畸形（马拉色菌能够抑制酪氨酸酶活性，从而阻断了黑色素的合成通路，甚至这种物质的产生能够抑制黑素细胞的 DNA 合成，出现皮肤色素减退，好发于躯干，可累及颈部、腋窝、上肢及面部）。②肾藏全形功能的固化结构畸形（黑色素细胞被破坏或失去功能，不能正常产生黑色素，表现为局限性或泛发性色素脱失斑，或色素减退斑，好发于外露部位和易摩擦部位）。③肾藏全形功能的固化结构畸形（引发特发性滴状色素减少症，表现为圆形或多角形的白斑）。④表现为肾藏全形功能的固化结构畸形（局部血管对儿茶酚胺敏感性增高，始终处于收缩状态，使局部皮肤缺血而发生白色斑片）。⑤表现为肾藏全形功能的固化结构畸形（常见于儿童和青少年，表现为面部圆形或椭圆形色素减退斑块，通常伴有轻微脱屑）。⑥肾藏全形功能的固化结构畸形（黑色素产生减少）。⑦借助肾藏的全形功能，导致肝藏疏泄功能的固化结构畸形（交感神经受损），影响肾藏的全形功能［多巴是机体酪氨酸代谢过程中氧化生成的一种中间衍生物，它既是黑色素合成的底物，也是神经递质儿茶酚胺合成的底物。交感神经兴奋，儿茶酚胺类神经递质（去甲肾上腺素、多巴胺等）合成增多，黑色素的合成减少则见白斑］。⑧肾藏的藏精功能异常（促肾上腺皮质激素分泌障碍），导致肾藏全形功能的固化结构畸形（黑色素细胞生成不足，黑色素合成减少）。⑨肾藏全形功能的固化结构畸形（酪氨酸酶缺乏，不能有效催化酪氨酸转变为黑色素前体，最终导致代谢终产物黑色素缺乏而呈白化，患者全身皮肤、毛发、眼睛缺乏黑色素）。

（五十三）黄色瘤（xanthoma）

黄色瘤指发生在皮肤或肌腱部位的黄色或橙黄色斑丘疹或结节。黄色瘤组织中常含有脂肪细胞和巨噬细胞浸润，并可伴有全身的脂代谢异常。

病因：①脂盈（高血脂）。②运化痰饮（原发性胆汁性胆管炎）。

病机：①导致肾藏全形功能的固化结构畸形（脂质沉积引起局限性皮肤隆起）。②脾藏的运化功能异常（胆固醇常通过转化成为胆汁酸盐，由胆汁分泌清除。肝内小胆管慢性进行性非化脓性炎症导致胆汁淤积，干扰胆固醇的清除），脂盈（从而引发高脂蛋白血症），导致肾藏全形功能的固化结构畸形（沉积于质地柔软的眼睑皮肤）。

（五十四）多毛（hypertrichosis）

当身体任何部位（上唇、下巴、耳朵、面颊、下腹部、后背、胸部和肢体近端等）出现较同年龄、同性别、同种族者毛发增多时，即为多毛。

病因： ①藏精畸形（多囊卵巢综合征）。②药毒（长期服用抗癫痫药、合成孕激素、可的松）。③藏精瘕积（肾上腺肿瘤）。④藏精神亢（皮质醇增多症）。

病机： ①肾藏的藏精功能异常（下丘脑－垂体－卵巢轴调节功能异常，垂体释放黄体生成素增多，刺激卵巢间质细胞释放过量雄激素），影响肾藏全形功能的固化结构。②肾藏的藏精功能异常（增加雄激素水平或增加毛囊对雄激素的敏感性），影响肾藏全形功能的固化结构。③肾藏的藏精功能异常（肿瘤能够自主分泌过量的雄激素），影响肾藏全形功能的固化结构。④肾藏的藏精功能异常［皮质醇水平升高，降低性激素结合球蛋白（在血液中与性激素结合，限制其的生物活性）水平，更多的雄激素处于游离状态，增加了其生物活性］，影响肾藏全形功能的固化结构。

二、全形痰饮

（一）痈疽疔疖（pyogenic infection）

痈疽疔疖即化脓性感染，指非特异性感染，又称一般感染。常见致病菌有葡萄球菌、链球菌、大肠杆菌。

条件： 正虚（B细胞缺陷，常引发X连锁无丙种球蛋白血症）。

病因： 淫气（葡萄球菌、链球菌、大肠杆菌）。

病机： 导致肾藏全形功能的固化结构痰饮（组织感染）。

（二）光过敏（photosensitivity）

光过敏指人体皮肤对日光或人工光源辐射的异常反应。表现为照射部位皮肤红斑、皮炎、水疱、色素沉着、脱色、皮肤剥脱等。可分为光敏感和光致敏。光敏感由种族、基因或疾病引起；光致敏由全身或局部应用某些药物引起。

条件： 气候（日晒）。

病因：①痰饮（抗原抗体免疫复合物，常引发系统性红斑狼疮）。②逆气（外源性光敏剂：植物油、香料、染料；内源性光敏剂：卟啉）。③药毒（四环素、磺胺药）、杂毒（化妆品、防晒霜、工业化学品）、胎禀（卟啉症）。

病机：①肾藏全形功能的固化结构痰饮（阳光照射可能引起角质形成、细胞凋亡增加，使自身抗原暴露，免疫复合物增加，沉积于皮肤表面时，引起炎症反应），导致肾藏全形功能的固化结构畸形。②肾藏全形功能的固化结构痰饮（激活 T 细胞介导的免疫反应，导致局部炎症），导致肾藏全形功能的固化结构畸形。③肾藏全形功能的固化结构畸形（化学物质或卟啉分子，在光照下成为激发态的光敏剂，与皮肤中的氧分子相互作用，产生自由基和活性氧，引发炎症反应和皮肤损伤）。

（三）关节肿胀（Joint swelling）

关节肿胀指关节周围肿胀、潮红、发热和运动受限，为多种疾病的临床表现。

病因：全形痰饮（类风湿关节炎、骨关节炎、系统性红斑狼疮、强直性脊柱炎、滑膜炎）、外伤（关节遭受撞击、扭伤或拉伤）、全形内湿（痛风）。

病机：肾藏全形功能的固化结构痰饮、畸形（炎症反应导致局部血管扩张，血流速度加快，毛细血管通透性增加，富含蛋白质的渗出液积聚在关节内；滑膜内组织增生和滑膜纤维组织增生）。

（四）淋巴结肿大（lymph node tumefaction）

淋巴结肿大指颌下、腋下、腹股沟等部位的淋巴结在发生炎症时，因细菌及其毒素的刺激而肿大，这些肿大的淋巴结可以用手明显触及，并常伴有疼痛的症状。根据发生机制，淋巴结肿大可分为以下几类：感染性肿大：由细菌、病毒、原虫等引起的急慢性淋巴结感染，会导致淋巴结充血、水肿，淋巴细胞和巨噬细胞增生，并有中性粒细胞、单核细胞的浸润，有时甚至发生坏死，从而使淋巴结增大并伴有疼痛。反应性肿大：这类肿大多由生物因素、化学因素及变态反应性刺激等因素引起，导致淋巴结内的淋巴细胞、单核巨噬细胞反应性大量增生。表现为淋巴滤泡增大、滤泡旁淋巴细胞增生，有时可出现坏死增生，进而导致淋巴结肿大。肿瘤性肿大：无论是原发还是继发性肿瘤，都可表现为无限制肿瘤细胞在淋巴结内大量增殖。这些肿瘤细胞占据并破坏了淋巴结的正常结构，同时引起淋巴结内纤维组织增生及炎症细胞浸润，从而导致淋巴结肿大。此外，根据病因，淋巴结肿大还可分为局部性淋巴结肿大和全身性淋巴结肿大。

病因： ①全形神乱（成人斯蒂尔病）。②全形癥积（淋巴瘤）。③藏精痰饮（甲状腺炎）。④生育痰饮（前庭大腺炎症）。⑤瘕聚（白血病）、生育癥积（乳腺癌）、主气癥积（肺癌）、运化癥积（胃癌）。⑥全形痰饮（系统性红斑狼疮、类风湿关节炎、干燥综合征）。

病机： ①肾藏全形功能的固化结构痰饮（炎症细胞刺激淋巴细胞增殖）。②肾藏全形功能的固化结构畸形（淋巴细胞恶性增殖分化）。③肾藏全形功能的固化结构痰饮（炎症细胞刺激颈部淋巴细胞增殖）。④肾藏全形功能的固化结构痰饮（致病菌沿着淋巴管侵入腹股沟淋巴结，刺激淋巴结内的免疫细胞，从而引发炎症反应。这一过程中，淋巴结会发生多方面的变化：一方面，淋巴细胞和巨噬细胞会增生，以应对病原体的入侵；另一方面，淋巴液的流量会增加，导致淋巴结充血和水肿；此外，随着炎症细胞的浸润和活跃，淋巴结内的中性粒细胞、单核细胞及浆细胞数量也会增加，严重时甚至可能出现坏死和肉芽肿形成）。⑤肾藏全形功能的固化结构畸形（恶性肿瘤细胞浸润淋巴结，或通过淋巴循环转移至淋巴结）。⑥肾藏全形功能的固化结构畸形（自身抗体或免疫复合物在淋巴结中累积，引发炎症反应）。

三、全形神乱

（一）骨痛（osteodynia）

骨痛指炎症、骨内压改变引发的全身或局部的骨骼疼痛，多为连续性疼痛。

病因： ①运化癥积（食管癌）。②酸盈（肾小管酸中毒）。③钙盈（高血钙）。④全形癥积（多发性骨髓瘤）。⑤瘕聚（急性白血病）。⑥全形畸形（急慢性骨损伤）、全形痰饮（骨膜炎、骨髓炎）。⑦全形癥积（骨肿瘤）。

病机： ①肾藏全形功能的固化结构癥积（癌细胞骨转移），影响心藏的藏神功能（压迫位于骨膜上的痛觉感受器，痛觉信号经神经传入大脑皮质的感觉中枢，影响大脑皮质联络区）。②肾藏的主水功能异常（Ca^{2+} 重吸收能力下降），钙亏（血钙降低），导致肾藏的全形功能异常（骨组织钙质溶出），影响心藏的藏神功能（兴奋骨膜上的痛觉感受器，痛觉信号经神经传入大脑皮质的感觉中枢，影响大脑皮质联络区）。③肾藏的全形功能异常（软骨迁徙性钙化），影响心藏的藏神功能（兴奋骨膜的痛觉感受器，痛觉信号经神经传入大脑皮质的感觉中枢，影响大脑皮质联络区）。④肾藏的全形功能异常（一方面，大量的骨髓瘤细胞在骨髓腔内增殖，另一方面，骨髓瘤细胞可以分泌破骨细胞活性因子，激活破骨细胞，使骨质溶解破坏），影响心藏的藏神功能。⑤肾藏的全形功能异常（白血病细胞在骨髓腔内增殖），影响心藏的藏神功能（骨髓腔的压力过大或释放内源性致痛物质如 K^+、5-羟色胺等兴奋骨膜的痛觉感受器，痛觉信号经神经传入大脑皮质的感觉中枢，影响大脑皮质联络区）。⑥影响心藏的藏神功能（兴奋骨膜的痛觉感受器，痛觉信号经神经传入大脑皮质的感觉中枢，影响大脑皮质联络区）。⑦肾藏的全形功能异常（肿瘤破坏正常骨组织，导致骨髓腔内压力增高），影响心藏的藏神功能（兴奋骨膜的痛觉感受器，痛觉信号经神经传入大脑皮质的感觉中枢，影响大脑皮质联络区）。

（二）关节压痛（joint tenderness）

关节压痛指患者主观并无疼痛感觉或痛感较轻，当检查时用指或手加压力时明显疼痛或比原来明显加剧。

病因： ①统血恶血（关节型过敏性紫癜）。②全形痰饮（关节滑膜炎、化脓性关节炎、银屑病关节炎、风湿性关节炎、痛风性关节炎）、全形畸形（骨关节炎）。

病机： ①肾藏全形功能的固化结构恶血（关节部血管通透性升高，血液渗出血管，堆积在关节处），影响心藏的藏神功能（外部按压刺激痛觉感受器，信号传到中枢）。②影响心藏的藏神功能（滑膜积液、脓性渗出物、炎症介质、尿酸盐结晶、骨刺兴奋关节处的痛觉感受器，信号传到中枢）。

（三）关节酸痛（joint soreness）

关节酸痛指关节的酸软、疼痛。

病因： ①主水痰饮（急性间质性肾炎）。②全形痰饮（感染性关节炎、类风湿关节炎、痛风性关节炎、创伤性关节炎、系统性红斑狼疮、干燥综合征）、全形畸形（骨关节炎）。

病机： ①肾藏的主水功能异常（肾代谢功能障碍），痰饮（免疫复合物等物质不能有效排出），导致肾藏全形功能的固化结构畸形（沉积在关节腔，引起滑膜充血水肿，软骨进行性破坏，关节畸形），影响心藏的藏神功能（产生躯体感觉信号，传入中枢）。②影响心藏的藏神功能（炎症介质、尿酸盐结晶、骨刺兴奋关节处的痛觉感受器，信号传到中枢）。

（四）关节强直（ankylosis）

关节强直指人体关节因炎症、骨折、出血、长期制动及滑膜切除等原因引起内部粘连等病理状态，关节失去主动及被动活动导致关节屈伸不利、僵硬、发挺的一种状态。包括纤维性僵硬和骨性强直。

病因：①全形痰饮（类风湿关节炎）。②全形痰饮（强直性脊柱炎）。③全形畸形（硬皮病）。④全形痰饮（骨关节炎）。⑤外伤（骨折、脱臼、挫伤）。⑥全形痰饮（化脓性关节炎、骨结核）。⑦过逸（长期石膏固定）、医过（不正确的内固定术）。

病机：①影响肾藏的全形功能（关节面纤维素性强直）。②肾藏全形功能的固化结构痰饮（附着点淋巴细胞浸润），导致肾藏全形功能的固化结构畸形（肉芽组织形成，使关节间隙消失，代之以纤维组织和骨化，椎体因其椎间组织的炎症和新骨形成而由正常的凹形椎体变成方形，椎体边缘的新骨与上下相连的椎体连成骨桥，椎体各小关节突的韧带亦发生纤维化、骨化）。③表现为肾藏全形功能的固化结构畸形（关节周围肌腱、筋膜、皮肤纤维化，发生挛缩）。④肾藏全形功能的固化结构畸形（关节软骨受损，累及滑膜、韧带、关节囊和关节周围肌肉韧带）。⑤肾藏全形功能的固化结构畸形（修复过程中，纤维组织和骨化组织形成，导致关节内部或周围组织粘连，限制关节的活动范围）。⑥肾藏全形功能的固化结构畸形（关节内或关节周围组织发生炎症和纤维化，形成关节强直）。⑦肾藏全形功能的固化结构畸形（关节周围的肌肉萎缩和关节囊挛缩，影响关节的正常滑动和活动，引起关节强直）。

（五）晨僵（morning stiffness）

晨僵指晨起后病变关节在静止不动后出现较长时间僵硬，如胶粘的感觉，在适当活动后逐渐减轻。

条件：殊态（晨起时）。

病因：全形痰饮（类风湿关节炎、强直性脊柱炎、银屑病关节炎）、全形神乱（系统性红斑狼疮）。

病机：肾藏全形功能的固化结构水壅（受累关节周围组织渗液或充血水

肿），影响肾藏的全形功能（引起关节肌肉组织紧张，关节活动不力、发紧及僵硬）。

（六）骨骼性腰痛（skeletal lumbodynia）

腰痛指后背肋下缘至臀皱襞区域的一侧或两侧疼痛，常伴有腰背部肌肉紧张、僵硬、酸胀。根据疼痛持续时间分为急性腰痛（＜6周）、亚急性腰痛（6～12周）和慢性腰痛（＞12周）。骨骼性腰痛指骨骼疾病引发的腰部疼痛。

病因：①全形痰饮（脊柱关节炎、强直性脊柱炎、腰肌纤维组织炎、横突周围炎、类风湿关节炎、脊柱结核、骨关节周围韧带、筋膜发炎）。②胎弱[10号染色体长臂26.3（10q26.3）的 *HtrA1* 基因突变，常引发伴有皮质下梗死和白质脑病的常染色体隐性遗传性脑动脉病]。③全形畸形（脊柱侧弯、脊柱裂、第五腰椎骶化、腰椎间盘突出、胸椎腰化、椎管狭窄、椎体、椎骨骨折、脊椎脱位、韧带断裂、佝偻病、脊柱骨质增生、椎弓根峡部裂）、全形癥积（腰椎肿瘤）、外伤（腰背肌扭伤、劳损）。

病机：①肾藏全形功能的固化结构痰饮（炎症介质缓激肽、前列腺素等释放），影响心藏的藏神功能[痛觉感受器兴奋，疼痛信号通过 $T_{12} \sim L_1$ 的脊神经节以及迷走神经，通过丘脑的非特异投射系统（内髓板内的中央中核、束旁核、中央外侧核等），弥散投射到整个大脑皮质]。②导致肾藏的全形功能异常[丝氨酸蛋白酶 *HtrAl* 表达量变化，骨形态蛋白诱导的矿化作用（骨形态蛋白具有诱导未分化间充质干细胞向成软骨细胞和成骨细胞定向分化与增殖能力，促进成骨细胞分化成熟，参与骨和软骨生长发育及其重建过程，进而加速骨缺损修复）过度或减弱，造成脊椎变形性改变]，影响心藏的藏神功能[兴奋痛觉感受器，疼痛信号通过 $T_{12} \sim L_1$ 的脊神经节以及迷走神经，通过丘脑的非特异投射系统（内髓板内的中央中核、束旁核、中央外侧核等），弥散投射到整个大脑皮质]。③影响心藏的藏神功能[兴奋痛觉感受器，疼痛信号通过 $T_{12} \sim L_1$ 的脊神经节以及迷走神经，通过丘脑的非特异投射系统（内髓板内的中央中核、束旁核、中央外侧核等），弥散投射到整个大脑皮质]。

第三节 气化症状

肾藏的气化（生物氧化）功能是指能量代谢系统产生、存贮和分解供能物质，转移能量的功能。其中，能量代谢系统由供能物质的产生和存贮结构、释能结构、贮能结构、载热结构、散热结构、保热结构、化学能和热能组成。气化功能的固化结构和功能态势异常表现的症状称气化症状，共有 20 个。

一、气化畸形

（一）肥胖（peripheral obesity）

肥胖即形盛，是指以体内脂肪细胞的体积和细胞数量增加致体脂占体重的百分比异常增高并在某些局部过多沉积为特点的现象。通常用体重指数（BMI）作为判断标准，BMI ≥ 28.0kg/m^2 为肥胖。按脂肪积聚部位，可分为周围性肥胖和向心性肥胖。周围性肥胖又称匀称性肥胖或皮下脂肪型肥胖，脂肪呈匀称性分布，臀部脂肪堆积明显多于腹部。向心性肥胖又称腹型肥胖或内脏型肥胖，是一种体内脂肪以心脏、腹部为中心沉积的肥胖类型。

1. 周围性肥胖（peripheral obesity）

病因：①藏神神乱（暴食障碍）、饮食偏嗜（过度摄入高热量、高脂肪、高糖分的食物）。②过逸（体力活动减少）。③藏精畸形（多囊卵巢综合征）。④藏精神少（甲状腺功能减退、性腺功能减退）。⑤藏精癥积（胰岛素瘤）。

病机：①脾藏的运化功能异常（摄食过多，能量摄入超过能量消耗），导致肾藏气化功能的固化结构畸形（机体脂肪细胞数量增多、体积增大）。②肾藏的气化功能异常（供能物质消耗减少），导致肾藏气化功能的固化结构畸形（机体脂肪细胞数量增多、体积增大）。③肾藏的藏精功能异常（雄激素分泌增多，上调女性下丘脑瘦素敏感性，瘦素抵抗），一方面，影响脾藏的运化功能（食欲增加），另一方面，影响肾藏的气化功能（能耗减少），导致肾藏气化功能的固化结构畸形（脂肪在身体中段堆积）。④肾藏的藏精功能异常（甲状腺激素和性激素分泌减少），影响肾藏的气化功能（脂肪分解减少），导致肾藏气化功能的固化结构畸形（皮下脂肪存积）。⑤肾藏的藏精功能异常（胰岛素过量分泌），影响肾藏的气化功能（脂肪合成与储存加强，分解与利用减少），导致肾藏气化功能的固化结构畸形（皮下脂肪增多）。

2. 向心性肥胖（central obesity）

病因：①藏精神亢（库欣综合征）。②藏精神少（腺垂体功能减退症）。③殊态（绝经后）。

病机：①肾藏的藏精功能异常（糖皮质激素分泌过多），借助肾藏的气化功能（激活四肢皮下脂酶，促进脂肪水解和脂肪酸在肝内的氧化），导致肾藏全形功能的固化结构畸形（重新分布于面、颈、躯干部和腹部）。②表现为肾藏的藏精功能异常［促甲状腺激素（TSH）、促肾上腺皮质激素（ACTH）、黄体生成素（LH）、促卵泡激素（FSH）分泌不足］，肾藏的气化功能异常（脂肪代谢障碍），导致肾藏气化功能的固化结构畸形（堆积腰腹）。③肾藏的藏精功能异常（雌激素产生大幅减少），导致肾藏气化功能的固化结构畸形（脂肪分布模式发生变化，倾向于在腹部区域积累）。

（二）消瘦（marasmus）

消瘦即形衰，是指体内脂肪储量减少、肌肉消耗所致的体重减轻，表现为体重低于标准体重10%以上。

病因：①藏精神亢（甲状腺功能亢进）。②藏精神少（肾上腺皮质功能减退症）。③气化神乱（糖尿病）。④全形畸形（结节病）。⑤运化痰饮（肠结核、结核性腹膜炎、克罗恩病、IgG4相关硬化性胆管炎）、运化畸形（消化性溃疡）。⑥运化畸形（肝硬化）。⑦运化癥积（胃癌、结直肠癌晚期、食管癌晚期、胰腺癌）。⑧主气痰饮（肺脓肿、肺隐球菌病、肺孢子菌肺炎、过敏性肺炎、嗜酸性粒细胞性肺炎、肺结核）、主气畸形（特发性肺纤维化）。⑨主气癥积（肺癌晚期）。⑩生育痰饮（生殖器结核）。⑪生育癥积（子宫肉瘤）。⑫主血脉痰饮［ANCA（抗中性粒细胞胞质抗体）相关性血管炎、结节性多动脉炎］。⑬主水痰饮（血管炎肾损害）。⑭疏泄神乱（精神紧张、焦虑和抑郁）。⑮营亏（摄入的热量和营养素不足）、偏食（偏好某些食物）、全形痰饮（下颌关节炎）。

病机：①肾藏的藏精功能异常（甲状腺激素分泌增多），借助肾藏的气化功能（促进脂肪和外周组织蛋白质的分解），导致肾藏气化功能的固化结构畸形（皮下脂肪存积减少且骨骼肌肌纤维变细）。②肾藏的藏精功能异常（盐皮质激素分泌减少），影响肾藏的主水功能（对钠及水的重吸收降低），脾藏的散精功能（水分从细胞外液向渗透压相对较高的细胞内转移），一方面，导致脾藏运化功能的固化结构水壅（肠胃组织水肿），借助脾藏的运化功能（消化吸收功能减弱，食欲减退，营养物质摄入减少）；另一方面，心藏的主血脉功能异常（心输出量降低使动脉灌注不足，体循环静脉淤血），导致脾藏运化功能的固化结构血壅（胃肠道淤血），借助脾藏的运化功能（消化吸收功能减弱，食欲减退，营养物质摄入减少），导致肾藏气化功能的固化结构畸形（皮下脂肪减少）。③肾藏的气化功能异常（外周组织对葡萄糖利用障碍，脂肪、蛋白质分解增强），导致肾藏气化功能的固化结构畸形（皮下脂肪存积减少且骨骼肌肌纤维变细）。④一方面，痰饮（慢性炎症反应）导致脾藏运化功能的固化结构水壅（引发胃肠道黏膜水肿），影响脾藏的运化功能（出现食欲减退）；另一方面，直接借助肾藏的气化功能（慢性炎症反应消耗人体大量能量），导致肾藏气化功能的固化结构畸形（体内有限的储存糖原用完后，利用自身脂肪组织、蛋白质分解所得的能量以供应生命所需，脂肪、肌肉减少）。⑤脾藏的运化功能异常（营养物质的消化、吸收障碍），导致肾藏气化功能的固化结构畸形（皮下脂肪减少）。⑥脾藏的散精功能异常（血液中的有害物质及微生物抗原性物质无法及时被解毒和清除，内毒素产生），借助肝藏的疏泄功能（刺激信号传入脑组织中的摄食中枢），导致脾藏的运化功能异常（饮食量少）；直接影响脾藏的运化功能（肝细胞生成胆汁酸和分泌胆汁量减少，脂肪的消化、吸收功能减弱），影响肾藏气化功能的固化结构（皮下脂肪减少）。⑦脾藏的运化功能异常（营养物质消化、吸收障碍），影响肾藏气化功能的固化结构（皮下脂肪减少）；或借助肾藏的气化功能（肿瘤细胞的生长大量消耗机体的营养物质），影响肾藏气化功能的固化结构（皮下脂肪减少）。⑧肺藏的主气功能异常（肺功能不足，血氧供给不足），导致脾藏运化功能的固化结构氧亏（消化系统缺氧），借助脾藏的运化功能（消化道平滑肌肌力不足，消化腺分泌降低，食欲减退，营养物质摄入减少），影响肾藏气化功能的固化结构（皮下脂肪减少）。⑨借助肾藏的气化功能（肿瘤细胞的生长大量消耗机体的营养物质），影响肾藏气化功能的固化结构（皮下脂肪减少）。⑩肾藏的气化功能异常（结核分枝杆菌需依靠人体蛋白保持正常的代谢需求，造成患者在同等进食状态下分解代谢量增加，脂肪代谢增加），影响肾藏气化功能的固化结构（脂肪储备量明显下降，皮下脂肪减少）。⑪肾藏的气化功能异常（肿瘤细胞的生长大量消耗机体的营养物质），影响肾藏气化功能的固化结构（皮下脂肪减少）。⑫肾藏的气化功能异常（炎症反应使机体营养物质消耗量大于摄入量），影响肾藏气化功能的固化结构（皮下脂肪减少）。⑬肾藏的主水功能异常（肾小球滤过膜的分子屏障及电荷屏障作用受损，蛋白漏出过多），蛋白亏（低蛋白血症），导致脾藏运化功能的固化结构水壅（引发胃肠道黏膜水肿），影响脾藏的运化功能（出现食欲减退）；肾藏的气化功能异常（炎症反应使机体营养物质消耗量大于摄入量），影响肾藏气化功能的固化结构（体内有限的储存糖原用完后，利用自身脂肪组织、蛋白质分解所得的能量以供应生命所需，脂肪、肌肉减少）。⑭⑮脾藏的运化功能异常（食物摄入不足），影响肾藏气化功能的固化结构（皮下脂肪减少）。

二、气化神乱

（一）发热（fever）

正常人的体温受体温调节中枢调控，并通过神经、体液因素使产热和散热过程呈动态平衡，保持体温在相对恒定的范围内。当机体在致热原（pyrogen）作用下或各种原因引起体温调节中枢的功能障碍时，体温升高超出正常范围［口测法（舌下测温）36.3～37.2℃，肛测法（肛表温度）36.5～37.7℃，腋测法（腋窝温度）36～37℃］，则称发热。①根据发热温度分类（以口腔温度为标准）：a.低热，37.3～38℃。b.中等热度，38.1～39℃。c.高热，39.1～41℃；d.超高热，41℃以上。②按体温变化特点分类：a.稽留热，是指体温恒定维持在39～40℃以上的高水平，达数天或数周，24小时体内温度波动不超过1℃。常见于大叶性肺炎、斑疹伤寒及伤寒高热期。b.弛张热，又称败血症热型，体温常在39℃以上，波动幅度范围大，24小时体内温度波动范围超过2℃，但都在正常范围以上。常见于败血症、风湿热、重症肺炎及化脓性炎症。c.间歇热，体温骤然升高达到热峰后持续数小时，又迅速降至正常水平，间歇期可以持续1天甚至数日，高热期与间歇期反复交替。常见于疟疾、急性肾盂肾炎等。d.波状热，体温迅速升到39℃以上，数天后逐渐下降至正常水平，持续数天后又逐渐升高，如此反复多次。常见于布鲁氏菌病。e.回归热，体温急剧上升至39℃或以上，持续数天后又骤然下降至正常水平。高热期与无热期持续若干天后规律交替1次。可见于霍奇金病。f.不规则热，发热的体温曲线无一定规律，可见于结核病、风湿热、支气管肺炎、渗出性胸膜炎等。

病因：①运化痰饮（胆管炎、感染性胃炎、溃疡性结肠炎、肠结核、结核性腹膜炎、克罗恩病、胆囊炎）、散精痰饮（病毒性肝炎、自身免疫性肝炎）、主气痰饮（急性气管－支气管炎、病毒性肺炎、肺炎衣原体肺炎、肺念珠菌病、肺曲霉病、肺隐球菌病、肺孢子菌肺炎、肺脓肿、肺炎链球菌肺炎、葡萄球菌肺炎、急性上呼吸道感染、过敏性肺炎、嗜酸性粒细胞性肺炎）、生育痰饮（生殖器结核、盆腔炎症疾病、前庭大腺炎症）、全形痰饮（强直性脊柱炎）、主水痰饮（血管炎肾损害、尿路感染、急性间质性肾炎）、藏血痰饮（病毒性脑膜炎、化脓性脑膜炎、新型隐球菌脑膜炎、结核性脑膜炎、脑型肺吸虫病、单纯疱疹病毒性脑炎、脑型血吸虫病、神经系统钩端螺旋体病、神经梅毒）、主血脉痰饮［结节性多动脉炎、人工瓣膜心内膜炎、静脉药瘾者心内膜炎、心肌炎、大动脉炎、自体瓣膜心内膜炎、急性心包炎、抗中性粒细胞胞质抗体（ANCA）相关性血管炎］。②运化癥积（肝癌、胰腺癌、结肠癌）、主气癥积（肺癌）、生育癥积（子宫肌瘤）、全形癥积（恶性淋巴瘤、恶性组织细胞病、多发性骨髓瘤）、瘕聚（急性白血病）、主水癥积（肾癌）、藏精癥积（嗜铬细胞瘤）、主血脉癥积（心房黏液瘤）。③藏精癥积（垂体瘤）。④出血（消化道出血）。⑤水亏（高渗性失水）。⑥过劳（剧烈运动或癫痫持续发作状态）、药毒（使用全身麻醉剂）。⑦疏泄恶血（颅脑外伤出血）。⑧藏精神亢（甲状腺功能亢进症）。⑨全形畸形（广泛性皮肤病）。⑩疏泄神乱（家族性自主神经功能失调症）。⑪主气痰饮（肺结核）。⑫失术（输血反应）。⑬异物（移植排斥反应）。⑭散精畸形（酒精性肝病）。⑮散精畸形（肝硬化、药物性肝病）。

病机： ①借助肾藏的全形功能［外源性致热原（EX-P）包括来自体外的各种微生物病原体及其产物，也包括某些体内产物，如炎症渗出物、无菌性坏死组织、抗原抗体复合物、某些类固醇产物等，因其多为大分子物质，不能直接通过血脑屏障作用于体温调节中枢，需通过激活血液中的中性粒细胞和单核－吞噬细胞系统，使其产生并释放内源性致热原（EN-P），又称白细胞致热原（LP），主要有白细胞介素－1（IL-1），也包括白细胞介素－6（IL-6）、肿瘤坏死因子（TNF）和干扰素（IFN）等。IL-1反应被认为可作用于下丘脑的血管内皮细胞，使细胞膜释放出花生四烯酸代谢产物，促使合成前列腺素E（PGE），后者是强有力的致热物质］。肝藏的疏泄功能（内源性致热原通过血－脑脊液屏障，作用于体温调节中枢，体温调定点上移），一方面，借助肝藏的藏血功能（通过运动神经），影响肾藏的气化功能（引起骨骼肌紧张度增高或战栗，使产热增多）；另一方面，借助肝藏的疏泄功能（经交感神经系统），影响肾藏的气化功能（引起皮肤血管收缩及竖毛肌收缩，停止排汗，散热减少）］。②借助肾藏的全形功能［代谢旺盛的肿瘤细胞或其坏死细胞所产生的肿瘤坏死因子（TNF），借助EN-P］，影响肾藏的气化功能（引起发热）。③肾藏藏精功能的固化结构畸形（压迫正常垂体组织或垂体柄），借助肾藏的藏精功能（抗利尿激素合成或分泌不足），肾藏的主水功能（远曲小管和集合管对水的通透性增强，水的重吸收功能减少，尿量过多，水分丢失过多引发低渗性脱水），影响肾藏的气化功能（从皮肤蒸发的水分减少，影响人体散热）。④心藏的主血脉功能异常（大量出血导致循环血容量不足），影响肾藏的气化功能（皮肤血容量减少，皮肤散热减少）。⑤借助心藏的主血脉功能（有效循环血容量降低），影响肾藏的气化功能（体内热量不能经过循环系统带到体表排出，体温升高）。⑥影响肾藏的气化功能（肌肉强收缩产热增多）。⑦借助肝藏的疏泄功能（体温调节中枢直接受损），影响肾藏的气化功能。⑧借助肾藏的藏精功能（甲状腺激素合成与释放增加）、肝藏的疏泄功能（交感神经兴奋性增强），影响肾藏的气化功能（代谢率加速，产热量增多；皮肤血管收缩，散热减少）。⑨影响肾藏的气化功能（散热减少）。⑩肝藏的疏泄功能异常（自主神经功能失调，温度敏感神经元功能异常，影响下丘脑体温调节功能），影响肾藏的气化功能（产热增多、散热减少）。⑪肾藏的气化功能异常〔午后（15:00）机体处于高代谢状态，结核分枝杆菌的毒素及代谢产物被大量吸收〕，借助肾藏的全形功能（激活中性粒细胞、嗜酸性粒细胞和单核 - 吞噬细胞系统产生并释放内源性致热原），脾藏的散精功能（借助血液通过血 - 脑脊液屏障），导致肝藏的疏泄功能异常（作用于下丘脑的体温调节中枢，"体温调定点"升高），影响肾藏的气化功能（产热增多，散热减少。表现为午后潮热，即午后体温逐渐升高，一般为 37 ～ 38℃，持续时间较长，呈不规则热，次日清晨自行消退）。⑫借助肾藏的全形功能（患者体内已存在针对白细胞或血小板表面抗原的抗体。输入含有这些抗原的血液成分，抗体会结合并激活补体系统，导致白细胞和血小板破坏，释放出致热原），导致肝藏的疏泄功能异常（作用于下丘脑的体温调节中枢，"体温调定点"升高），影响肾藏的气化功能（产热增多，散热减少）。⑬借助肾藏的全形功能〔T 细胞识别并攻击移植器官上的异体抗原，引发炎症反应，释放细胞因子（IL-1、IL-6、TNF-α）〕，导致肝藏的疏泄功能异常（作用于下丘脑的体温调节中枢，"体温调定点"升高），影响肾藏的气化功能（产热增多，散热减少）。⑭脾藏散精功能的固化结构痰饮（坏死变性的肝细胞、炎症渗出物、内源性致热原），借助肝藏的疏泄功能（通过血 - 脑脊液屏障直接作用于体温调节中枢），影响肾藏的气化功能（产热增多，散热减少，产生低热）。⑮脾藏散精功能的固化结构痰饮（坏死变性的肝细胞、炎症渗出物激活血液中的中性粒细胞、嗜酸性粒细胞和单核 - 吞噬细胞系统，使其产生并释放内源性致热原），借助脾藏的散精功能（肝细胞大量死亡，肝功能减低，对致热因子灭活减低），肝藏的疏泄功能（通过血－脑脊液屏障直接作用于体温调节中枢），影响肾藏的气化功能（产热增多，散热减少，产生低热）。

（二）恶热（aversion to heat）

恶热即怕热，是指对环境温度升高较为敏感的一种表现，常见于肥胖人群。

病因：①藏精神亢（甲状腺功能亢进）。②气化畸形（肥胖）。

病机：①肾藏的藏精功能异常（甲状腺激素分泌增多），借助肾藏的气化功能（能量代谢增强，基础体温上升），影响肝藏的疏泄功能（兴奋皮肤热觉感受器，热觉信号传至大脑皮质联络区）。②借助肾藏的气化功能（脂肪属热量的不良导体，热量散失不良），影响肝藏的疏泄功能（兴奋皮肤热觉感受器，热觉信号传至大脑皮质联络区）。

（三）恶寒（aversion to cold）

恶寒是指炎症介质导致的体温调定点升高，外周血管收缩，皮肤冷感受器兴奋，自觉怕冷，加衣被或近火取暖不能缓解的症状。

病因：痰饮（炎症的全身反应）。

病机：肾藏全形功能的固化结构痰饮（中性粒细胞、嗜酸性粒细胞和单核－吞噬细胞系统产生并释放内源性致热原），影响肝藏的疏泄功能（借助血液通过血－脑脊液屏障作用于下丘脑的体温调节中枢，"体温调定点"升高，一方面本为正常的血液温度成为冷刺激，另一方面交感神经兴奋），肾藏的气化功能（外周血管收缩，以减少散热，皮肤的温度降低），借助肝藏的藏血功能表达（皮肤的冷感受器兴奋，体温调节中枢产生冲动，传至大脑皮质，产生冷觉）。

（四）畏寒（fear of cold）

畏寒是指机体能量代谢降低，产热减少导致的皮肤冷感受器兴奋，自觉怕冷，加衣被或近火取暖则缓解的症状。

病因：①藏精神少［甲状腺功能减退（甲状腺激素分泌减少）］。②主血脉神少（低血压、心力衰竭）。

病机：①肾藏的气化功能异常（能量代谢率降低，产热减少，借助血液循环送达皮肤的热量减少），借助肝藏的藏血功能表达（冷感受器兴奋，传至中枢）。②心藏的主血脉功能异常（有效循环血容量减少），影响肾藏的气化功能（借助血液循环送达皮肤的热量减少），借助肝藏的藏血功能表达（冷感受器兴奋，传至中枢）。

（五）寒战（shiver）

寒战是人体为了抵抗外界的低温刺激、维持正常体温而进行的一种机械性产热方式，也是人体的一种保护性反应，可以起到减少和弥补热量损失的作用。寒战指肌肉收缩和痉挛性发抖，常在感觉寒冷的同时伴有全身不自主的、规律的颤抖，可见于急性发热性疾病。

病因：①主水痰饮（尿路感染）、主气痰饮（肺炎衣原体肺炎、肺脓肿、过敏性肺炎）、运化结石（肝外胆管结石）、运化痰饮（胆管炎）、痰饮（疟疾、败血症）。②外寒（低温环境）。

病机：①借助肾藏的全形功能（激活中性粒细胞、嗜酸性粒细胞和单核－吞噬细胞系统产生并释放内源性致热原），影响肝藏的疏泄功能（内源性致热原借助血液通过血－脑脊液屏障，作用于下丘脑的体温调节中枢，"体温调定点"升高），借助肝藏的藏血功能（躯体运动信号经延髓侧索网状脊髓束传递到运动终板），影响肾藏的气化功能（骨骼肌收缩）。②借助肝藏的疏泄功能（皮肤感受器兴奋，信号传至下丘脑的体温调节中枢），影响肾藏的气化功能（骨骼肌收缩，增加热量）。

（六）腰凉（coldness of the waist）

腰凉即腰部自觉发凉如冷风吹拂，或用手抚摸感觉发凉。

病因：①主血脉畸形（老年血管硬化）、主血脉痰饮（血管炎）、过劳（久坐或久站）、主水痰饮（肾炎）、生育痰饮（盆腔炎、前列腺炎、子宫附件炎）、全形畸形（腰椎病变）、主肌肉畸形（腰背肌肉劳损）、环境（长期处于阴凉潮湿的环境中）。②全形畸形（腰椎间盘突出）、藏血畸形（腰骶神经根受压）。③藏精神少（甲状腺功能减退症）。

病机：①表现为肾藏的气化功能异常（血液循环障碍，腰部血流减慢，无法有效输送足够热量至腰部区域）。②影响肝藏的藏血功能（皮肤的冷感受器数量为热感受器的 4～10 倍。神经受压后，信号传导受到影响，大脑误认为腰部温度低于实际温度，从而产生冷感）。③影响肾藏的气化功能（全身代谢减慢，表现为腰部发凉）。

（七）皮温升高（Increased skin temperature）

皮肤温度升高指全身或局部皮肤温度超过正常范围。

病因：①主血脉血壅（红斑性肢痛症）。②主血脉血团（静脉血栓形成）。③全形痰饮（接触性皮炎、日光性皮炎）。

病机：①肾藏的气化功能异常（阵发性肢体血管扩张，局部血液灌注量增加，体表热量增多）。②心藏的主血脉功能异常（血液回流受阻，导致局部血管扩张和血液滞留），影响肾藏的气化功能（体表热量增多）。③借助心藏的主血脉功能（炎症反应导致局部血管扩张，血流量增加），影响肾藏的气化功能（体表热量增多）。

（八）皮肤湿冷（wet and cold skin）

皮肤湿冷指皮肤潮湿、发冷、苍白，主要由交感神经兴奋，刺激肾上腺激素及去甲肾上腺激素的释放，引起皮下血管的收缩导致，多见于四肢及额头等部位。

病因：①主血脉畸形（扩张型心肌病）。②主血脉神少（休克、低血压）、糖亏（低血糖）、藏神神乱（焦虑、恐惧）。

病机：①心藏的主血脉功能异常（心脏功能失代偿，引发心力衰竭），导致肝藏的疏泄功能异常（交感神经代偿性兴奋），影响肾藏的气化功能（一方面，汗腺分泌增加，另一方面，皮肤血管收缩，散热减少）。②肝藏的疏泄功能异常（交感神经兴奋），影响肾藏的气化功能（一方面，汗腺分泌增加，另一方面，皮肤血管收缩，散热减少）。

（九）四肢厥冷（cold limbs）

四肢厥冷是指四肢末梢血液灌注不足，由手足冷至肘、膝的症状。

病因：①主血脉神乱（心血管神经症）。②酸盈（糖尿病酮症酸中毒）。③疏泄畸形（多发性神经病）。④藏精痰饮（甲状腺炎）。⑤主血脉神乱（雷诺病）。⑥酸盈（糖尿病酮症酸中毒）。⑦主血脉神少（心力衰竭、低血压）、糖亏（低血糖）。⑧藏精神少（甲状腺功能减退）。

病机：①肝藏的疏泄功能异常（交感神经功能亢进），影响肾藏的气化功能（肢端小动脉痉挛，毛细血管无血流进入，血液循环送达四肢末端的热量减少）。②心藏的主血脉功能异常（增高的 H^+ 浓度使 Ca^{2+} 通道的活性受到抑制，Ca^{2+} 内流减少，心肌收缩力下降，心排血量减少，血压下降），影响肾藏的气化功能（热量不能借助血液供应到身体末梢部位）。③肝藏的疏泄功能异常（自主神经功能紊乱），影响肾藏的气化功能（肢端小动脉痉挛，毛细血管无血流进入，血液循环送达四肢末端的热量减少）。④肾藏的藏精功能异常（甲状腺激素分泌减少），影响肾藏的气化功能（能量代谢率降低，产热减少，血液循环送达四肢的热量减少）。⑤肾藏的气化功能异常（肢端小动脉痉挛，毛细血管无血流进入，借助血液循环送达皮肤的热量减少）。⑥借助心藏的主血脉功能（增高的 H^+ 对 Ca^{2+} 具有竞争作用，使心肌收缩力下降，血管平滑肌对儿茶酚胺反应性降低，导致心排血量减少，血管阻力减少，血压下降），影响肾藏的气化功能（热量不能借助血液输送到四肢末梢，则见四肢厥冷）。⑦借助心藏的主血脉功能（有效循环血容量减少，四肢血流减少），影响肾藏的气化功能（热量不能借助血液输送到四肢末梢）。⑧肾藏的藏精功能异常（甲状腺激素水平降低），影响肾藏的气化功能［机体代谢率下降，优先保证核心器官（大脑、心脏）的热量供应，而减少四肢末梢的热量分配］。

（十）下肢发凉（cold lower limbs）

下肢发凉是指下肢血液循环变慢，下肢热传导减少，下肢皮温降低的现象。

病因：①主血脉畸形（先天性主动脉缩窄）。②主血脉畸形（下肢动脉硬化闭塞症）、主血脉痰饮（血栓闭塞性脉管炎、大动脉炎）。③全形畸形（腰椎间盘突出）。④主血脉神乱（雷诺病）。⑤藏血畸形（糖尿病神经病变）。

病机：①表现为肾藏的气化功能异常（体循环近端缩窄以下血供减少，下肢有效循环血量减少，经血液循环传至下肢的热量减少；下肢肌肉组织血流灌注不足，产热减少）。②表现为肾藏的气化功能异常（下肢动脉粥样硬化斑块形成，动脉狭窄、闭塞，引发肢体慢性缺血）。③影响肝藏的藏血功能（压迫坐骨神经，导致下肢感觉异常）。④肾藏的气化功能异常（肢端小动脉痉挛，毛细血管无血流进入，借助血液循环送达皮肤的热量减少）。⑤影响肝藏的藏血功能（神经信号传导障碍，导致下肢对温度的感知减退）。

（十一）手足心热（heat limbs）

手足心热是指手足血液灌注过多，自觉发热的症状。

病因：①外热（环境温度升高或从寒冷环境回到温暖环境）。②疏泄畸形（糖尿病性神经病变）、藏神神乱（焦虑、紧张）。③药毒（治疗高血压的钙通道阻滞剂）。④藏精神亢（甲状腺功能亢进）。

病机：①影响肾藏的气化功能（机体为了散热，位于手足的动静脉吻合支开放，血流增加，热能增多）。②影响肝藏的疏泄功能（自主神经功能障碍，手足出现异常发热感）。③影响肾藏的气化功能（位于手足的动静脉吻合支开放，血流增加，热能增多）。④影响肾藏的气化功能（新陈代谢率增加，机体为了散热，位于手足的动静脉吻合支开放，血流增加，热能增多）。

（十二）腓肠肌发热（fever in gastrocnemius muscle）

腓肠肌发热指腓肠肌局部皮温升高，常见于下肢静脉血栓。

病因：主血脉血团（腓肠肌深静脉血栓形成）。

病机：影响肾藏的气化功能（血液回流受阻，腓肠肌产生的热量不能被血液带走）。

（十三）毫毛耸立（vellus towering）

毫毛耸立指竖毛肌异常收缩，使得汗毛直立。

病因：①痰饮（甲状腺炎等各种感染）。②藏神神乱（受惊吓、突然紧张）、外寒（皮肤忽然遇冷）、疏泄神病（多发性神经病）。

病机：①肝藏的疏泄功能异常［产内生致热原细胞（中性粒细胞和大单核细胞产生和释放内生致热原，调高下丘脑体温调节中枢的调定点，交感神经兴奋）］，影响肾藏的气化功能（竖毛肌紧张）。②肝藏的疏泄功能异常（交感神经兴奋，释放去甲肾上腺素，与竖毛肌上的肾上腺素受体结合），影响肾藏的气化功能（竖毛肌收缩，毫毛竖立）。

（十四）多汗（hyperhidrosis）

多汗指局部或全身皮肤出汗过多，主要与精神因素或某些疾病等有关。精神因素如精神紧张、兴奋、激动、愤怒、焦虑等；疾病因素多见于甲状腺功能亢进、垂体功能亢进、糖尿病、发热等。

病因：①藏精神亢（甲状腺功能亢进、垂体功能亢进）。②痰饮（细菌、病毒、真菌感染）。③藏神神乱（精神紧张、兴奋、激动、愤怒、焦虑）、偏食（吃辛辣食物或饮用热饮料）、过劳（剧烈运动）。④疏泄畸形（糖尿病性神经病变）。

病机：①肾藏的藏精功能异常（甲状腺激素分泌增多），影响肾藏的气化功能（能量代谢增强，基础体温上升），借助肝藏的疏泄功能（兴奋皮肤热觉感受器，热觉信号传至下丘脑的体温调节中枢，调节散热结构），影响肾藏的气化功能（汗腺分泌增多以增加热量的排放）。②借助肾藏的全形功能［外源性致热原（细菌、病毒、真菌）及其产生的毒素激活免疫细胞，释放内源性致热原（白细胞介素-1、肿瘤坏死因子 α、白细胞介素-6 和干扰素 γ）］和肝藏的疏泄功能（通过血脑屏障，作用于体温调节中枢，导致体温升高），影响肾藏的气化功能（汗腺分泌增多以增加热量的排放）。③借助肝藏的疏泄功能（交感神经系统会被激活），影响肾藏的气化功能（促使汗腺分泌汗液，帮助身体散热）。④借助肝藏的疏泄功能（交感神经功能障碍），影响肾藏的气化功能（汗腺分泌异常，表现为多汗）。

（十五）盗汗（night sweating）

盗汗是指睡眠中出汗，醒后汗自停的现象。

病因：①全形癥积（结节病）。②主气痰饮（肺结核、肺念珠菌病、肺隐球菌病）。

病机：①借助肾藏的藏精功能（入睡后，抑制炎症反应的糖皮质激素分泌减少），痰饮（炎症反应增强，炎症介质释放增多，内源性致热因子产生增多），借助肝藏的疏泄功能（通过血脑屏障影响下丘脑体温调节中枢，交感神经兴奋），影响肾藏的气化功能（使小汗腺分泌增多）。②一方面，肺藏主气功能的固化结构痰饮（肺黏膜充血、水肿，黏液分泌增多，毛细血管壁通透性增加，浆液渗出），影响肺藏的主气功能（呼吸面积减小，换气障碍），瘀血（血氧饱和度降低）；另一方面，入睡借助肝藏的疏泄功能（副交感神经兴奋），影响肺藏的主气功能（支气管平滑肌收缩、黏液分泌增加），瘀血加重（血氧饱和度进一步降低），借助肝藏的疏泄功能（交感胆碱能纤维兴奋），影响肾藏的气化功能（促进汗腺分泌）。

（十六）无汗（anhidrosis）

无汗指由汗腺本身的异常或神经受损导致的皮肤表面少许出汗或完全无汗。

病因：①疏泄畸形（法布里病）。②疏泄神病（多发性神经病）。③疏泄血团（心源性脑栓塞）。④疏泄畸形（糖尿病性脊髓病）。⑤全形畸形（硬皮病、皮肤萎缩）、全形痰饮（放射性皮炎）、外伤（烧伤）、失术（皮肤移植）。⑥药毒（大剂量的抗胆碱能药物）。⑦全形痰饮（干燥综合征）。⑧营亏（维生素 A 缺乏症）。

病机：①表现为肝藏疏泄功能的固化结构畸形［神经酰胺三己糖苷（Gb3）堆积于自主神经节细胞、支配汗腺的无髓鞘神经纤维轴索］，导致肾藏气化功能的固化结构畸形［Gb3 堆积于汗腺细胞］，影响肾藏的气化功能。②表现为肝藏的疏泄功能异常（交感神经抑制），影响肾藏的气化功能（汗腺分泌减少）。③肝藏疏泄功能的固化结构血少（颈内动脉闭塞），借助肝藏的疏泄功能（颈上交感神经下行纤维受损），影响肾藏的气化功能（面部汗腺分泌异常，面部无汗）；肝藏疏泄功能的固化结构血少（小脑后下动脉或椎动脉供应延髓外侧的分支动脉闭塞，脑桥腹内侧部梗死），借助肝藏的疏泄功能（前庭神经、舌下神经核、迷走神经、疑核、绳状体、脊髓小脑束、部分小脑半球、交感神经下行纤维、脊髓丘脑侧束、三叉神经脊束核受累），影响肾藏的气化功能（面部汗腺分泌异常，面部无汗）。④肝藏疏泄功能的固化结构血少（脊髓缺血梗死），影响肝藏的疏泄功能（脊髓损伤平面以下，交感神经功能障碍），导致肾藏的气化功能异常（汗腺功能障碍）。⑤肾藏气化功能的固化结构畸形（汗腺损伤），导致肾藏的气化功能异常（汗腺功能障碍）。⑥肝藏的疏泄功能异常（阻断神经递质乙酰胆碱与汗腺上的 M_3 受体结合），影响肾藏的气化功能（抑制汗腺分泌汗液）。⑦肾藏气化功能的固化结构痰饮（淋巴细胞和浆细胞浸润汗腺），导致肾藏的气化功能异常（汗腺功能障碍）。⑧肾藏气化功能的固化结构畸形（汗腺发育不全），导致肾藏的气化功能异常（汗腺功能障碍）。

三、气化神少

（一）乏力（acratia）

乏力指躯体或精神上的易疲劳感或软弱。生理性乏力常见于睡眠不足、过度疲劳、应激状态、妊娠、饮食太淡、饮酒、饥饿，常在休息或进食后缓解。根据乏力程度病理性乏力分为：①轻度，表现为常有疲乏感，可进行体力劳动，休息后减轻，但不能恢复到正常状态。②中度，表现为轻体力劳动即感觉非常疲乏，长时间休息也不会恢复正常状态。③重度，表现为不能进行正常活动，休息状态下也感觉疲乏，少言语。

病因：①运化痰饮（胃、肠、胆道急慢性炎症）。②运化神乱（便秘）。③运化癥积（胆管癌）。④散精畸形（非酒精性脂肪性肝病、酒精性肝病、肝硬化）、散精痰饮（自身免疫性肝炎）。⑤酸盈（肾小管酸中毒、代谢性酸中毒）。⑥水亏（高渗性失水，细胞内失水）。⑦主气神乱（肺动脉高压、阻塞性睡眠呼吸暂停低通气综合征）、主气畸形（特发性肺纤维化）。⑧主气痰饮（肺结核、肺脓肿、病毒性肺炎、肺炎衣原体肺炎）。⑨气化神病（糖尿病）。⑩主水痰饮（慢性肾小球肾炎，IgA肾病、血管炎肾损害）。⑪藏精神亢（甲状腺功能亢进）。⑫藏精神少（促甲状腺激素、甲状腺激素分泌减少）。⑬藏精神少（肾上腺皮质功能减退症）。⑭藏精癥积（恶性肿瘤）。⑮主血脉神乱（房性心律失常、室性心律失常、病态窦房结综合征）、主血脉神少（心力衰竭、Ⅲ度房室传导阻滞）、主血脉畸形（肥厚型心肌病、动脉导管未闭、主动脉瓣关闭不全、先天性肺动脉瓣狭窄、慢性肺源性心脏病、先天性法洛四联症）、主血脉痰饮（急性心包炎、心肌炎）。⑯血虚（缺铁性贫血）。⑰营亏（微量元素缺乏）。⑱藏精神少（腺垂体功能减退症）。⑲疏泄神乱（睡眠质量差或睡眠时间不足）。

病机：①脾藏的运化功能异常（炎症反应使营养物质消化、吸收功能障碍），影响肾藏的气化功能；或肾藏的气化功能异常（炎症持续活动致使营养物质消耗增加，机体能量供应不足）。②脾藏的运化功能异常（便秘加剧了肠黏膜上皮细胞对粪便中吲哚等物质的吸收，机体处于微中毒状态），导致肾藏的气化功能异常（肝细胞受损，肝糖原储备减少；肝细胞内质网葡萄糖-6-磷酸酶活性降低，肝糖原分解减少）、肾藏的藏精功能异常（肝细胞受损，灭活胰岛素功能减低），影响肾藏的气化功能（血糖降低，化学能产生不足）；或肝藏的疏泄功能异常（长期排便不畅使患者焦虑不安，交感神经过度兴奋），导致脾藏的运化功能异常（消化吸收功能降低），影响肾藏的气化功能（营养物质产生不足，骨骼肌营养不良）。③脾藏的运化功能异常（食欲减退，营养物质摄入不足），影响肾藏的气化功能。④肾藏的气化功能异常（肝细胞受损，肝糖原储备减少；受损肝细胞内质网葡萄糖-6-磷酸酶活性降低，肝糖原转化为葡萄糖过程障碍）和肾藏的藏精功能异常（肝细胞灭活胰岛素功能降低），影响肾藏的气化功能。⑤钾亏（低钾血症），影响肾藏的气化功能〔静息状态下细胞内液钾外流增加，使静息电位负值增大，与阈电位之间的距离增大，细胞处于超极化阻滞状态，骨骼肌细胞兴奋性降低；生物氧化酶类活性受抑制，氧化磷酸化过程减弱，三磷酸腺苷（ATP）生成减少］。⑥肾藏气化功能的固化结构畸形（线粒体失水皱缩），影响肾藏的气化功能（糖代谢能力不足）。⑦肺藏的主气功能异常（肺通气、换气功能障碍），氧亏（氧气供给不足），影响肾藏的气化功能（骨骼肌细胞能量供给不足）。⑧肾藏的气化功能异常（炎症持续，营养物质消耗增加，骨骼肌细胞能量供给不足）。⑨脾藏的散精功能异常（糖尿病患者在一定诱因作用下产生大量酮体，高血糖、高血酮和酸性代谢产物引起血浆晶体渗透压升高，水从细胞内向细胞外转移引起细胞内失水），影响肾藏的气化功能（线粒体失水皱缩，四肢肌肉供能供氧以及糖代谢能力不足）。⑩肾藏主水功能的固化结构畸形（肾小球基底膜断裂），影响肾藏的主水功能（肾小球分子屏障和电荷屏障作用受损，大量蛋白漏出），借助脾藏的散精功能，导致脾藏运化功能的固化结构水壅（胃肠道黏膜水肿），导致脾藏的运化功能异常（供能物质吸收不足），影响肾藏的气化功能。⑪肾藏的气化功能异常（甲状腺激素分泌增多，一方面加速了以骨骼肌为主的外周组织蛋白质分解，另一方面促进靶细胞线粒体膜上的解偶联蛋白的激活，使物质氧化与磷酸化解耦联，化学能不能转化生成ATP储存，只能以热能形式释放，ATP产生减少）。⑫肾藏的气化功能异常（能量代谢降低）。⑬肾藏的藏精功能异常（糖皮质激素缺乏），借助肾藏的主水功能（肾排水减少，排 Na^+ 增加），影响肾藏的气化功能（低钠血症，细胞外 Na^+ 浓度降低，神经细胞的兴奋性降低）。⑭肾藏的藏精功能异常（肿瘤细胞分泌相关因子，如破骨细胞激活因子），借助肾藏的全形功能（促进破骨细胞活性），钙盈（高钙血症），影响肾藏的气化功能（细胞外 Ca^{2+} 浓度升高，细胞膜上 Na^+ 内流的抑制作用增强，使阈电位上移，膜电位和阈电位之间的距离加大，神经肌肉的兴奋性降低）。⑮心藏的主血脉功能异常（心排出量减少，有效循环血容量减少），影响肾藏的气化功能（机体缺血缺氧，化学能产生不足）。⑯影响肾藏的气化功能（外周血红细胞减少，携氧能力不足）。⑰影响肾藏的气化功能（铁、锌、镁参与细胞能量代谢，这些元素缺乏，机体能量供应不足；铁、铜是血红蛋白合成的必需元素，缺乏这些元素导致血红蛋白合成减少，机体供氧不足；锌、镁、钾在神经传导过程中发挥重要作用，这些元素缺乏，神经传导受阻，神经肌肉功能异常；钾、钠维持细胞内外体液代谢平衡，这些元素缺乏导致内环境紊乱）。⑱肾藏的藏精功能异常（生长激素分泌不足），影响肾藏的气化功能（生长激素促使糖类物质和水分进入细胞。骨骼肌细胞的糖类物质和水分减少，肌力降低）。⑲影响肾藏的气化功能（影响组织修复和能量储备）。

（二）运动耐量减低（decreased exercise tolerance）

运动耐量减低指身体所能承受的最大运动量下降。

病因：①主血脉神少（心力衰竭）、主血脉痰饮（缩窄性心包炎）、主血脉畸形（扩张型心肌病、限制型心肌病）。②主气畸形（慢性阻塞性肺疾病、肺纤维化）。③主肌肉神少（肌无力）、主肌肉畸形（肌萎缩）、全形痰饮（关节炎）。

病机：①心藏的主血脉功能异常（心脏射血能力下降，有效循环血容量减少，肌肉组织血流灌注不足），影响肾藏的气化功能（糖、脂肪、蛋白质供给不足，化学能产生不足）。②肺藏的主气功能异常（肺通气、换气功能障碍），氧亏（氧气供给不足），影响肾藏的气化功能（骨骼肌细胞能量供给不足）。③表现为脾藏的主肌肉功能异常（限制了肌肉的力量和运动范围）。

第四节　主水症状

肾藏的主水（泌尿）功能是指泌尿系统、泌尿属动力系统和泌尿属脉管系统生成、输送、贮存和排泄尿液的功能。其中，泌尿系统由肾、输尿管、膀胱、尿道、尿液及其承载的部分最终代谢产物组成；泌尿属动力系统由参与尿液输送、贮存和排泄的平滑肌、骨骼肌、运动相关滑液组成；泌尿属脉管系统由分布于泌尿系统和泌尿属动力系统的动脉、静脉、淋巴管、血液、淋巴液组成。主水功能的固化结构和功能态势异常表现的症状称主水症状，共有 30 个。

一、主水出血

尿血（hematuria）

尿血指尿液中出现红细胞，尿液呈淡红色、粉红色、深红色甚至酱油色。

病因：①主水痰饮（膀胱炎、肾盂肾炎、尿道炎、急性或慢性肾小球肾炎、肾结核、IgA 肾病、遗传性肾炎、间质性肾炎）。②主水结石（肾结石、输尿管结石、膀胱结石）。③主水癥积（肾癌、膀胱癌、输尿管癌）。④主水畸形（薄基底膜肾病、膀胱憩室、息肉和先天性畸形、多囊肾、肾动静脉瘘）、外伤（外伤或内部器官的物理性损伤，如肾脏挫伤）、药毒（磺胺药、吲哚美辛、甘露醇、汞、铅、镉、环磷酰胺）。⑤统血神少（血小板减少性紫癜、白血病）。

病机：①肾藏主水功能的固化结构出血（炎症导致泌尿系统黏膜受损，血管通透性增加，血液渗入尿中）。②肾藏主水功能的固化结构出血（结石在移动过程中划伤泌尿道黏膜，引起出血）。③肾藏主水功能的固化结构出血（癌肿侵犯或压迫邻近血管，血管破裂出血）。④肾藏主水功能的固化结构出血（破坏泌尿系统血管，引起出血）。⑤表现为肾藏主水功能的固化结构出血。

二、主水神乱

（一）小便不利（dysuria）

小便不利即排尿障碍，是指排尿量、排尿次数、排尿动作和排尿感觉的异常，常表现为尿频、尿急、尿痛、少尿（24 小时尿量少于 400mL 或每小时尿量少于 17mL）、无尿（24 小时总尿量少于 100mL）、尿闭（尿液在膀胱中积聚但无法自主排出）、尿淋沥、尿失禁、排尿困难、尿潴留。

病因：①全形痰饮（系统性红斑狼疮）。②疏泄畸形（脊髓血管病、先天性畸形、脊髓脊膜膨出）、疏泄癥积（脊髓肿瘤）、疏泄痰饮（脊髓灰质炎、脊髓痨、脑炎）。③疏泄畸形（糖尿病性自主神经病）。④主水痰饮（尿路感染、前列腺炎）。⑤生育畸形（妊娠子宫嵌顿在盆腔、盆腔器官脱垂）。⑥生育癥积（子宫肌瘤、前列腺肿瘤）。⑦殊态（精神紧张、不习惯的排尿环境或排尿方式）。⑧生育畸形（前列腺增生、纤维化）。⑨主水畸形（前尿道狭窄、结石嵌顿、先天性尿道畸形）。

病机：①表现为肝藏疏泄功能的固化结构畸形（抗原–抗体复合物直接杀伤脊髓组织），借助肝藏的疏泄功能（神经传导障碍），影响肾藏的主水功能（膀胱括约肌和逼尿肌功能障碍）。②表现为肝藏疏泄功能的固化结构畸形（脊髓缺血或出血导致神经细胞变性、坏死），借助肝藏的疏泄功能（骶髓初级排尿反射中枢传导异常），影响肾藏的主水功能（膀胱括约肌和逼尿肌功能障碍）。③表现为肝藏疏泄功能的固化结构畸形（支配膀胱的交感和副交感神经受损，累及支配尿道括约肌的神经），借助肝藏的疏泄功能（逼尿肌反射及收缩力减弱或消失），影响肾藏的主水功能。④肾藏主水功能的固化结构畸形（炎症介质不断刺激尿路黏膜，引起尿道黏膜严重水肿，尿道狭窄），影响肾藏的主水功能。⑤借助肝藏的疏泄功能（腹腔内压力异常增加兴奋膀胱的机械感受器，信号传导到骶髓的排尿反射初级中枢），影响肾藏的主水功能。⑥肾藏主水功能的固化结构畸形（压迫膀胱），影响肾藏的主水功能。⑦借助肝藏的疏泄功能（骶髓初级排尿反射中枢传导异常），影响肾藏的主水功能（膀胱括约肌和逼尿肌功能障碍）。⑧肾藏主水功能的固化结构畸形（压迫尿道），影响肾藏的主水功能。⑨肾藏主水功能的固化结构畸形（尿道狭窄或阻塞），影响肾藏的主水功能。

（二）小便失禁（Incontinence of urine）

小便失禁是指尿道括约肌 / 尿道阴道括约肌损伤或神经功能障碍导致排尿自控能力下降或丧失，尿液不自主流出的一种症状。

条件：殊态（咳嗽、打喷嚏、大笑或运动导致腹压增加）。

病因：①藏血、疏泄畸形（多系统萎缩、慢性炎症脱髓鞘性多发性神经根神经病、糖尿病性脊髓病）、藏血、疏泄内湿（克 - 雅病）、藏血、疏泄痰饮（急性脊髓炎）、藏血、疏泄神亢（癫痫）。②主血脉畸形（主动脉夹层）、藏血、疏泄畸形（脊髓血管病、亚急性坏死性脊髓病、放射性脊髓病、脊髓压迫症）。③藏血、疏泄畸形（大动脉粥样硬化型脑梗死、伴有皮质下梗死和白质脑病的常染色体显性遗传性脑动脉病）、藏血血团（心源性脑栓塞）。④生育畸形（阴道前壁膨出、子宫脱垂、阴道穹隆脱垂）、主水畸形（膀胱膨出、尿道膨出）。⑤主血脉神少（心脏停搏与心脏性猝死）。⑥主水畸形（前列腺增生、膀胱颈梗阻、尿道狭窄）、主水神少（膀胱瘫痪）。⑦主水痰饮（膀胱局部炎症）、主水畸形（下尿路梗阻）。⑧疏泄畸形（糖尿病性多发性周围神经病）。⑨殊态（分娩后）、年龄（衰老）。

病机：①肝藏的藏血、疏泄功能异常（躯体运动神经功能障碍），影响肾藏的主水功能（尿道外括约肌控尿能力减低）。②肝藏藏血、疏泄功能的固化结构血少（脊髓缺血），借助肝藏的藏血、疏泄功能（脊髓排尿反射中枢功能障碍），影响肾藏的主水功能（尿道括约肌控尿能力减低）。③肝藏的藏血、疏泄功能异常（皮质和锥体束病变对骶髓排尿中枢抑制作用减弱），影响肾藏的主水功能（尿道括约肌控尿能力减低）。④表现为肾藏主水功能的固化结构畸形（盆底支持结构受损），影响肾藏的主水功能（尿道阴道括约肌障碍）。⑤心藏的主血脉功能异常（血液循环停止），导致心藏藏神功能的固化结构血少（脑血流量急剧减少），影响心藏的藏神功能（意识丧失），借助肝藏的疏泄功能（大脑皮质失去对排尿反射的抑制作用），影响肾藏的主水功能。⑥影响肾藏的主水功能（尿液潴留导致膀胱过度充盈，尿液从尿道不断溢出）。⑦影响肾藏的主水功能（刺激使患者反复的低容量不自主排尿）。⑧表现为肝藏疏泄功能的固化结构畸形（胸腰交感神经及骶躯体神经受损），借助肝藏的疏泄功能（内脏传入感觉通路受累），影响肾藏的主水功能（反射性逼尿肌的收缩减少，膀胱容量增大，排尿动力障碍，可发生溢流性滴流）。⑨影响肾藏的主水功能（盆底肌肉和尿道括约肌薄弱或损伤，对尿道的支持减弱）。

（三）尿后余沥（dribble of urine）

尿后余沥指排尿结束后尿道仍有少量尿液滴滴答答、淋沥不尽。

病因： ①生育畸形（前列腺增生）、生育痰饮（前列腺炎、膀胱炎、肾盂肾炎）。②主水痰饮（尿道炎、膀胱炎）。③主水结石（尿路结石）、主水畸形（尿路损伤、手术后、尿道狭窄）。④疏泄神乱（支配膀胱和尿道的神经功能障碍）。⑤主水畸形（膀胱颈梗阻、膀胱憩室）、主水结石（膀胱结石）。

病机： ①影响肾藏的主水功能（尿道受压或炎症刺激，影响尿液正常排出）。②影响肾藏的主水功能（尿道括约肌功能异常，尿液排空不彻底）。③影响肾藏的主水功能（尿道瘢痕狭窄，尿液排出阻力增大，尿后余沥）。④影响肾藏的主水功能（膀胱逼尿肌和尿道括约肌协调性丧失，尿液排空困难）。⑤影响肾藏的主水功能（膀胱出口处的结构异常，阻止膀胱完全排空）。

（四）尿急（urgent urination）

尿急指突然发生强烈的、不可抑制和很难被延迟的排尿愿望。

病因： ①主水痰饮（尿路感染）。②疏泄畸形（亚急性坏死性脊髓病、多系统萎缩）。③生育癥积（子宫颈癌）。④藏精神少（雌激素水平下降，常见于绝经综合征）。⑤主水结石（尿道结石）。⑥疏泄神乱（大脑皮质或基底节部位的病变、帕金森病、多发性硬化）。⑦主水畸形（尿道狭窄、膀胱颈梗阻）、生育畸形（前列腺增生）、主水结石（膀胱结石）。⑧藏神神乱（焦虑、抑郁）。

病机：①肝藏的疏泄功能异常（尿路感觉神经感受阈值降低，排尿反射加强），影响肾藏的主水功能。②肝藏的疏泄功能异常（大脑皮层等排尿反射高级中枢对骶髓排尿反射低级中枢抑制作用丧失，排尿动作所需的牵张反射亢进），影响肾藏的主水功能。③肾藏主水功能的固化结构癥积（子宫颈癌细胞蔓延侵及膀胱），借助肝藏的疏泄功能（刺激膀胱黏膜，引起排尿反射），影响肾藏的主水功能。④肾藏生育功能的固化结构痰饮（阴道分泌物减少，阴道上皮细胞内糖原含量减少，阴道自净能力下降，细菌入侵阴道，在阴道内生长繁殖），导致肾藏主水功能的固化结构痰饮（阴道内大量细菌经尿道口入侵尿道，引发膀胱炎，膀胱组织充血水肿），借助肝藏的疏泄功能（刺激膀胱压力感受器，引起排尿反射），影响肾藏的主水功能。⑤影响肾藏的主水功能（刺激尿道，产生排尿）。⑥影响肾藏的主水功能（引起膀胱的高反应性）。⑦影响肾藏的主水功能（尿流受阻，膀胱内压增高）。⑧肝藏的疏泄功能异常（交感神经兴奋，肾上腺素水平升高），影响肾藏的主水功能（刺激膀胱逼尿肌更加敏感和频繁收缩）。

（五）尿频（frequent urination）

尿频指 24 小时排尿次数 > 8 次，每次尿量 < 200mL，伴或不伴排尿不尽感。

病因：①钙亏（血钙降低）、主血脉神乱（心血管神经症）、疏泄畸形（多系统萎缩）。②主水痰饮（尿路感染）。③藏血畸形（亚急性坏死性脊髓病）。④生育畸形（盆腔器官脱垂）。⑤主水癥积（膀胱、尿道及邻近器官肿瘤）、生育癥积（子宫肉瘤、卵巢上皮性肿瘤、子宫肌瘤）。⑥生育癥积（子宫颈癌）。⑦主水结石（膀胱、尿道结石）、主水畸形（尿道肉阜、憩室膀胱、尿道内异物）。⑧疏泄畸形（大脑皮质或基底节部位的病变、多发性硬化）、藏血内湿（帕金森病）。⑨疏泄畸形（多发性硬化）。⑩疏泄恶血（脑卒中）。

病机：①肝藏的疏泄功能异常（副交感神经兴奋），影响肾藏的主水功能（膀胱平滑肌痉挛）。②借助肝藏的疏泄功能（炎症介质不断刺激尿路黏膜以及膀胱颈的感受器，信号传到中枢），影响肾藏的主水功能。③表现为肝藏疏泄功能的固化结构畸形（骶髓以上的横贯性病变损害两侧锥体束，由于从排尿高级中枢发出至骶部的传出纤维紧靠锥体束，锥体束受损导致大脑皮层等排尿反射高级中枢对骶髓排尿反射低级中枢抑制作用丧失，完全由骶髓中枢控制排尿，控制外括约肌的能力丧失，排尿动作所需的牵张反射亢进），影响肾藏的主水功能。④肾藏的主水功能异常（盆底支持系统松弛，腹腔内压力异常增加），借助肝藏的疏泄功能（膀胱的拉伸感受器受到刺激，信号传到骶髓的排尿反射初级中枢，导致排尿反射异常），影响肾藏的主水功能。⑤肾藏主水功能的固化结构畸形（压迫膀胱），借助肝藏的疏泄功能（刺激膀胱壁肌肉），影响肾藏的主水功能（引起膀胱痉挛）。⑥肾藏主水功能的固化结构畸形（子宫颈癌细胞蔓延侵及膀胱），借助肝藏的疏泄功能（刺激膀胱黏膜），影响肾藏的主水功能。⑦影响肾藏的主水功能（减少膀胱容量，刺激尿道，产生排尿）。⑧借助肝藏的疏泄功能，影响肾藏的主水功能（引起膀胱的高反应性）。⑨表现为肝藏疏泄功能的固化结构畸形（神经脱髓鞘），借助肝藏的疏泄功能（控制膀胱功能的神经信号传递障碍），影响肾藏的主水功能（膀胱逼尿肌不稳定收缩）。⑩表现为肝藏疏泄功能的固化结构畸形［大脑中控制膀胱功能的区域受损（大脑皮质、基底节、下丘脑和脑干）］，借助肝藏的疏泄功能，影响肾藏的主水功能（膀胱肌肉功能失调）。

（六）夜尿频（nocturia）

夜尿频指夜间小便次数在 3 次以上，或夜间尿量超过全日尿量的 1/4。白天饮水过多导致的夜尿增多不属异常。

病因：①钾亏（低血钾）。②藏精神亢（原发性醛固酮增多症）。③藏神神乱（精神紧张或压力）。④生育畸形（前列腺增生）。⑤主水神少（肾功能不全）。⑥主血脉神少（心功能不全）。⑦年龄（年龄增长）。

病机：①肾藏主水功能的固化结构畸形（血钾是参与肾小管上皮细胞代谢的重要因子；低血钾时，肾小管上皮细胞代谢障碍，细胞变性、坏死），影响肾藏的主水功能。②肾藏的主水功能异常（醛固酮保钠排钾，大量丢钾），钾亏（低钾血症），导致肾藏主水功能的固化结构畸形（肾小球基底膜受损，滤过屏障不全）；肾藏的主水功能异常（醛固酮保钠排钾，钠潴留），钠盈（高钠血症），借助心藏的主血脉功能（血容量升高，引起高血压），导致肾藏主水功能的固化结构畸形（损伤肾小球基底膜），影响肾藏的主水功能（使得肾小球滤过屏障不全）。③借助肝藏的疏泄功能（睡眠不佳），影响肾藏的主水功能（排尿次数增加）。④影响肾藏的主水功能（压迫尿道，残尿增多导致夜尿增多）。⑤肾藏的主水功能异常（肾脏的浓缩功能异常）。⑥一方面借助心藏的主血脉功能（平躺时回心血量增多），影响肾藏的主水功能（肾血流量增加，尿液生成增加）；另一方面借助心藏的主血脉功能（平躺时回心血量增多，心房压力增高），肾藏的藏精功能［分泌更多的心房钠尿肽（ANP）］，影响肾藏的主水功能（促使肾脏排出多余的水分和电解质，以减轻心脏前负荷，导致多尿和小便次数增多）。⑦肾藏的藏精功能异常（抗利尿激素夜间分泌减少），影响肾藏的主水功能（夜尿增多）。

（七）尿痛（pain in urination）

尿痛指排尿前、中或后的膀胱区、尿道及会阴部的针刺样、灼烧样或刀割样疼痛。

病因：①主水痰饮（尿路感染）、生育痰饮（阴道炎、宫颈炎）。②生育痰饮（外阴阴道假丝酵母菌病）。③藏精神少（雌激素水平下降，常引起绝经综合征）。④主水结石（尿路结石）、主水癥积（膀胱、尿道肿瘤）、生育癥积（前列腺肿瘤）、异物（尿道内异物）。

病机：①影响肝藏的疏泄功能［炎症介质及尿液刺激泌尿道黏膜上的痛觉感受器，产生痛觉信号，信号通过内脏神经 $S_2 \sim S_4$ 脊神经节，经过丘脑的非特异投射系统（内髓板内的中央中核、束旁核、中央外侧核等），弥散投射到整个大脑皮质］。②肾藏主水功能的固化结构痰饮（阴道霉菌经尿道口进入泌尿道，引发尿路感染，释放炎症介质），影响肝藏的疏泄功能［炎症介质及尿液刺激泌尿道黏膜上的痛觉感受器，产生痛觉信号，信号通过内脏神经 $S_2 \sim S_4$ 脊神经节，经过丘脑的非特异投射系统（内髓板内的中央中核、束旁核、中央外侧核等），弥散投射到整个大脑皮质］。③肾藏的生育功能异常（阴道分泌物减少，阴道上皮细胞内糖原含量减少，阴道自净能力下降），借助肾藏生育功能的固化结构痰饮（细菌入侵阴道，在阴道内生长繁殖），导致肾藏主水功能的固化结构痰饮（阴道内大量细菌经尿道口入侵尿道，引发尿路感染，释放炎症介质），影响肝藏的疏泄功能［炎症介质及尿液刺激泌尿道黏膜上的痛觉感受器，产生痛觉信号，信号通过内脏神经 $S_2 \sim S_4$ 脊神经节，经过丘脑的非特异投射系统（内髓板内的中央中核、束旁核、中央外侧核等），弥散投射到整个大脑皮质］。④影响肝藏的疏泄功能［结石、肿瘤或异物刺激尿道或膀胱黏膜上的痛觉感受器，产生痛觉信号，信号通过内脏神经 $S_2 \sim S_4$ 脊神经节，经过丘脑的非特异投射系统（内髓板内的中央中核、束旁核、中央外侧核等），弥散投射到整个大脑皮质］。

（八）泌尿性牵涉痛（urinary referred pain）

泌尿性牵涉痛是指泌尿系统疾病引发的牵涉痛。①肾结石或肾盂肾炎引发的牵涉痛，疼痛通常位于腰部或侧腹部，可能向腹部、腹股沟、大腿内侧或生殖器区域放射。②输尿管结石引发的牵涉痛，疼痛往往从腰部开始，向下腹部和腹股沟延伸，甚至到达大腿内侧或睾丸/卵巢区域（称为肾绞痛）。③膀胱炎或膀胱结石引发的牵涉痛，疼痛多集中在下腹部（耻骨上区域），可能伴有尿道烧灼感。④前列腺炎引发的牵涉痛，疼痛可能发生在会阴部、肛门周围、腰骶部或睾丸。⑤尿道炎引发的牵涉痛，疼痛主要在排尿时感觉到，位于尿道，可能伴有尿道口灼热或刺痛。⑥泌尿系统肿瘤引发的牵涉痛，根据肿瘤位置不同，疼痛可出现在腰部、下腹部、盆腔或会阴区域，也可能有较远部位的牵涉痛。

病因：①主水痰饮（急性间质性肾炎、肾盂肾炎、膀胱炎）、主水畸形（高尿酸肾损害）、主水血团（肾动脉栓塞和血栓形成、肾静脉血栓形成）。②主水结石（肾结石）。

病机：①肾藏主水功能的固化结构痰饮、内湿、血壅、水壅（炎症细胞浸润；尿酸结晶；血流淤滞，肾组织水肿），影响肝藏的疏泄功能［疼痛信号经交感神经和迷走神经传至 $T_1 \sim L_1$ 的脊神经节，并通过 $T_1 \sim L_1$ 脊髓后角提高了同一脊髓节段内邻近躯体感觉神经元的兴奋性，使体表皮肤（躯干部脐平面、脐与耻骨联合中点平面、腹股沟和大腿最上部或胸腹部皮肤）的传入冲动发生易化效应，导致平常不至于引起疼痛的刺激信号变为致痛信号，信号传至大脑皮质联络区］，则见腰肋部牵涉痛。②肾藏的主水功能异常（肾绞痛），影响肝藏的疏泄功能（放射到腹股沟区域、大腿内侧、男性的阴囊和阴茎头部、女性的大阴唇，还有可能导致腰背部疼痛以及腹部疼痛）。

（九）泌尿性腰痛（urological lumbodynia）

腰痛指后背肋下缘至臀皱襞区域的一侧或两侧疼痛，常伴有腰背部肌肉紧张、僵硬、酸胀。根据疼痛持续时间分为急性腰痛（＜6周）、亚急性腰痛（6～12周）和慢性腰痛（＞12周）。泌尿性腰痛指泌尿系统疾病引发的腰部疼痛。

病因：①主水痰饮（急性间质性肾炎、肾盂肾炎）、主水畸形（高尿酸肾损害）、主水血团（肾动脉栓塞和血栓形成、肾静脉血栓形成）、结石（肾结石、输尿管结石）、主水神乱（肾病综合征）。②主水畸形（常染色体显性遗传多囊肾病）。

病机：①肾藏主水功能的固化结构痰饮、内湿、血壅、水壅、结石、畸形（炎症细胞浸润；尿酸结晶；血流淤滞，肾组织水肿；结石；肾肿大或肾积水），影响肝藏的疏泄功能（疼痛信号经交感神经和迷走神经传至 $T_{10} \sim L_1$ 的脊神经节，与来自腰背部的躯体感觉神经发生易化效应，疼痛信号传至大脑皮质，使人感觉腰背部疼痛）。②肾藏主水功能的固化结构畸形或合并痰饮〔增大的肾脏或囊肿牵拉肾包膜压迫邻近器官（慢性疼痛）；囊肿破裂出血、结石或血块引起的尿路梗阻或合并感染（急性疼痛或疼痛突然加剧）〕，影响肝藏的疏泄功能（疼痛信号经交感神经和迷走神经传至 $T_{10} \sim L_1$ 的脊神经节，与来自腰背部的躯体感觉神经发生易化效应，疼痛信号传至大脑皮质，使人感觉腰背部疼痛）。

（十）排尿后膀胱区胀满感（fullness of bladder area after micturition）

排尿后膀胱区胀满感指尿液排出后膀胱区仍有胀满不适感。

病因：①主水神乱（压力性尿失禁）。②主水痰饮（膀胱炎）。③主水结石（膀胱结石）。④生育畸形（前列腺增生）、生育痰饮（前列腺炎）、主水癥积（尿道肿瘤）。⑤殊态（长时间憋尿后）。

病机：①肾藏主水功能的固化结构畸形（盆底支持结构功能降低，脏器脱垂），借助肝藏的疏泄功能（排尿后盆腔内移位的脏器压迫膀胱，兴奋膀胱压力感受器，冲动传入大脑皮质），影响肾藏的主水功能。②借助肝藏的疏泄功能（炎症刺激和局部组织肿胀兴奋膀胱压力感受器，冲动传入大脑皮质），影响肾藏的主水功能。③借助肝藏的疏泄功能（结石兴奋膀胱压力感受器，冲动传入大脑皮质），影响肾藏的主水功能。④借助肝藏的疏泄功能（压迫尿道，导致尿液不能完全排出，残留尿液兴奋膀胱压力感受器，冲动传入大脑皮质），影响肾藏的主水功能。⑤肾藏的主水功能异常（膀胱过度充盈，排尿后，膀胱肌肉和神经需要一段时间才能恢复到正常状态，造成暂时性的胀满感）。

（十一）排尿间隔增长（increased urinary interval）、排尿时间延长（prolonged micturition time）

排尿间隔增长指两次排尿的时间间隔增长。排尿时间延长指每次排尿的持续时间延长。

病因：①疏泄畸形（糖尿病性多发性周围神经病）。②生育畸形（前列腺增生）、主水畸形（尿道瘢痕、尿道先天性狭窄、膀胱颈梗阻）、主水结石（尿路结石）。③主水痰饮（尿道炎）。④主水痰饮（膀胱炎）。

病机：①表现为肝藏疏泄功能的固化结构畸形（胸腰交感神经及骶躯体神经受损），借助肝藏的疏泄功能（内脏传入感觉通路受累），影响肾藏的主水功能（反射性逼尿肌的收缩减少，膀胱容量增大，排尿动力障碍）。②影响肾藏的主水功能（尿道或膀胱颈狭窄、阻塞）。③影响肾藏的主水功能（尿道黏膜充血和水肿，尿道直径变窄，增加了尿液通过的阻力）。④影响肾藏的主水功能（炎症导致逼尿肌收缩不协调或力量减弱，排尿动力障碍）。

（十二）多尿（polyuria）

正常成年人尿量为 1000 ～ 2000mL/24h。儿童按体重计算排尿量，为成年人的 3 ～ 4 倍。生理性多尿常见于饮水过多、食用含水量多的食物、静脉输液、精神紧张、癔症、服用利尿剂、咖啡因、脱水剂等。病理性多尿是指每天排尿超过 6 次或每天尿量大于 2000mL，常见于内分泌疾病、肾脏疾病和代谢性疾病。

病因：①饮多（大量饮水、饮用含咖啡因或乙醇饮料、吃含水量高的食物）。②气化神乱（糖尿病）。③藏精神少（抗利尿激素分泌不足、肾脏对抗利尿激素的反应性降低）。④主水痰饮（急性肾盂肾炎、慢性肾炎）、主水神乱（肾病综合征）、主水神少（肾功能不全）、药毒（利尿剂、降压药、抗抑郁药、抗组胺药）、酸盈（肾小管性酸中毒）。⑤藏神神乱（精神紧张、焦虑、强迫症）。

病机：①影响肾藏的主水功能（肾脏生成尿液增多）。②影响肾藏的主水功能（血糖水平过高，肾脏为了排除过多的葡萄糖，会增加尿液生成）。③影响肾藏的主水功能（肾脏对水分的重吸收减少，尿液大量生成）。④影响肾藏的主水功能（肾脏滤过功能增强或肾小管重吸收功能受损，尿量增多）。⑤借助肝藏的疏泄功能（交感神经兴奋），影响肾藏的主水功能［膀胱括约肌（控制尿液排出的肌肉）松弛，膀胱逼尿肌（负责排尿的肌肉）紧张，出现迫切的尿意，又称应激性尿失禁或紧张性尿失禁］。

（十三）少尿（oliguria）、无尿（anuria）

正常成人尿量为 1000 ～ 2000mL/24h。儿童按体重计算排尿量，为成年人的 3 ～ 4 倍。

少尿指成人 24 小时尿量少于 400mL 或持续每小时尿量少于 17mL 者。无尿指 24 小时尿量少于 100mL 或 12 小时内完全无尿者。根据部位不同分为肾前性（凡导致循环功能障碍，有效血容量减少而使肾小球的滤过率下降的各种病因均可导致少尿）、肾性（各种肾实质性损害的病证可引起少尿）、肾后性（主要原因是上尿路梗阻）。

病因：①内湿（高血酮）、水亏（高渗性失水）。②出血（大失血）、蛋白亏（重度低蛋白血症）、水亏（等渗性失水）。③主血脉神少（急性心肌梗死、心包压塞、心力衰竭）。④主血脉神乱（室性心律失常）。⑤运化痰饮（急性胰腺炎）。⑥主水畸形（高尿酸肾损害）。⑦主水神少（慢性肾衰）。⑧主水痰饮（急性间质性肾炎、狼疮性肾炎、结节性多动脉炎、过敏性紫癜肾炎、急性肾小球肾炎）。⑨主水神少（急性肾损伤）。⑩主水血团（肾动脉栓塞和肾动脉血栓）、主水畸形（肾动脉狭窄）。⑪主水畸形（输尿管梗阻、尿道梗阻）、生育畸形（前列腺增生症）、主水结石（双侧输尿管结石、尿道结石）。⑫痰饮（败血症）。

病机：①脾藏的散精功能异常（血浆晶体渗透压升高），借助肝藏的疏泄功能（下丘脑视上核及其周围区域渗透压感受器受刺激），肾藏的藏精功能（神经垂体释放抗利尿激素），影响肾藏的主水功能（集合管管腔膜对水通透性增加，水的重吸收增多，尿液浓缩）。②心藏的主血脉功能异常（有效循环血容量减少），导致肾藏的主水功能异常（肾血流量减少），影响肾藏的主水功能。③一方面，心藏的主血脉功能异常（有效循环血容量降低导致血液再分配），导致肾藏的主水功能异常（肾脏血流量减少，肾小球滤过率下降）；另一方面，借助肝藏的疏泄功能（交感神经代偿性兴奋），导致肾藏的主水功能异常（肾脏血流量下降，肾小球滤过率下降）。④心藏的主血脉功能异常（心室率超过 160 ～ 180 次 / 分时，心输出量下降），导致肾藏的主水功能异常（肾脏血流量下降，肾小球滤过率下降）。⑤脾藏的运化功能异常（呕吐、腹泻），水亏（消化液丢失）；脾藏运化功能的固化结构出血（胰腺微循环障碍，胰腺出血），二者均导致心藏的主血脉功能异常（有效循环血容量降低导致血液再分配），影响肾藏的主水功能（肾脏血流量减少，肾小球滤过率下降）。⑥肾藏主水功能的固化结构结石（尿酸盐结晶析出），影响肾藏的主水功能（阻滞尿液排出）。⑦肾藏主水功能的固化结构畸形（晚期健存肾单位极度减少），影响肾藏的主水功能。⑧影响肾藏的主水功能（炎症浸润使小管液排出受阻，引起逆行性压力升高，肾小球囊内压升高，肾小球滤过率降低）。⑨肾藏的主水功能异常（功能性急性肾功能不全时，肾血流量下降，肾小球滤过率显著降低，远曲小管和集合管对水钠的重吸收增加；器质性急性肾功能不全则同时有肾小球和肾小管功能障碍，肾小球滤过率降低）。⑩肾藏的主水功能异常（肾血流量不足，肾小球滤过率降低）。⑪肾藏的主水功能异常（尿液排出不畅）。⑫借助心藏的主血脉功能（释放大量炎症介质引起血管扩张；增加毛细血管的通透性，有效循环血量减少；引发弥散性血管内凝血），影响肾藏的主水功能（肾脏的血液供应减少，尿液生成减少）。

（十四）尿浊（urine turbidity）

正常新鲜尿液清澈透明。尿浊即小便浑浊，指小便浑浊不清状如米泔、豆浆或牛奶。

病因：①主血脉神乱（淋巴管堵塞，常见于斑氏丝虫病、肿瘤、手术）。②主水痰饮（尿路感染）。③饮少（饮水不足）。④主水神少（肾脏疾病）。⑤主水结石（泌尿系统结石）。⑥酸盈（糖尿病酮症酸中毒）、散精病（肝病）。⑦生育痰饮（前列腺炎）。⑧尸虫（丝虫病）。

病机：①影响肾藏的主水功能（淋巴液含有的脂肪和蛋白质流入尿液，使得尿液呈现乳白色或牛奶样外观）。②影响肾藏的主水功能（尿液中出现白细胞、脓细胞或细菌等，使得尿液变得浑浊）。③影响肾藏的主水功能（尿液浓缩，尿中的磷酸盐或尿酸盐析出形成结晶，造成尿液浑浊）。④影响肾藏的主水功能（尿蛋白增多，使尿液呈现乳白色浑浊）。⑤影响肾藏的主水功能（结石碎片进入尿液，使尿液浑浊）。⑥影响肾藏的主水功能。⑦影响肾藏的主水功能（炎症导致分泌物增多，混入尿液中）。⑧肾藏的主水功能异常［丝虫寄生于淋巴系统，导致淋巴管受损，淋巴液（富含乳糜微粒，即脂肪小滴）无法正常流入血液，逆流进入泌尿系统，通过肾脏过滤后进入尿液中，尿液因含乳糜而浑浊］。

（十五）尿中砂石（sandy urine）

尿中砂石指尿路结石，即在肾脏、输尿管、膀胱或尿道等尿路系统中形成固体结晶物质，其大小、形状和质地各异，小的结石仅如细沙，大的结石达到数厘米。

病因：①钙盈（高钙血症）、内湿（高尿酸血症）、主水神乱（高草酸尿症）、水亏（饮水量少）、偏食（长期摄入富含草酸、钙、嘌呤的食物）、药毒（维生素 D 过量使用）。②主水痰饮（尿路感染）。③主水畸形（肾盂或输尿管畸形、狭窄）。④恶习（长期憋尿）。

病机：①影响肾藏的主水功能（尿液中某些物质浓度过高，易于析出结晶）。②影响肾藏的主水功能（尿液的酸碱度改变，促使某些物质沉积形成结石，且感染物本身也可成为结石的核心）。③影响肾藏的主水功能（尿液滞留，增加结石形成风险）。④影响肾藏的主水功能（尿液在膀胱中停留时间延长，导致尿液浓缩和某些矿物质沉淀）。

（十六）小便泡沫（foamy urine）

小便泡沫指尿中泡沫细小，长时间不消失。

病因：①主水病（肾炎、肾病综合征）、偏食（摄入过多蛋白质）。②主水畸形（糖尿病肾病）。③饮少（水分摄入不足）、殊态（长时间憋尿）。

病机：①影响肾藏的主水功能（尿液中含有过多的蛋白质，特别是白蛋白，改变了尿液表面张力）。②影响肾藏的主水功能（血液中糖分超过肾小管重吸收能力，多余的葡萄糖随尿液排出，增加了尿液的渗透压和黏稠度，从而产生泡沫）。③影响肾藏的主水功能 [尿液浓缩，尿中溶质（矿物质、盐分和代谢废物）浓度升高，导致泡沫产生]。

（十七）小便灼热（chaude–piss）

小便灼热指排尿时感觉尿道口或尿液通过尿道时有烧灼不适感。

病因：①主水痰饮（肾盂肾炎、尿道炎、膀胱炎）、生育痰饮（前列腺炎）、主水结石（尿道、膀胱或肾脏结石）、主水癥积（尿路肿瘤）、异物（遗留的导尿管）。②气化神亢（分解代谢率升高，产热增多）。

病机：①影响肾藏的主水功能（一方面，炎症过程产热增多，另一方面炎症介质、结石、肿瘤、异物引发尿道黏膜受损，对尿液温度感觉敏感）。②影响肾藏的主水功能（尿道对温度较高的尿液感觉敏感）。

（十八）小便臊臭（urinary smell）

正常尿液呈挥发性酸的气味，淡而不刺鼻。小便臊臭指尿液散发出刺鼻的臊臭气味。

病因：①主水痰饮（膀胱炎、肾盂肾炎、尿道炎）。②主水结石（尿路结石、膀胱结石）、生育畸形（前列腺增生）、生育痰饮（前列腺炎）、恶习（憋尿）。③偏食（大蒜、洋葱、芦笋、鱼）、药毒（抗生素、B 族维生素、抗结核药、磺胺药）。④水亏（饮水不足或出汗过多导致身体脱水）。

病机：①肾藏的主水功能异常（尿液中的细菌代谢产物、炎症细胞、坏死组织使尿液产生腺强烈臭味）。②肾藏的主水功能异常（尿液滞留、尿液浓缩，尿液中的细菌、尿素、氨等物质浓度升高，导致尿液异味加重）。③影响肾藏的主水功能（代谢产物使尿液产生特殊气味）。④影响肾藏的主水功能（尿液浓缩，尿素、氨等物质浓度升高）。

（十九）小便味甜（sweet urine）

小便味甜即小便味道发甜。

病因：①气化神乱（糖尿病）、偏食（大量食用含果糖的食物或饮料）。②藏精神亢（皮质醇增多症）、藏精癥积（嗜铬细胞瘤）、过饥（长期饥饿状态）、殊态（剧烈应激状态）。③主水神乱（范科尼综合征）。

病机：①影响肾藏的主水功能（血糖过高，多余糖分通过尿液排出，尿液呈现甜味）。②借助肾藏的藏精功能（皮质醇、肾上腺素增多）和气化功能（增强糖异生），影响肾藏的主水功能（血糖过高，超过肾脏的重吸收阈值，通过尿液排出）。③影响肾藏的主水功能（肾小管对葡萄糖的重吸收能力降低）。

（二十）尿黄（yellow urine）

正常新鲜尿液呈淡黄色（颜色来自尿中的尿胆素）。尿黄指尿液颜色明显加深、发黄。

病因：①饮少（饮水不足）。②偏食（大量食用胡萝卜、南瓜等富含维生素 B_2 的食物）、药毒（服用含有维生素 B_2 的药物）。③主水痰饮（肾盂肾炎、输尿管炎、膀胱炎、尿道炎）。④散精神乱（黄疸性疾病，如珠蛋白生成障碍性贫血、遗传性球形红细胞增多症、病毒性肝炎、肝硬化、胆结石、胆囊炎、胆汁淤积性黄疸、肝细胞性黄疸）。⑤主水神少（急性肾损伤）。⑥津亏（严重的呕吐、腹泻、出血）。

病机：①影响肾藏的主水功能（身体处于缺水状态，肾小管重吸收增加，尿液浓缩，表现为尿量减少，尿色发黄）。②影响肾藏的主水功能（通过尿液排出多余的维生素 B_2，使尿液的黄色加深）。③影响肾藏的主水功能（尿道黏膜炎症影响正常排尿功能，使尿液发生浓缩）。④影响肾藏的主水功能（血液中胆红素水平异常增高，且超过肾脏处理阈值，使得胆红素通过尿液排出增多）。⑤影响肾藏的主水功能（肾功能减退，尿量减少，尿液颜色加深）。⑥影响肾藏的主水功能（肾小管加强水分的重吸收，导致尿液浓缩，尿液发黄）。

（二十一）尿黑（alcaptonuria）

正常新鲜尿液呈淡黄色。尿黑指尿黑酸氧化酶缺乏，致使酪氨酸和苯丙氨酸代谢障碍，尿中含有大量尿黑酸而呈现黑色。

病因：主水神乱（尿黑酸尿症）。

病机：表现为肾藏的主水功能异常（过多的尿黑酸由尿排出，并在空气中氧化为黑色）。

（二十二）黑褐色尿（tea-colored urine）

正常新鲜尿液呈淡黄色。黑褐色尿指尿液颜色呈咖啡或酱油色。

病因：①主水出血（重症血尿）。②主水神乱（变性血红蛋白尿）。③杂毒（酚中毒）。④主水神乱（尿黑酸尿症）。⑤全形癥积（黑色素瘤）。

病机：①肾藏的主水功能异常（血液进入尿液中，血红蛋白在尿液中分解可产生褐色色素，造成黑褐色的外观）。②肾藏的主水功能异常（血红蛋白分子发生变性，不能正常运输氧气，且在通过肾脏过滤时不易被重吸收，随尿液排出，形成血红蛋白尿。变性的血红蛋白颜色较深，导致尿液变为黑褐色）。③肾藏的主水功能异常（部分酚类化合物及其代谢产物可以与血红蛋白结合导致其变性，变性血红蛋白在体内经过分解代谢后可能转化为胆红素。胆红素通过胆汁排入肠道或肾脏排入尿液，形成胆红素尿。尿液颜色的变化可能由多种因素引起，包括尿液中胆红素、尿胆原或其他色素物质的含量增加，但不一定直接由血红蛋白氧化成黑色素所致。）。④肾藏的主水功能异常（由于缺乏黑尿酸氧化酶，导致黑尿酸无法正常分解，在体内积累。黑尿酸在尿液中排出，在空气中氧化为黑色）。⑤肾藏的主水功能异常（肿瘤细胞产生大量黑色素并释放入血液循环，黑色素经过肾脏过滤后可出现在尿液中，呈现黑褐色）。

（二十三）血红蛋白尿（hemoglobinuria）

正常新鲜尿液呈淡黄色。血红蛋白尿表现为暗红色、棕红色甚至酱油色。

病因：①胞裂（葡萄糖 –6– 磷酸脱氢酶缺乏症、免疫性溶血）。②主水神乱（阵发性睡眠性血红蛋白尿症、阵发性寒冷性血红蛋白尿症）。③失术（血型不合的输血反应）。

病机：①肾藏的主水功能异常（溶血过程中释放的血红蛋白超过了肝脏的处理能力，未结合的血红蛋白随尿液排出，形成血红蛋白尿）。②表现为肾藏的主水功能异常（血红蛋白量超过近曲小管重吸收能力，血红蛋白随尿液排出，形成血红蛋白尿）。③借助肾藏的全形功能 [受血者的免疫系统识别并攻击输入的红细胞，红细胞迅速被破坏（即溶血反应）]，影响肾藏的主水功能（大量红细胞的快速破坏释放出大量血红蛋白，超出身体清除能力，血红蛋白进入尿液，形成血红蛋白尿）。

（二十四）肌红蛋白尿（myoglobinuria）

正常新鲜尿液呈淡黄色。肌红蛋白尿表现为粉红色或暗红色。

病因：①主血脉畸形（急性心肌梗死）。②外伤（大面积烧伤）。③外伤（创伤、挤压综合征、电击伤、严重摔伤、手术创伤）。

病机：①肾藏的主水功能异常（心肌细胞膜的完整性受损，大量肌红蛋白释放进入血液循环，超过了血浆结合珠蛋白的结合能力，未结合的肌红蛋白随后经肾脏滤过，出现在尿液中，形成肌红蛋白尿）。②肾藏的主水功能异常（全身性应激反应，导致肌肉分解代谢加速，肌红蛋白从受损的肌肉细胞中泄露至血液中。高浓度的肌红蛋白在血液中运输至肾脏，由于其分子量较小，能够通过肾小球滤过膜，出现在尿液中，形成肌红蛋白尿）。③肾藏的主水功能异常（直接损伤肌肉细胞，使其细胞膜破裂，导致肌红蛋白及其他细胞内物质释放到血液循环中，血循环中肌红蛋白浓度显著上升，超过血液结合珠蛋白的结合能力时，过剩的肌红蛋白就会被滤过到尿液中，形成肌红蛋白尿）。

（二十五）卟啉尿（porphyrinuria）

正常新鲜尿液呈淡黄色。卟啉尿表现为红葡萄酒色。

病因：胎禀（先天性卟啉代谢异常）。

病机：肾藏的主水功能异常（卟啉及其前体在体内积累，超过肝脏代谢和排泄能力，多余的卟啉通过肾脏排出体外，导致尿液中出现异常高水平的卟啉）。

（二十六）白色尿（white urine）

正常新鲜尿液呈淡黄色、清晰透明。白色尿指尿液呈乳白色、乳状浑浊或脂肪小滴。

病因：①尸虫（丝虫病）。②外伤（脂肪挤压损伤）。③主水畸形（肾周围淋巴管梗阻）。

病机：①肾藏的主水功能异常［丝虫寄生于淋巴系统，导致淋巴管受损，淋巴液（富含乳糜微粒，即脂肪小滴）无法正常流入血液，逆流进入泌尿系统，通过肾脏过滤后进入尿液中。尿液中出现乳糜微粒，表现为乳白色、乳状浑浊的尿液，即乳糜尿］。②肾藏的主水功能异常（损伤的脂肪细胞释放脂肪酸和脂肪小滴进入血液循环，穿过肾小球滤过膜，进入尿液中，尿液中出现脂肪滴，形成脂肪尿，表现为乳白色或浑浊的尿液）。③肾藏的主水功能异常（淋巴管梗阻使得原本应流向血液的淋巴液压力增加，淋巴液渗漏到肾脏或尿路系统中。淋巴液含有大量的乳糜微粒，淋巴液中的乳糜微粒可以穿过肾小球的滤过膜，进入肾小囊腔，随后随尿液排出）。

（二十七）脓尿（pyuria）

正常新鲜尿液呈淡黄色、清晰透明。脓尿指尿液呈白色浑浊或云雾状。

病因：主水痰饮（肾盂肾炎、膀胱炎、尿道炎）。

病机：肾藏的主水功能异常［炎症反应导致局部白细胞（主要是嗜中性粒细胞）浸润，以对抗感染。白细胞及死亡的细菌、炎症碎片进入尿液，使尿液变得浑浊，形成脓尿。细菌在尿液中繁殖也会直接导致尿液浑浊，即菌尿］。

（二十八）蓝色尿（blue urine）

正常新鲜尿液呈淡黄色。蓝色尿也称蓝尿或青色尿，指尿液呈现出不寻常的蓝色或蓝绿色调。

病因：主水胎禀（尿布蓝染综合征）。

病机：肾藏的主水功能异常（肠道上皮细胞中负责转运色氨酸的载体蛋白功能缺陷，肠道对色氨酸的吸收障碍，未被吸收的色氨酸在肠道中被细菌代谢，首先转化为吲哚，吲哚进一步代谢成为吲哚醇，被吸收入血液转化为尿蓝母。尿蓝母在尿液中以游离状态存在。当尿蓝母随尿液排出体外后，与空气接触，被氧化为尿蓝和靛玉红，尿液呈现蓝色）。

（二十九）淡绿色尿（green-tinted urine）

正常新鲜尿液呈淡黄色。淡绿色尿指尿液呈浅淡的绿色。

病因：淫气（铜绿假单胞菌感染）。

病机：肾藏主水功能的执行结构痰饮（铜绿假单胞菌在泌尿系统中定植并繁殖），影响肾藏的主水功能（产生的绿脓菌素等色素成分随尿液排出，尿液呈现出淡绿色）。

第五节　藏精症状

肾藏的藏（音 cáng）精（体液调节）功能是指体液调节系统和体液调节属脉管系统产生体液调节的功能。其中，体液调节系统由激素调节系统和细胞因子调节系统组成；激素调节系统由激素和产生、灭活激素的人体结构组成；细胞因子调节系统由细胞因子和产生、灭活细胞因子的人体结构组成；体液调节属脉管系统由分布于体液调节系统的动脉、静脉、淋巴管、血液、淋巴液组成。藏精功能的固化结构和功能态势异常表现的症状称藏精症状，共有1个。

藏精神乱

甲状腺疼痛（thyroid pain）

甲状腺疼痛是亚急性甲状腺炎的常见表现。多见于女性，起病较急，多在上呼吸道感染后发病。主要症状为甲状腺部位疼痛，于转头或吞咽时加重，向下颌、耳或枕骨部放射，伴倦怠、肌肉或关节疼痛、发热等全身症状。

病因：藏精痰饮（亚急性甲状腺炎）。

病机：影响肝藏的疏泄功能（炎症介质作用于感觉神经末梢，痛觉感受器兴奋，第3颈神经前支的一部分纤维加入耳大神经，分布于耳郭及腮腺表面的皮肤，故疼痛可放射至耳部。吞咽时肌肉运动能进一步刺激甲状腺区，故吞咽时疼痛加重）。

第四章

肝藏症状

肝藏有疏泄（支配内脏运动）、藏血（支配躯体运动）两种功能，能使生命活动协同运行。肝藏功能的固化结构和功能态势异常表现的症状称肝藏症状，共有 140 个。

第一节　疏泄症状

肝藏的疏泄（支配内脏运动）功能是指内脏神经系统产生和传导内脏感觉和运动信号支配内脏运动，下意识神经系统产生下意识精神活动，情绪神经系统产生内心体验的功能。其中，内脏神经系统由内脏神经和内脏神经连属的中枢部组成；下意识神经系统由产生下意识精神活动的中枢神经系统组成；情绪神经系统由使人对外来刺激产生内心体验的中枢神经系统组成。疏泄功能的固化结构和功能态势异常表现的症状称疏泄症状，共有 3 个。

一、疏泄畸形

舌菌状乳头萎缩（atrophic fungiform papilla）

舌菌状乳头是指舌体背面黏膜上许多淡红色的小突起，数目较少，分布于舌丝状乳头之间，稍大于丝状乳头，多见于舌尖和舌侧缘处，色较红，顶端圆，似蕈状。舌菌状乳头萎缩是指舌表面的菌状乳头部分或全部缺失，表现为舌表面平滑、味觉减弱或变化。

病因：①疏泄神乱（家族性自主神经功能失调症）。②营亏（维生素 B$_{12}$、

维生素 B_6、叶酸以及烟酸缺乏）。③痰饮（念珠菌感染）、恶习（过热食物、烟草、乙醇长期刺激）、饮食偏嗜（辛辣食物长期刺激）。④全形痰饮（干燥综合征）。

病机：①肝藏疏泄功能的固化结构畸形（交感神经和副交感神经神经元减少，包括味蕾和味觉神经末梢的菌状乳头萎缩）。②肝藏疏泄功能的固化结构畸形（营养素对于维持正常的细胞分裂和生长至关重要。缺乏时引起细胞更新减慢或异常，导致乳头萎缩）。③肝藏疏泄功能的固化结构畸形（直接侵犯舌乳头，引起组织损伤和萎缩）。④借助脾藏的运化功能（唾液减少），导致肝藏疏泄功能的固化结构畸形（菌状乳头因缺乏水分和营养而逐渐萎缩）。

二、疏泄神少

（一）不闻香臭（hyposmia）

不闻香臭又称嗅觉减退、嗅觉不灵、嗅觉低下，指对嗅素的气味敏感性降低，嗅阈提高。

病因：①主气痰饮（感冒、鼻炎、鼻窦炎）、主气畸形（鼻息肉）、年龄（年龄增长）、职业（长期在有害气体、粉尘、化学品等环境下工作）。②藏精神少（甲状腺功能减退）。③营亏（叶酸或维生素 B_{12} 缺乏）。④疏泄内湿（帕金森病）。⑤藏精癥积（垂体瘤）。⑥主气畸形（鼻中隔偏曲）。⑦主气癥积（鼻腔肿瘤）。

病机：①肝藏的疏泄功能异常（嗅细胞功能减退）。②肾藏的藏精功能异常（甲状腺激素分泌减少），借助肾藏的气化功能（机体处于低代谢状态，导致嗅觉神经细胞线粒体氧化过程减慢，供能不足），表现为肝藏的疏泄功能异常（嗅觉神经传导功能异常）。③肾藏的全形功能异常［引起维生素 B_{12} 依赖性酶（L- 甲基丙二酰 –CoA 变位酶和甲硫氨酸合成酶）的催化反应发生障碍］，导致肝藏疏泄功能的固化结构畸形（L- 甲基丙二酰 –CoA 变位酶催化反应障碍导致神经髓鞘合成障碍，并有奇数碳链脂肪酸或支链脂肪酸掺入髓鞘中；甲硫氨酸合成酶催化反应障碍引起神经细胞甲基化反应受损），影响肝藏的疏泄功能（影响嗅觉传导通路或神经元）。④肝藏疏泄功能的固化结构畸形［初级嗅觉器（嗅球和嗅觉上皮）中表达嗅觉受体的神经元和多巴胺能神经元的神经发生过程出现障碍］，影响肝藏的疏泄功能（嗅觉系统功能障碍）。

⑤肝藏的疏泄功能异常（引起颅内压增高，硬脑膜受到挤压和牵张，压迫嗅神经）。⑥肝藏的疏泄功能异常（气流分布不均，影响气味分子到达嗅觉区）。⑦肝藏的疏泄功能异常（压迫嗅神经）。

（二）舌后 1/3 味觉消失（taste disappears at the back of the tongue）

舌前 2/3 味觉由鼓索神经传递，舌后 1/3 味觉由舌咽神经传递。舌后 1/3 味觉消失指舌咽神经受损引发的患侧舌后 1/3 味觉消失，常伴有舌根及咽峡区痛觉消失，咽肌收缩力弱，泌涎障碍。

病因：①疏泄畸形（多发性脑神经损害）、疏泄水壅（脑水肿）、外伤（颅底骨折）、疏泄痰饮（带状疱疹病毒感染、格林－巴利综合征）、气化神乱（糖尿病）、失术（颈部或头部放射治疗）。②疏泄癥积（颅内肿瘤）。

病机：①肝藏疏泄功能的固化结构畸形（舌咽神经受损），影响肝藏的疏泄功能（味觉信号传导障碍）。②肝藏疏泄功能的固化结构畸形（颅后窝肿瘤压迫延髓，舌咽神经受损），影响肝藏的疏泄功能（味觉信号传导障碍）。

第二节 藏血症状

肝藏的藏血（支配躯体运动）功能是指躯体神经系统、躯体神经属动力系统、躯体神经属脉管系统产生和传导躯体感觉和运动信号支配躯体运动的功能。其中，躯体神经系统由躯体神经、躯体神经连属的中枢部、感觉器、感觉器相关体液（如房水、泪液和耵聍）组成；躯体神经属动力系统由为感觉器提供动力，并对感觉器、脑和脊髓起支撑保护作用的骨骼肌、平滑肌、筋膜和骨骼组成；躯体神经属脉管系统由分布于神经系统和躯体神经属动力系统的动脉、静脉、淋巴管、血液、淋巴液组成。藏血功能的固化结构和功能态势异常表现的症状称藏血症状，共有 137 个。

一、藏血畸形

（一）眼球突出（exophthalmos）

眼球突出又称突眼症，指眼球向前突出超出正常范围，眼睑不能完全覆盖眼球。

病因：①藏精痰饮（弥漫性甲状腺肿）。②藏血癥积（泪腺肿瘤、视神经胶质瘤、淋巴瘤、眼睑或眼眶周围组织肿瘤）。③藏血痰饮（眼眶蜂窝织炎、眼眶炎症假瘤、结核性眼眶病变、眼球筋膜炎、全眼球炎）。④主血脉畸形（眶静脉曲张）。⑤主血脉畸形（颈动脉海绵窦瘘）。

病机：①伴随肝藏藏血功能的固化结构畸形（甲状腺功能亢进而发生自身免疫反应时，伴随着针对眼肌和眼球后组织的自身免疫反应。眼部肌肉增粗、肥厚、水肿。球后组织炎症、水肿，黏多糖堆积，结缔组织增生，球后体积增大，眶周水肿，使眼球外凸）。②肝藏藏血功能的固化结构畸形（直接压迫或推动眼球突出）。③肝藏藏血功能的固化结构畸形［眼眶内容物（眼外肌、脂肪、神经）肿胀］。④心藏的主血脉功能异常（眶内静脉回流障碍），导致肝藏藏血功能的固化结构畸形（导致眼外肌和眶内脂肪组织水肿、膨胀，使得眼球被迫向前移动，超出眼眶的正常范围）。⑤心藏的主血脉功能异常（动脉血流入海绵窦，海绵窦压力升高，导致血液逆流到与海绵窦相连的静脉，静脉压力升高），导致肝藏藏血功能的固化结构畸形。

（二）眼球内陷（enophthalmos）

眼球内陷指眼球位置后退，向眼眶内陷入，与全身消耗性疾病、严重失水、眼眶外伤等有关。

病因：①疏泄血团（心源性脑栓塞）；疏泄血少（短暂性脑缺血发作）、藏血畸形（大动脉粥样硬化型脑梗死、多系统萎缩）。②主血脉畸形（主动脉夹层、上腔静脉阻塞综合征）、主气癥积（肺癌）。③内湿（高血酮）。④外伤（眶底骨折）。⑤年龄（老年人）。

病机：①肝藏疏泄功能的固化结构血少（颈部交感神经缺血），借助肝藏的疏泄功能，影响肝藏藏血功能的固化结构（眶肌松弛）。②肝藏疏泄功能的固化结构畸形（颈部交感神经受压），借助肝藏的疏泄功能，影响肝藏藏血功能的固化结构（眶肌的收缩能维持眼球向前，保持眼球在眼眶框中的正常位置。眶肌麻痹，眼球内陷）。③脾藏的散精功能异常（血浆晶体渗透压升高，水从细胞内向细胞外转移引起细胞内失水），表现为肝藏藏血功能的固化结构畸形（眼眶周围组织或眼球萎缩）。④肝藏藏血功能的固化结构畸形（眶腔容积增大，或眶内容物进入相邻空腔，使眼球相对内陷）。⑤肝藏藏血功能的固化结构畸形（眼眶内脂肪组织逐渐消失，导致眼球失去支撑而内陷）。

（三）眼窝凹陷（depressed eye socket）

眼窝凹陷是指眼眶区域出现明显内陷或深度增加的现象，表现为眼睛下方或者整个眼窝部位显得较为深陷，眼球显得更加突出。

病因：①年龄（年龄增长）、营亏（长期营养不良、消耗性疾病如肾病、甲状腺功能亢进）。②过劳（长期熬夜、疲劳过度）。③失术（眼袋手术、双眼皮手术）。④水亏（脱水）。

病机：①肝藏藏血功能的固化结构畸形（眼窝脂肪垫变薄，形成凹陷）。②肝藏藏血功能的固化结构畸形（加速眼周肌肤老化）。③肝藏藏血功能的固化结构畸形（脂肪去除过多；手术后形成的瘢痕组织牵拉眼睑）。④肝藏藏血功能的固化结构畸形（眼眶内的组织体积暂时性缩小，引起眼窝凹陷）。

（四）白内障（cataract）

白内障是指晶状体透明度降低或者颜色改变所导致的光学质量下降的退行性改变。按发生年龄分为先天性白内障、婴儿性白内障、青年性白内障、老年性白内障。其中先天性白内障根据发生的部位又分为极性白内障（在晶体的前极中心混浊者为前极性白内障，在后极者称后极性白内障）、点状白内障（存在于晶体的任何层，以皮质者居多，呈大小不等的混浊点，或呈结晶样，或呈石英石样）、花冠状白内障（混浊点块在周边多，有的排列整齐，形成一个许多花瓣的花冠）、绕核性白内障［在胚胎核（晶状体由胚胎核、皮质和外囊组成。胚胎核是晶状体中心最老、最密实的部分，形成于胚胎期）的外周有一圈浑浊，又称绕核性白内障。正面看呈中区浑浊，且向周围放射浑浊。可能与母体怀孕时，生病、发热、出疹、用堕胎药有关］、中心性白内障（晶体核之中心浑浊，其余区透明）、纺锤状白内障（在晶体核、皮质，有一中心前后向浑浊，形如纺锤）、缝合性白内障（胚胎核呈"Y"字缝合浑浊）、珊瑚状白内障（晶体内浑浊，散在如珊瑚枝样）、苔藓样白内障（晶体内浑浊块，如苔藓样，边界清晰可见）、全白内障（晶体完全浑浊）、液化性白内障（内障液化，全成乳白液体）、石化性白内障（呈石样硬块）、锥体状白内障（呈锥样外突）。

病因：①内湿（半乳糖血症）、气化神乱（糖尿病）。②钙亏（低血钙）。③年龄（年龄增长）。④外伤（长期接触电离辐射或紫外线）。⑤药毒（长期使用皮质类固醇或其他药物）、杂毒（接触有毒化学物质）。⑥营亏（缺乏必要的维生素和矿物质）。

病机：①肝藏藏血功能的固化结构畸形〔半乳糖醇、山梨醇（由醛糖还原酶催化葡萄糖转化而成）在晶状体累积产生高渗效应，晶状体渗透压改变，水分进入晶状体，影响晶状体代谢，晶状体透明度降低，光学质量下降〕。②借助肝藏的疏泄功能（胞外钙离子对钠离子的拮抗能力降低，细胞兴奋性增强，血管平滑肌痉挛），导致肝藏藏血功能的固化结构血少（晶状体和晶状体膜的供血不足），影响肝藏藏血功能的固化结构（代谢产物在晶状体内沉积）。③肝藏藏血功能的固化结构畸形（晶状体内的蛋白质逐渐变性，形成蛋白质聚合体，导致晶状体透明度下降）。④肝藏藏血功能的固化结构畸形（破坏晶状体细胞的 DNA，导致蛋白质变性和细胞死亡）。⑤肝藏藏血功能的固化结构畸形（干扰晶状体的正常代谢过程，导致蛋白质聚集和变性）。⑥肝藏藏血功能的固化结构畸形（晶状体的抗氧化防御能力降低，加速蛋白质变性）。

（五）胬肉攀睛（pterygium）

胬肉攀睛是指睑结膜异常增生并向角膜表面生长，形成的一种蝉翼状胬肉。

条件：环境（长期暴露于阳光、风沙、干燥、紫外线强烈的环境）、恶习（经常用手揉眼睛）。

病因：藏血痰饮（慢性结膜炎、过敏性结膜炎）。

病机：肝藏藏血功能的固化结构畸形（长期的眼部炎症刺激，促进胬肉发生）。

（六）角膜色素环（Kayser–Fleischer ring）

角膜色素环又称 K–F 环、角膜环、弗 – 施环，是指具有病理特征的角膜周围棕褐色色素沉着，表现为角膜边缘宽 2 ~ 3mm 的棕黄色、金黄色或绿褐色色素环。

病因：①藏血畸形（肝豆状核变性）。②脂盛（高血脂）、散精畸形（胆汁性肝硬化）。③恶习（长期使用硬性接触镜、频繁或剧烈地摩擦眼睛）。④年龄（年龄增长）。

病机：①表现为肝藏的藏血功能畸形（过量铜离子在角膜中沉积）。②肝藏藏血功能的固化结构畸形（脂质沉积于角膜）。③肝藏藏血功能的固化结构畸形（角膜上皮损伤和变性）。④肝藏藏血功能的固化结构畸形（角膜细胞代谢和修复能力下降，导致脂质沉积）。

（七）瞳孔散大（mydriasis）

正常人瞳孔圆形，双侧等大，直径为 3～4mm，生理情况下老年人瞳孔较小，幼儿至成年人的瞳孔较大，瞳孔在兴奋、恐惧、愉快及疼痛时扩大，在深呼吸、脑力劳动、睡眠时缩小。瞳孔散大是指持续性的瞳孔直径大于 5mm。

病因：①疏泄畸形（多发性脑神经损害）、气化神乱（糖尿病）、疏泄畸形（多发性硬化症）。②主血脉神少（心脏停搏与心脏性猝死）、藏神神乱（兴奋、恐惧、紧张）。③疏泄畸形（大动脉粥样硬化型脑梗死）、疏泄血团（心源性脑栓塞）。④药毒（抗胆碱能药物、拟交感神经药、镇静剂、抗抑郁药、麻醉药）。⑤藏血神乱（青光眼）。

病机：①借助肝藏的疏泄功能（动眼神经、滑车神经、展神经受损），影响肝藏的藏血功能（眼肌受损，视器运动的平滑肌功能障碍，瞳孔开大肌、瞳孔括约肌受损）。②借助肝藏的疏泄功能（交感神经兴奋），影响肝藏的藏血功能（瞳孔开大肌收缩）。③肝藏疏泄功能的固化结构血少（中脑被盖部缺血），借助肝藏的疏泄功能（动眼神经的副交感纤维受损），影响肝藏的藏血功能（睫状肌、瞳孔开大肌麻痹）。④借助肝藏的疏泄功能（抗胆碱能药物、镇静剂、抗抑郁药抑制副交感神经活动，拟交感神经药、抗抑郁药刺激交感神经活动），影响肝藏的藏血功能（增强瞳孔开大肌活动，减少瞳孔括约肌活动）。⑤影响肝藏的藏血功能（眼内压显著升高，损伤或麻痹瞳孔括约肌）。

（八）瞳孔缩小（miosis）

瞳孔缩小是指瞳孔的直径小于 2mm，且缩小呈持续性的症状。按发病机制分为麻痹性瞳孔缩小（麻痹性瞳孔缩小患者瞳孔直径在 2mm 以下）、痉挛性瞳孔缩小（瞳孔缩小一般为双侧性，直径在 2～3mm，直接和间接光反应消失，调节、辐辏反射存在，毛果芸香碱点眼有缩瞳作用，瞳孔边缘不整齐，形状不圆，暗室内瞳孔亦不散大）。

病因：①疏泄血团（心源性脑栓塞）、疏泄血少（短暂性脑缺血发作）、疏泄畸形（大动脉粥样硬化型脑梗死、多系统萎缩）、主血脉畸形（主动脉夹层、上腔静脉阻塞综合征）、主气癥积（肺癌）。②杂毒（有机磷农药中毒）、药毒（抗胆碱酯酶药物）。③藏血痰饮（前葡萄膜炎、虹膜睫状体炎）。

病机：①导致肝藏疏泄功能的固化结构畸形（颈部交感神经受损），影响肝藏的藏血功能（瞳孔开大肌瘫痪，瞳孔括约肌相对功能亢进）。②肝藏的疏泄功能异常（抑制乙酰胆碱酯酶，增加乙酰胆碱在突触间隙的浓度，加强副交感神经对瞳孔括约肌的作用），影响肝藏的藏血功能。③影响肝藏的藏血功能（炎症导致瞳孔括约肌功能障碍）。

（九）瞳孔大小不等（anisocoria）

瞳孔大小不等指两侧瞳孔的直径不等大，常在暗环境中明显，分为生理性瞳孔大小不等，即两侧瞳孔直径相差 0.25cm 以下，滴可卡因后瞳孔无变化或差别不明显；病理性瞳孔大小不等，即滴可卡因后两侧瞳孔直径相差 0.5cm 以上。若双侧瞳孔不等大，时大时小，左右交替，形状不规则，表示脑干病变，尤其中脑损害明显，见于脑干出血、多发性硬化、神经梅毒及嗜睡性脑炎。若双侧瞳孔不等大，边界不整齐呈锯齿状，对光反射消失而调节反应存在，称阿－罗瞳孔，见于神经梅毒，偶见于结核性脑膜炎。

病因：①疏泄畸形（多系统萎缩、脑桥中央髓鞘溶解症、大动脉粥样硬化型脑梗死）、疏泄痰饮（脑囊虫病、化脓性脑膜炎、单纯疱疹病毒性脑炎）、疏泄血团（心源性脑栓塞、颅内静脉窦及脑静脉血栓形成）、疏泄神亢（癫痫）。②疏泄痰饮（神经梅毒）。③藏血痰饮（角膜炎、虹膜炎、睫状体炎、眶内蜂窝织炎）、外伤（眼部或头部外伤）。④藏血畸形（脑疝）。

病机：①肝藏的疏泄功能异常（交感神经、副交感神经功能障碍），影响肝藏的藏血功能（瞳孔开大肌功能障碍，见异常的小瞳孔；瞳孔括约肌功能障碍，见异常的大瞳孔）。②肝藏疏泄功能的固化结构畸形（顶盖前区的瞳孔光反射通路受损），借助肝藏的疏泄功能，影响肝藏的藏血功能［两侧瞳孔较小，大小不等，边缘不整，光反射消失而调节反射存在，视力正常，又称阿－罗瞳孔（Argyll Robertson pupil）］。③影响肝藏的藏血功能（瞳孔括约肌功能受损）。④肝藏藏血功能的固化结构畸形（颅内压力增高，动眼神经受损），影响肝藏的藏血功能（病侧瞳孔对光反应减弱或消失，对侧瞳孔对光反射正常，造成两侧瞳孔大小不等）。

（十）外耳郭松弛、塌陷、畸形（relaxation，collapse and deformity of external auricle）

外耳郭松弛、塌陷、畸形是指外耳郭皮肤及软骨破坏导致的外耳畸形。

病因：①全形痰饮（复发性多软骨炎）、藏血痰饮（耳郭化脓性软骨膜

炎）。②胎传（在孕期接触某些药物、有害化学物质、病毒感染）。③外伤
（耳郭遭受烧伤、切割伤或撕裂伤）。④失术（耳郭整形术）。⑤藏血癥积（耳
部肿瘤）。

病机：①表现为肝藏藏血功能的固化结构畸形（炎症细胞侵犯外耳郭，
耳轮、对耳轮软骨破坏）。②肝藏藏血功能的固化结构畸形（影响胎儿耳郭发
育，导致出生后耳郭畸形）。③肝藏藏血功能的固化结构畸形（耳郭组织损伤
和瘢痕，引起耳郭松弛或塌陷）。④肝藏藏血功能的固化结构畸形（操作不
当，导致耳郭形态改变）。⑤肝藏藏血功能的固化结构畸形（压迫或侵蚀耳郭
组织）。

二、藏血痰饮

（一）干燥性角结膜炎（keratoconjunctivitis sicca）

干燥性角膜结膜炎是指结膜（衬于眼睑和覆盖眼白的薄膜）与角膜（虹
膜和瞳孔前的透明层）干燥，表现为眼干涩、烧灼感、眼刺痛发痒、牵拉感、
眼后压迫感、异物感、畏光、视疲劳、眼红、视力障碍。常因内分泌疾病、
贫血、维生素缺乏症、急性剥脱性皮炎、史－约综合征、眼部类天疱疮、眼
睑与结膜的创伤和手术引发。

病因：①全形痰饮（原发性干燥综合征）、藏血痰饮（眼部类天疱疮）。
②年龄（年龄增长）。③药毒（抗组胺药、抗抑郁药、β 受体阻滞剂）。④藏
血神乱（睑板腺功能障碍）。⑤恶习（长时间注视电脑或手机屏幕、长时间佩
戴接触镜）、环境（风、低湿度）。⑥藏精神亢（格雷夫斯病）。⑦外伤（眼睑
与结膜创伤）、失术（眼睑与结膜手术）。⑧血虚（铁缺乏性贫血）、营亏（维
生素 A 缺乏）。

病机：①表现为肝藏藏血功能的固化结构痰饮（泪腺和结膜组织中大量
淋巴细胞浸润，泪腺分泌功能降低，泪液中浆液性成分比例降低，泪液中各
种物质浓度增加，泪液渗透压升高触发眼表上皮细胞发生炎症反应，炎症因
子造成眼表上皮细胞凋亡、结膜杯状细胞数目减少、黏蛋白分泌紊乱，导致
泪膜不稳定）。②肝藏的藏血功能异常（泪腺退化，泪液分泌量减少）。③肝
藏的藏血功能异常（影响泪液的生成）。④肝藏的藏血功能异常（泪膜中的脂
质层减少，加速泪液蒸发）。⑤肝藏的藏血功能异常（泪液蒸发过快）。⑥肝

藏的藏血功能异常（眼部肌肉和眶内组织的炎症导致眼球突出，眼睑不能完全闭合，泪液蒸发过快）。⑦肝藏的藏血功能异常（导致泪腺和分泌器导管损伤，影响泪液的正常分布）。⑧肝藏的藏血功能异常（影响角膜和结膜上皮细胞完整性，屏障功能减弱，易受外界刺激和损伤；泪液稳定性下降，蒸发速度加快）。

（二）角膜炎（keratitis）

角膜炎是指外界病原体或自身疾病侵袭角膜组织所引起的炎症反应，表现为眼痛、畏光、流泪、眼睑痉挛、视力下降。根据发生部位分为角膜基质炎和浅层角膜炎。根据病因分为病毒性角膜炎、细菌性角膜炎、真菌性角膜炎、过敏性角膜炎、外伤及营养性角膜炎、病因不明的角膜炎。

病因：①全形痰饮（类风湿关节炎、系统性红斑狼疮）。②淫气（金黄色葡萄球菌、肺炎链球菌、铜绿假单胞菌、单纯疱疹病毒、腺病毒、带状疱疹病毒、曲霉菌、念珠菌）。③外伤（外伤、紫外线辐射、热或冷损伤）、杂毒（酸、碱或其他化学物质）。④营亏（维生素A缺乏）。⑤逆气（花粉、尘螨、宠物皮屑、霉菌孢子或是化妆品中的成分）。

病机：①肝藏藏血功能的固化结构内燥〔泪腺淋巴细胞浸润或者纤维化，泪液分泌减少（眼泪含有溶菌酶、免疫球蛋白、补体系统、乳铁蛋白、β-溶素等，它们具有抑制细菌生长的作用）〕，导致肝藏藏血功能的固化结构痰饮（细菌入侵角膜）。②肝藏藏血功能的固化结构痰饮（细菌通过其表面的黏附素与角膜上皮细胞结合，随后释放酶和毒素，破坏角膜基质，引起炎症反应；病毒入侵角膜细胞，利用宿主细胞复制自身，引起细胞死亡和炎症；真菌感染角膜，释放酶分解角膜组织，引起慢性炎症反应）。③肝藏藏血功能的固化结构痰饮（角膜上皮损伤，引发炎症）。④肝藏藏血功能的固化结构痰饮（维生素A参与角膜上皮细胞的分化和泪膜的稳定性。维生素A水平过低，角膜上皮层变脆弱，容易受到损伤和感染，引起炎症）。⑤肝藏藏血功能的固化结构痰饮（免疫系统过度激活，炎症介质释放，导致角膜损伤）。

（三）葡萄膜炎（uveitis）

葡萄膜炎又称色素膜炎，是指感染、免疫或损伤等原因引起的虹膜、睫状体及脉络膜组织的炎症，表现为剧烈的眼痛、结膜充血、畏光和视力下降，按发病部位可分为前葡萄膜炎、后葡萄膜炎及中间葡萄膜炎；按临床表现可分为浆液性葡萄膜炎、纤维素性葡萄膜炎、化脓性葡萄膜炎和肉芽肿性葡萄膜炎。

病因：①全形痰饮（强直性脊柱炎）、运化痰饮（贝赫切特综合征）。②全形畸形（结节病、脊柱关节炎）。③淫气（结核分枝杆菌、梅毒螺旋体、单纯疱疹病毒、带状疱疹病毒、巨细胞病毒、念珠菌、曲霉菌）、尸体（弓形虫、蛔虫、囊虫）。

病机：①表现为肝藏藏血功能的固化结构痰饮（导致针对视网膜S抗原、光感受器间维生素A类结合蛋白、黑色素瘤相关抗原的免疫应答）。②表现为肝藏藏血功能的固化结构痰饮（病变累及眼，引起虹膜和虹膜睫状体的炎症反应，又称前葡萄膜炎）。③肝藏藏血功能的固化结构痰饮（通过血行播散至眼内，引起炎症）。

（四）目赤（red eye）

目赤指眼睛发红，表现为巩膜或眼睑内面的血管扩张、充血，使得眼睛呈现红色。

病因：藏血痰饮（结膜炎、虹膜炎、睑缘炎）、逆气（花粉、灰尘、化妆品、接触镜护理液）、过劳（长时间用眼、熬夜、看电脑屏幕过久）、外伤（眼球受到外界刺激或挫伤）、藏血神乱（眼干燥症、青光眼）。

病机：表现为肝藏藏血功能的固化结构血壅（巩膜或眼睑内面的血管扩张、充血）。

（五）耳郭红肿疼痛（red and swollen auricle pain）

耳郭红肿疼痛是发生于耳郭的炎症反应，常见于过敏反应、耳郭软骨膜炎、耳郭假性囊肿。

病因：全形痰饮（复发性多软骨炎）、痰饮（细菌或真菌感染；外伤或手术后的继发感染；化妆品、染发剂、金属饰品引发的过敏性炎症反应；撞击、割伤或挫伤引发的炎症反应）。

病机：肝藏藏血功能的固化结构痰饮、血壅（累及耳轮、对耳轮软骨，炎症细胞浸润，耳郭血管扩张、充血），则见耳郭红肿；影响肝藏的藏血功能（耳郭血管扩张、通透性增高，液体和细胞成分渗出，渗出物压迫及炎症介质作用于感觉神经末梢，冲动经传入神经传至大脑皮质），则见耳郭疼痛。

三、藏血神乱

（一）口噤（lockjaw）

口噤又称牙关紧闭，是指咀嚼肌痉挛引发的颌骨活动受限，表现为上下牙齿咬合，不能自然张开，口部活动受限。

病因：①藏血出血（脑卒中）、藏血内湿（帕金森病）、藏血神乱（破伤风、狂犬病）、藏血痰饮（格林－巴利综合征、脑炎）、藏血外伤（脑外伤）、藏血水壅（先天性脑积水）。②全形痰饮（戈谢病）。③疏泄神乱（极度紧张、恐惧、焦虑）。④运化痰饮（牙周炎、冠周炎）。

病机：①肝藏的藏血功能异常（影响到支配咀嚼肌的神经功能），影响脾藏的主肌肉功能（咀嚼肌痉挛）。②表现为肝藏藏血功能的固化结构畸形［戈谢（gaucher）细胞在脑中沉积，破坏中枢系统神经元］，借助肝藏的藏血功能（支配咀嚼肌的躯体神经功能异常），影响脾藏的主肌肉功能（咀嚼肌痉挛）。③肝藏的疏泄功能异常（交感神经兴奋），借助肝藏的藏血功能（影响支配咀嚼肌的神经功能），影响脾藏的主肌肉功能（咀嚼肌痉挛）。④影响脾藏的主肌肉功能（炎症影响咀嚼肌）。

（二）舌颤（trembling tongue）

舌颤是指舌体出现不自主的、快速且无规律的颤动或抖动。

病因：①肝血内湿（帕金森病）、藏血畸形（多系统萎缩、多发性硬化、脑血管意外）、藏血神亢（特发性震颤）、营亏（维生素 B_1 缺乏）、藏血癥积（脑肿瘤）、藏血痰饮（脑炎）、恶习（酒精中毒）、药毒（药物中毒）。②藏神神乱（极度紧张、焦虑、恐惧）。③藏精神亢（甲状腺功能亢进）。

病机：①肝藏的藏血功能异常（支配舌肌的运动神经受损）。②肝藏的疏泄功能异常（交感神经兴奋），影响肝藏的藏血功能（γ－氨基丁酸、5－羟色胺、多巴胺等神经递质水平异常或受体敏感性改变，影响脑干和脊髓的运动神经核团，直接或间接控制舌肌运动）。③肝藏的藏血功能异常（过高的甲状腺激素水平能增加神经元的兴奋性，加速神经传导速度，增强神经肌肉接头的反应性，舌肌收缩和松弛的频率增加）。

（三）颈项强直（neck rigidity）

颈项强直是指支配颈部肌群的神经根受到压迫等刺激后，引起的颈部肌肉痉挛和疼痛，颈部僵直，活动受限，被动屈曲颈部时有阻抗感，下颌不能贴近胸部。

病因：①藏血痰饮（神经梅毒）。②全形痰饮（戈谢病）。③藏血痰饮（化脓性脑膜炎、新型隐球菌脑膜炎、结核性脑膜炎）。④藏血畸形（脊髓血管病）。⑤藏血神少（艾滋病所致神经系统障碍）、藏血恶血（蛛网膜下腔出血）、藏血痰饮（李斯特菌病）。⑥藏血痰饮（神经系统钩端螺旋体病）。⑦瘕聚（急性白血病）、全形癥积（脑肿瘤）、藏血水壅（脑水肿）。⑧主血脉神亢（原发性高血压）。⑨恶习（长期保持不良的坐姿或站姿）、藏神神乱（心理压力、焦虑或抑郁）、全形畸形（颈椎病）、外伤（肌肉扭伤或拉伤）、过逸（缺乏适当的体育锻炼）、年龄（年龄）。

病机：①表现为肝藏的藏血功能异常（脑膜病变，刺激脊髓膜，影响脊神经根），影响脾藏的主肌肉功能（竖脊肌紧张）。②表现为肝藏藏血功能的固化结构畸形（戈谢细胞在脑中沉积，破坏中枢系统神经元），肝藏的藏血功能异常（中枢神经系统受累），影响脾藏的主肌肉功能（竖脊肌紧张）。③肝藏的藏血功能异常（脊髓膜受到刺激，影响颈上节段的脊神经根），影响脾藏的主肌肉功能（牵拉刺激引起相应肌群反射性痉挛）。④表现为肝藏藏血功能的固化结构恶血（软脊膜或脊髓表面血管破裂出血），肝藏的藏血功能异常（血液逆流入颅，刺激脑膜），影响脾藏的主肌肉功能。⑤表现为肝藏的藏血功能异常（刺激脑膜），影响脾藏的主肌肉功能。⑥肝藏的藏血功能异常（钩端螺旋体产生的代谢产物或毒素沉积，刺激颈上节段和腰骶节段的脊神经后根），影响脾藏的主肌肉功能（颈部肌肉痉挛和疼痛，颈部僵直，活动受限）。⑦肝藏的藏血功能异常（浸润脑脊液，诱发颅内压升高，支配颈部肌群的神经根受到压迫刺激），影响脾藏的主肌肉功能（颈部肌肉痉挛和疼痛，颈部僵直，活动受限）。⑧表现为心藏的主血脉功能异常（颈部血管压力增高），影响肝藏的藏血功能（压迫周围的肌肉组织，肌肉组织反射性痉挛和紧张，躯体感觉神经兴奋），表现为脾藏的主肌肉功能异常（肌肉产生板紧感）。⑨表现为脾藏的主肌肉功能异常（肌肉过度使用或处于非自然的张力状态，引起肌肉紧张）。

（四）痉挛性斜颈（spasmodic torticollis）

痉挛性斜颈是指中枢神经异常放电导致的头颈部痉挛性扭曲、歪斜和姿势异常，常累及胸锁乳突肌、斜方肌、头夹肌和肩胛提肌。

病因：藏血神亢（肌张力障碍）、外伤（头部或颈部外伤）、胎弱（常染色体显性遗传）。

病机：肝藏的藏血功能异常（皮质感觉运动整合功能障碍），影响脾藏的主肌肉功能（颈部肌群阵发性不自主收缩）。

（五）肌张力障碍（dystonia）

肌张力障碍是一组主动肌与拮抗肌收缩不协调导致的以不自主运动和姿势异常为特征的锥体外系疾病。根据病因分为原发性和继发性，根据发生部位分为局灶性、节段性、偏身性或全身性。

病因：①藏血内湿（过量铜离子在脑组织沉积，常引起肝豆状核变性）。②藏血内湿（亨廷顿蛋白堆积在纹状体，常引起亨廷顿病）。③藏血内湿（神经细胞线粒体内膜运输蛋白转运组装与输入异常，常引起聋哑 – 肌张力障碍 – 视神经病综合征）。④藏血内湿（帕金森病）。⑤药毒（抗精神病药）。⑥杂毒（一氧化碳中毒）。⑦杂毒（重金属中毒）、藏血畸形（神经节苷脂沉积症、高胆红素脑病）、藏血痰饮（脑膜炎、脑炎）。

病机：①肝藏藏血功能的固化结构畸形（脑组织水肿、变性），借助肝藏的藏血功能（躯体运动神经功能障碍），影响脾藏的主肌肉功能。②借助肝藏的藏血功能（躯体运动神经功能障碍），影响脾藏的主肌肉功能。③肝藏的藏血功能异常（神经细胞线粒体功能障碍），导致肝藏藏血功能的固化结构畸形（神经细胞发生退行性改变），借助肝藏的藏血功能（神经细胞功能减退），影响脾藏的主肌肉功能（影响肌张力调节）。④肝藏藏血功能的固化结构畸形（黑质中的多巴胺能神经元死亡），借助肝藏的藏血功能（躯体运动神经功能障碍），影响脾藏的主肌肉功能。⑤借助肝藏的藏血功能（阻断大脑中的多巴胺 D_2 受体，扰乱基底核中的多巴胺能信号传导），影响脾藏的主肌肉功能。⑥借助肝藏的藏血功能（导致富含多巴胺的黑质神经元功能障碍），影响脾藏的主肌肉功能。⑦肝藏藏血功能的固化结构畸形（神经元死亡），借助肝藏的藏血功能（躯体运动神经功能障碍），影响脾藏的主肌肉功能。

（六）肌张力增高（hypermyotonia）

肌张力增高指肢体被动运动时阻力增强，并非由于关节固定或肌腱挛缩所引起，而是由于前角细胞以上病变所致的。肌张力增高可分为：①强直（铅管或蜡样强直），是指拮抗肌群张力增高，被动运动全程呈现速度非依赖性的恒定阻力，与检查手法的速度无关，提示锥体外系功能障碍。②痉挛，指肌肉的张力增加取决于被动牵引的速度。其中强直又可分为齿轮样强直（锥体外性强直，表现为肌肉张力间歇性丧失，产生一种齿轮感觉，常见于帕金森病）、类肌强直［表现为接触性肌强直（轻压肌肉诱发强直）和寒冷敏感性强直］、姿势保持性强直（指肢体对抗被动运动时出现位置依赖性抵抗）、去大脑强直（表现为所有伸肌的持续性收缩）和去皮质强直（特征为下肢伸肌、上肢屈肌收缩，由四叠体平面以上的任何破坏性病变所引起）。

病因：①主肌肉神乱（强直性肌营养不良症）。②藏血内湿（帕金森病）。③藏血痰饮（亚急性硬化性全脑炎、脊髓炎）、藏血癥积（脑干肿瘤）、外伤（脑部或脊髓外伤）。④藏血神少（脑性瘫痪）、藏血血团（脑梗死）、藏血恶血（脑出血）、藏血内湿（克－雅病）。⑤营亏（叶酸或维生素 B_{12} 缺乏）。⑥藏血畸形（亨廷顿病、肝豆状核变性）。⑦藏血水壅（先天性脑积水）。⑧藏血内湿（克－雅病）。

病机：①影响肝藏的藏血功能（氯通道的 RNA 剪接异常，导致肌膜对钠离子的通透性增加，终板电位下降，引起肌膜去极化阻断，膜不能正常复极呈持续去极化），影响脾藏的主肌肉功能（肌肉收缩或机械刺激后产生不自主的持续的肌收缩）。②肝藏藏血功能的固化结构畸形［黑质致密区多巴胺能神经元及其他含色素的神经元大量变性丢失，在残留神经元胞浆中出现嗜酸性包涵体（路易小体）］，导致肝藏的藏血功能异常（脑内多巴胺含量减少，乙酰胆碱系统功能相对亢进，使神经冲动传递给肌肉），影响脾藏的主肌肉功能（产生肌肉的收缩，屈肌和伸肌张力同时增高）。③肝藏藏血功能的固化结构畸形（脑干和脊髓的锥体束和锥体外束受损），导致肝藏的藏血功能异常（上运动神经元麻痹对下运动神经元抑制作用减弱），影响脾藏的主肌肉功能（肌肉强直性收缩）。④肝藏的藏血功能异常（中枢神经受损，失去对下运动神经元的抑制作用），影响脾藏的主肌肉功能。⑤肾藏的全形功能异常［引起维生素 B_{12} 依赖性酶（L－甲基丙二酰－CoA 变位酶和甲硫氨酸合成酶）的催化反应发生障碍］，导致肝藏藏血功能的固化结构畸形（L－甲基丙二酰 –CoA

变位酶催化反应障碍导致神经髓鞘合成障碍，并有奇数碳链脂肪酸或支链脂肪酸掺入髓鞘中；甲硫氨酸合成酶催化反应障碍引起神经细胞甲基化反应受损），借助肝藏的藏血功能（相应节段的脊髓失去了高位中枢的制约），影响脾藏的主肌肉功能。⑥借助肝藏的藏血功能（基底节功能受损），影响脾藏的主肌肉功能（肌张力增高出现强直）。⑦肝藏藏血功能的固化结构畸形（颅内压增高，脑实质因长期受压变薄，脑回平坦，脑沟消失，脑白质萎缩明显，胼胝体、基底核受到损害），导致肝藏的藏血功能异常（大脑对脊髓的抑制作用减弱），影响脾藏的主肌肉功能（肌张力增高出现强直）。⑧肝藏藏血功能的固化结构畸形（皮质萎缩变性），借助肝藏的藏血功能，影响脾藏的主肌肉功能（去皮质强直状态）。

（七）肌张力低下（hypotonia）

肌张力低下是指肌张力低于正常静息水平的肌肉状态，表现为肌张力降低和缺乏，被动运动时的阻力消失，牵张反射衰减

病因：①藏血神少（脑性瘫痪）。②藏血痰饮（A组乙型溶血性链球菌感染引起中枢神经系统免疫炎症反应、脑炎、脑膜炎）。③酸盈（代谢性酸中毒）。④藏血畸形（唐氏综合征、脆性X综合征）。⑤主肌肉畸形（杜兴氏肌肉营养不良）。⑥过逸（长时间缺乏运动）、年龄（老年人）。

病机：①借助肝藏的藏血功能（中枢神经系统功能障碍，对肌张力调节及姿势反射的维持异常），影响脾藏的主肌肉功能。②借助肝藏的藏血功能（躯体运动功能调控异常），影响脾藏的主肌肉功能。③一方面，肝藏的藏血功能异常（脑组织中谷氨酸脱羧酶活性增强致抑制性神经递质γ-氨基丁酸生成增多），影响脾藏的主肌肉功能；另一方面，借助肾藏的气化功能［生物氧化酶类活性受抑制，氧化磷酸化过程减弱，三磷酸腺苷（ATP）生成减少］，借助肝藏的藏血功能（抑制调节肌张力的易化区、大脑皮层运动中枢、维持觉醒状态的网状结构上行激活系统），影响脾藏的主肌肉功能。④肝藏藏血功能的固化结构畸形（小脑和基底节的神经元数量减少），借助肝藏的藏血功能（躯体运动功能调控异常），影响脾藏的主肌肉功能。⑤表现为脾藏主肌肉功能的固化结构畸形（肌肉细胞破坏），影响脾藏的主肌肉功能。⑥表现为脾藏主肌肉功能的固化结构畸形（肌肉萎缩），影响脾藏的主肌肉功能（肌张力自然下降）。

（八）角弓反张（opisthotonos）

角弓反张是指头部后仰、脊柱过度背伸、全身呈反向弓状的异常姿势，常见于破伤风、脑炎、小儿脑膜炎等。

病因：①藏血痰饮（亚急性硬化性全脑炎）。②藏血神少（脑性瘫痪）。③全形畸形（戈谢病）。④藏血神乱（狂犬病）。⑤藏血神乱（破伤风）。⑥藏血恶血（蛛网膜下腔出血）。⑦藏血神乱（痉挛型脑瘫）。

病机：①肝藏的藏血功能异常（炎症渗出物使躯体神经系统兴奋性增高），影响脾藏的主肌肉功能（背部肌肉肌张力增大）。②表现为肝藏的藏血功能异常（周围传入纤维的兴奋作用相对增强），影响脾藏的主肌肉功能（肌肉无法随意动作，肌张力增高）。③表现为肝藏藏血功能的固化结构畸形（戈谢细胞在脑中沉积，上运动神经元受损），肝藏的藏血功能异常（失去了对下运动神经元的抑制调控作用，周围传入纤维的兴奋作用相对增强），影响脾藏的主肌肉功能（肌肉无法随意动作，肌张力增高）。④肝藏的藏血功能异常［毒素抑制γ-氨基丁酸（抑制性神经递质）的释放，神经元过度兴奋］，影响脾藏的主肌肉功能（肌肉持续收缩和痉挛）。⑤表现为肝藏藏血功能的固化结构畸形（病毒导致神经元死亡），导致肝藏的藏血功能异常（神经元功能障碍），影响脾藏的主肌肉功能（肌肉持续收缩和痉挛）。⑥肝藏的藏血功能异常（脑神经和脊神经根受到刺激），影响脾藏的主肌肉功能（肌肉紧张度增加，引发痉挛和强直）。⑦表现为肝藏藏血功能的固化结构畸形（大脑皮层运动区至脊髓前角运动神经元的锥体束受损），导致肝藏的藏血功能异常（大脑无法有效抑制脊髓水平的反射活动，使得脊髓内的反射弧过度活跃），影响脾藏的主肌肉功能（肌肉持续收缩和痉挛）。

（九）抽搐（convulsion）

抽搐是指四肢、躯干或颜面部骨骼肌非自主的抽动或强烈收缩。常见类型有惊厥、强直性痉挛、肌阵挛、震颤、舞蹈样动作、手足徐动、扭转痉挛、肌束颤动、习惯性抽搐。

病因：①痰聚（急性白血病）。②全形神乱（肿瘤溶解综合征）。③藏精畸形（甲状旁腺发育不全）。④藏精神亢（醛固酮分泌过多）、钙亏（低钙血症）、镁亏（低镁血症）。⑤主血脉神少（心脏停搏、心脏性猝死）。⑥主血脉神乱（室性心律失常）。⑦碱盈（呼吸性碱中毒）。⑧水亏（低渗性失水）。

⑨藏血神亢（癫痫）、恶习（长期过量饮酒）。⑩藏血痰饮（脑炎、脑膜炎）。⑪糖亏（低血糖）。⑫过劳（过度使用肌肉）。⑬藏神神乱（焦虑）。

病机：①肝藏藏血功能的固化结构畸形（浸润脑脊液，诱发颅内压升高，或浸润脑实质），导致肝藏的藏血功能异常（运动神经元细胞异常放电），影响脾藏的主肌肉功能。②磷盈（肿瘤细胞溶解，细胞内大量的磷酸盐快速释放入血，引发高磷血症），导致肝藏的藏血功能异常（一方面，血磷与血钙结合形成磷酸钙在组织中沉积，导致低钙血症，另一方面，高血磷抑制活性维生素 D_3 的形成，影响小肠对钙的吸收，导致低钙血症，钙离子对神经肌肉的抑制作用减低，或钙离子内流速度过快，神经肌肉接头兴奋性增加，引起肌肉抽搐，对刺激发生重复反应，产生持续性电活动），影响脾藏的主肌肉功能。③肾藏的藏精功能异常（甲状旁腺激素合成障碍），借助肾藏的全形功能（过少的甲状旁腺激素无法正常促进骨组织内的钙释放），肝藏的藏血功能（血中游离钙降低，钙离子对神经肌肉接头的抑制作用减低，或钙离子内流速度过快，神经肌肉接头兴奋性增加，引起肌肉抽搐，对刺激发生重复反应，产生持续性电活动），影响脾藏的主肌肉功能。④借助肾藏的主水功能（过量的醛固酮使血钙、血镁排出过多），导致肝藏的藏血功能异常（血钙降低使神经肌肉接头终板膜上的烟碱型受体兴奋性增加，血镁降低使肌肉兴奋性增强，对刺激发生重复反应，产生持续性电活动），影响脾藏的主肌肉功能。⑤心藏的主血脉功能异常（心脏射血停止），导致肝藏的藏血功能异常（脑组织缺血缺氧，神经元膜电位不稳定，运动神经元细胞异常放电），影响脾藏的主肌肉功能。⑥心藏的主血脉功能异常（心室扑动或心室颤动时，心脏输出量大幅下降），导致肝藏的藏血功能异常（脑组织缺血缺氧，神经元膜电位不稳定，运动神经元细胞异常放电），影响脾藏的主肌肉功能。⑦肝藏的藏血功能异常（血浆 HCO_3^- 浓度升高，血液 pH 值升高，一方面，血液 pH 值升高，血浆蛋白结合钙增加，游离钙浓度降低；另一方面，碱中毒影响血红蛋白释放氧，细胞缺氧、糖酵解增强，乳酸产生过多，过多的乳酸与 Ca^{2+} 结合，使游离钙水平进一步下降，神经肌肉接头的乙酰胆碱释放增多，肌肉兴奋性增高，对刺激发生重复反应，产生持续性电活动），影响脾藏的主肌肉功能。⑧肝藏的藏血功能异常（钠离子丢失过多，阈电位降低，神经肌肉接头终板膜上的烟碱型受体兴奋性增加，对刺激发生重复反应，产生持续性电活动），影响脾藏的主肌肉功能。⑨肝藏的藏血功能异常（大脑神经元异常放电），影响脾藏的主肌肉功能。⑩肝藏的藏血功能异常（炎症介质导致神经元过度兴奋，引发异常的电信号），影响脾藏的主肌肉功能。⑪肝藏的藏血功能异常（脑细胞能量来源减少，运动神经元功能障碍），影响脾藏的主肌肉功能。⑫影响脾藏的主肌肉功能（肌肉功能障碍，引发抽搐）。⑬借助肝藏的藏血功能［γ－氨基丁酸（抑制性神经递质）减少，神经系统的兴奋性增强］，影响脾藏的主肌肉功能。

（十）肌阵挛（myoclonus）

肌阵挛是指一种短暂的、快速的、触电样而重复的肌肉收缩，可遍及数组肌群或局限于部分肌肉。肌阵挛可能轻微而不引起肢体的运动，也可能十分剧烈而使病者跌倒。病变部位可在大脑、小脑、延髓、周围神经等。

病因：①藏血畸形（桥本脑病）、藏血内湿（克－雅病）。②藏血神乱（致死性家族性失眠症）。③藏血神亢（斜视性阵挛－肌阵挛）。④藏血痰饮（亚急性硬化性全脑炎、脑膜炎）。⑤全形畸形（戈谢病）。⑥钙亏（低钙血症）、镁亏（低镁血症）。⑦藏血神亢（肌阵挛性癫痫）。⑧藏血痰饮［抗 N-甲基 –D- 天冬氨酸受体（NMDAR）脑炎］。

病机：①表现为肝藏藏血功能的固化结构畸形（锥体外系或脊髓前角细胞受损），导致肝藏的藏血功能异常，影响脾藏的主肌肉功能（全身肌群或单个肌群出现快速、短暂、触电样收缩）。②肝藏藏血功能的固化结构畸形（致病性朊蛋白在神经系统沉积，引起神经元胞体的丢失），借助肝藏的藏血功能（影响皮质脊髓束支配骨骼肌随意运动的功能），影响脾藏的主肌肉功能（全身肌群或单个肌群出现快速、短暂、触电样收缩）。③影响脾藏的主肌肉功能（单侧或双侧躯干或肢体近端肌突发的快速无节律收缩）。④肝藏的藏血功能异常（刺激、损伤运动神经元细胞，引发神经元细胞异常放电），影响脾藏的主肌肉功能。⑤表现为肝藏藏血功能的固化结构畸形［戈谢（gaucher）细胞浸润中枢神经系统］，导致肝藏的藏血功能异常（脑内兴奋与抑制作用失衡，大脑运动神经元异常放电），影响脾藏的主肌肉功能。⑥借助肝藏的藏血功能（血钙降低使神经肌肉接头终板膜上的烟碱型受体兴奋性增加，血镁降低使肌肉兴奋性增强，对刺激发生重复反应，产生持续性电活动），影响脾藏的主肌肉功能。⑦借助肝藏的藏血功能（大脑神经元异常放电），影响脾藏的主肌肉功能。⑧借助肝藏的藏血功能（NMDAR 功能受损或数量减少，神经元的兴奋性阈值降低，导致神经元更容易放电），影响脾藏的主肌肉功能。

（十一）肌肉痉挛（muscle spasm）

肌肉痉挛俗称抽筋，是一种肌肉自发的强直性收缩，常发生于面部及四肢，痉挛可持续几秒到几分钟。根据肌肉痉挛范围可分为全身性肌肉痉挛，常由高热、癫痫、破伤风、狂犬病引发。局部性肌肉痉挛，常由急剧运动、过度疲劳、受凉导致。

病因：①碱盈（代谢性碱中毒）。②藏血神亢（癫痫）。③藏血神乱（狂犬病）。④藏血神乱（破伤风）。⑤气化神乱（高热）。⑥过劳（急剧运动、过度疲劳）。⑦外寒（寒冷环境）。

病机：①肝藏的藏血功能异常（一方面，血 HCO_3^- 增多，H^+ 浓度降低，血液 pH 值升高，蛋白结合钙增加、使血浆游离钙减少；另一方面，葡萄糖酵解在碱中毒时增加，氧分子与 2，3- 二磷酸甘油结合增加，氧合血红蛋白解离曲线左移，组织缺氧，乳酸产生过多，过多的乳酸与 Ca^{2+} 结合，使游离钙水平进一步下降，血钙降低使神经肌肉接头的乙酰胆碱释放增多），影响脾藏的主肌肉功能（面部、四肢骨骼肌兴奋性增高）。②肝藏的藏血功能异常（大脑神经元异常放电），影响脾藏的主肌肉功能。③肝藏的藏血功能异常［毒素抑制 γ- 氨基丁酸（抑制性神经递质）的释放，神经元过度兴奋］，影响脾藏的主肌肉功能。④表现为肝藏藏血功能的固化结构畸形（病毒导致大脑神经元死亡），导致肝藏的藏血功能异常（神经元功能障碍），影响脾藏的主肌肉功能。⑤肝藏的藏血功能异常（影响神经肌肉接头处乙酰胆碱的释放和接收），影响脾藏的主肌肉功能。⑥影响脾藏的主肌肉功能［乳酸堆积于肌肉，导致肌肉细胞内的 pH 值下降，形成酸性环境，干扰肌肉收缩蛋白（如肌动蛋白和肌球蛋白）的正常功能］。⑦肝藏的藏血功能异常（寒冷刺激导致神经肌肉接头处的神经递质释放加速），影响脾藏的主肌肉功能（肌肉更容易发生强烈的、不受控制的收缩）。

（十二）手足搐搦（tetany）

手足搐搦又称低钙惊厥，是指双手腕部屈曲，手指伸直，拇指内收于掌心，双足踝关节伸直，足趾向下弯曲的姿势。常因血清游离钙浓度降低，使神经肌肉接头兴奋性增高所致。多见于未成熟儿及佝偻病患者，也可见于甲状旁腺功能减退与肾功能衰竭。

病因：①碱盈（代谢性碱中毒）。②藏精神亢（原发性醛固酮增多症）。

③藏精神少（甲状旁腺功能减退症）。④营亏（维生素 D 缺乏）、运化神乱（脂肪泻）。⑤糖亏（低血糖）。⑥镁亏（低镁血症）。

病机： ①肝藏的藏血功能异常（一方面，血液 pH 值升高，蛋白结合钙增加、使血浆游离钙减少；另一方面，葡萄糖酵解在碱中毒时增加，氧分子与 2，3- 二磷酸甘油结合增加，氧合血红蛋白解离曲线左移，组织缺氧，乳酸产生过多。过多的乳酸与 Ca^{2+} 结合，使游离钙水平进一步下降，神经肌肉接头的乙酰胆碱释放增多，骨骼肌兴奋性增高），影响脾藏的主肌肉功能（骨骼肌持续收缩）。②借助脾藏的散精功能（醛固酮可保钠排钾，细胞内钾离子丢失，Na^+、H^+ 增加，细胞内 pH 酸碱度下降，细胞外液氢离子减少，与蛋白结合的 H^+ 与白蛋白分离，白蛋白与 Ca^{2+} 结合），钙亏（血钙降低），导致肝藏的藏血功能异常（血钙降低时神经肌肉接头终板膜上的烟碱型受体兴奋性增加），影响脾藏的主肌肉功能（骨骼肌持续收缩）。③肾藏的藏精功能异常（甲状旁腺激素减少），借助肾藏的全形功能（骨钙释放减少），钙亏（血钙水平降低），导致肝藏的藏血功能异常（神经肌肉接头终板膜上的烟碱型受体兴奋性增加），影响脾藏的主肌肉功能（骨骼肌持续收缩）。④脾藏的运化功能异常（小肠黏膜对钙的吸收减少），钙亏（血钙水平降低），导致肝藏的藏血功能异常（神经肌肉接头终板膜上的烟碱型受体兴奋性增加），影响脾藏的主肌肉功能（骨骼肌持续收缩）。⑤肝藏的藏血功能异常（脑细胞能量来源减少，运动神经元功能障碍），影响脾藏的主肌肉功能。⑥肝藏的藏血功能异常（钙离子通道的阻断作用减弱，导致钙离子流入细胞增加，神经肌肉接头的兴奋性增强），影响脾藏的主肌肉功能。

（十三）手足徐动（athetosis）

手足徐动又称指划运动，或易变性痉挛，特点为出现肢体远端游走性肌张力增高与减低的动作，出现缓慢的如蚯蚓爬行的扭转样蠕动。常见于多种神经系统变性疾病，如亨廷顿病、肝豆状核变性、苍白球黑质红核色素变性，也见于肝性脑病、吩噻嗪类药物慢性中毒。

病因： ①藏血神少（脑性瘫痪）、藏血癥积（脑部肿瘤）、外伤（脑外伤）。②藏血血团（心源性脑栓塞）。③藏血神亢（肌张力障碍）。④藏血内湿（克－雅病）。⑤藏血内湿（亨廷顿病）。⑥藏血痰饮（亚急性硬化性全脑炎）。

病机： ①表现为肝藏藏血功能的固化结构畸形（基底核、小脑齿状核等锥体外系受损），导致肝藏的藏血功能异常（下行抑制作用减弱，周围传入纤维的兴奋作用相对增强，导致躯体运动系统功能异常），影响脾藏的主肌肉功能。②肝藏藏血功能的固化结构血少（丘脑膝状体动脉闭塞，丘脑感觉中继核团梗死），导致肝藏的藏血功能异常（躯体运动系统功能异常），影响脾藏的主肌肉功能。③表现为脾藏的主肌肉功能异常（肢体远端为主的肌肉不自主间歇或持续性收导致其缓慢弯曲的蠕动样不自主运动）。④肝藏藏血功能的固化结构畸形（锥体外系受损），导致肝藏的藏血功能异常，影响脾藏的主肌肉功能。⑤表现为肝藏藏血功能的固化结构畸形（纹状体内神经元受损），导致肝藏的藏血功能异常，影响脾藏的主肌肉功能。⑥肝藏藏血功能的固化结构畸形（运动神经元受损），导致肝藏的藏血功能异常，影响脾藏的主肌肉功能。

（十四）书写痉挛（graphospasm）

书写痉挛又称原发性书写震颤，是指在执行书写、弹钢琴、打字等职业动作时手和前臂出现的肌张力障碍和异常姿势，而做与此无关的其他动作时则为正常。

病因：①藏血神亢（肌张力障碍）。②藏血畸形（肝豆状核变性）。

病机：①影响脾藏的主肌肉功能（手和前臂出现肌张力障碍）。②肝藏藏血功能的固化结构畸形（铜沉积在基底神经节，神经元损伤和死亡），导致肝藏的藏血功能异常，影响脾藏的主肌肉功能。

（十五）震颤（tremor）

震颤是指部分躯体和肢体的不随意的节律性震荡，幅度大小不一，频率快慢不等，最常见部位为指、腕部。包括生理性震颤、功能性震颤和病理性震颤。生理性震颤呈姿势性震颤，是一种最常见的震颤类型，多位于四肢远端，手部最明显，不对称，震颤幅度小，肉眼不易察觉，运动时较明显，频率一般为 4～10Hz（每秒 10～12 次）；功能性震颤也可称为生理亢进性震颤，具有生理性震颤的特点，但震颤幅度较生理性震颤大，多呈姿势性震颤，肉眼可见，震颤常不规则且多变，肌张力无改变；病理性震颤又分为静止性震颤、姿势性震颤、意向性震颤和形式不一性震颤。静止性震颤指震颤发生于静止时，运动时震颤减轻或消失，为相互拮抗的两组肌群交替收缩所致；姿势性震颤指当肢体维持一定的姿势位置时出现的震颤。意向性震颤与姿势性震颤同属于动作性震颤，当肢体动作接近目的物时，震颤频率增加，与静止性震颤相比则为无节律性及振幅大，主要见于小脑病变或原发性震颤。形式不一性震颤指震颤属性不定，时为动作性，时为静止性或两者并存。其中扑翼样震颤较为特异，表现为肢体上、下颤动，如鸟翼扑打状。

病因： ①藏精癥积（胰岛素瘤）。②藏血畸形（多系统萎缩）、藏血神少（路易体痴呆）。③藏血畸形（亚急性运动神经元病）。④藏血畸形（桥本脑病）。⑤藏血内湿（克 - 雅病）。⑥钾盈（轻度高血钾）。⑦藏血畸形（肾上腺脑白质营养不良）。⑧藏血畸形（小脑萎缩、多发性硬化）。⑨殊态（乙醇戒断）。⑩藏血内湿（帕金森病）。

病机： ①肾藏的藏精功能异常（胰岛素分泌过多），借助肾藏的气化功能（一方面促进组织细胞对葡萄糖的摄取和利用，另一方面促进糖原合成，抑制糖异生，血糖降低，供能减少），导致肝藏藏血功能的固化结构畸形（血糖下降至 1mmol/L 时破坏脑细胞膜电位完整性，导致大脑神经元坏死），借助肝藏的藏血功能（大脑神经元异常放电），影响脾藏的主肌肉功能（肌肉呈现痉挛状态）。②肝藏藏血功能的固化结构畸形（神经元变性坏死），导致肝藏的藏血功能异常（乙酰胆碱系统功能亢进），影响脾藏的主肌肉功能。③肝藏藏血功能的固化结构畸形（脊髓前角运动细胞病变，运动神经元或其轴突受损），导致肝藏的藏血功能异常（去神经支配），影响脾藏的主肌肉功能（肌纤维对乙酰胆碱的敏感性增高或肌肉细胞膜电位的稳定性下降，导致肌纤维的自发放电）。④表现为肝藏藏血功能的固化结构畸形（锥体外系受损），导致肝藏的藏血功能异常，影响脾藏的主肌肉功能。⑤肝藏藏血功能的固化结构畸形（锥体外系受损），导致肝藏的藏血功能异常，影响脾藏的主肌肉功能。⑥肝藏的藏血功能异常 [细胞膜内外钾浓度差减小，故细胞内钾外流减少，从而使静息电位变小（绝对值），神经肌肉接头兴奋性增高]，影响脾藏的主肌肉功能。⑦表现为肝藏藏血功能的固化结构内湿、畸形（脂肪酸在脑内沉积，导致脑白质脱髓鞘），导致肝藏的藏血功能异常，影响脾藏的主肌肉功能。⑧肝藏的藏血功能异常 [（小脑在调控精细运动和平衡方面起着重要作用）小脑损伤]，影响脾藏的主肌肉功能（伴随意向性震颤）。⑨肝藏的藏血功能异常 [乙醇能够增强 GABA（抑制性神经递质）作用。当突然戒酒时，γ氨基丁酸（GABA）的作用减弱，谷氨酸（兴奋性神经递质）的作用相对增强，导致神经系统的过度兴奋]，影响脾藏的主肌肉功能。⑩肝藏的藏血功能异常（纹状体和其他基底神经节区域的多巴胺含量显著降低，乙酰胆碱相对亢进，使神经冲动传递给肌肉），影响脾藏的主肌肉功能。

（十六）舞蹈症样运动（choreiform movement）

舞蹈症样运动多由尾状核和壳核的病变引起，为肢体不规则、无节律和无目的的不自主运动，表现为耸肩转颈、伸臂、抬臂、摆手和手指伸屈等动作，上肢比下肢重，远端比近端重，随意运动或情绪激动时加重，安静时减轻，入睡后消失。头面部可出现挤眉弄眼、撅嘴伸舌等动作。

病因：①藏血畸形（桥本脑病）。②藏血痰饮（A组乙型溶血性链球菌感染，引起中枢神经系统免疫炎症反应）。③藏血畸形（亨廷顿病）。④藏血神亢（小舞蹈症）。⑤药毒（抗精神病药物）。

病机：①肝藏藏血功能的固化结构畸形（尾状核和壳核受损），影响肝藏的藏血功能（不能维持肌张力和肌肉活动的协调性）。②影响肝藏的藏血功能（躯体运动功能调控异常）。③肝藏藏血功能的固化结构畸形（异常的亨廷顿蛋白聚集引起神经元的渐进性死亡，影响运动控制中枢），影响肝藏的藏血功能。④影响肝藏的藏血功能（自身抗体错误地攻击基底节区中的神经元，导致神经传导异常和不自主的运动障碍）。⑤影响肝藏的藏血功能（干扰大脑中多巴胺或其他神经递质的平衡，导致基底神经节功能失调）。

（十七）躯体神经性肌无力（somatic neuromuscular myasthenia）

肌无力是指一块或多块肌肉的力量下降，常由中枢及外周神经系统病变、肌肉病变及神经肌肉接头病变引起。躯体神经性肌无力是指躯体神经疾病引发的肌无力。

病因：①全形癥积（多发性骨髓瘤）。②藏精神亢（原发性醛固酮增多症）。③藏精神亢（甲状腺功能亢进症）。④藏血痰饮（脑囊虫病）。⑤藏血血少（短暂性脑缺血发作）、藏血内湿（异染性脑白质营养不良）、藏血畸形（亚急性坏死性脊髓病；股神经受损）。⑥藏血畸形（颅底凹陷症）。⑦钾盈（重度高血钾）。

病机：①肝藏藏血功能的固化结构畸形（直接压迫神经），导致肝藏的藏血功能异常（神经冲动的传导受到干扰，导致神经末梢释放的神经递质减少或无法正常传递），影响脾藏的主肌肉功能（降低肌肉的收缩能力，引起肌肉无力）。②肾藏的主水功能异常（保钠排钾），钾亏（血钾浓度降低），导致肝藏的藏血功能异常（神经信号传导障碍），影响脾藏的主肌肉功能（骨骼肌细胞兴奋性降低）。③肝藏的藏血功能异常（神经细胞线粒体氧化过程加速，消耗大量能量，导致细胞缺氧及能量不足，神经传导障碍），影响脾藏的主肌肉功能（肌纤维使用减少或无法使用，运动能力减弱）。④肝藏藏血功能的固化结构畸形（猪带绦虫幼虫寄生脑组织形成脑部包囊，血管受损，脑组织损伤），借助肝藏的藏血功能，影响脾藏的主肌肉功能。⑤肝藏的藏血功能异常（躯体运动信号不能正常产生和传导），影响脾藏的主肌肉功能（下肢运动功能障碍）。⑥表现为肝藏藏血功能的固化结构畸形（压迫损伤颈枕部神经根），导致肝藏的藏血功能异常（神经营养功能障碍），影响脾藏的主肌肉功能（支配区域的肌肉萎缩无力）。⑦肝藏的藏血功能异常（静息电位显著变小以致接近阈电位水平，细胞膜处于去极化阻滞状态。静息电位过小时，钠通道失活，故动作电位的形成和传布都发生障碍，神经肌肉接头的兴奋性降低），影响脾藏的主肌肉功能。

（十八）舌肌麻痹（paralysis of lingual muscle）

舌肌麻痹指控制舌肌的神经损伤，导致舌偏向病侧神经，并有运动、吞咽、发音困难等表现。

病因：①藏血癥积（颅内肿瘤）、主气癥积（鼻咽癌）。②藏血畸形（多发性脑神经损害）。③藏血痰饮（副肿瘤性脑脊髓炎）。④藏血血团（脑梗死）、藏血恶血（脑出血）、藏血畸形（肌萎缩侧索硬化症、多发性硬化症）。

病机：①肝藏藏血功能的固化结构畸形（肿瘤压迫延髓；直接侵犯或淋巴结转移至茎突后区或舌下神经管），导致肝藏的藏血功能异常（舌下神经受损），影响脾藏的运化功能。②肝藏的藏血功能异常（舌下神经受损），影响脾藏的运化功能。③肝藏的藏血功能异常（面神经受损），影响脾藏的运化功能。④肝藏的藏血功能异常（大脑或脑干病变导致上运动神经元损伤，从大脑发出的运动指令无法有效传递到舌下神经核），影响脾藏的运化功能。

（十九）舌强语謇（dysarthria）

舌强语謇即构音障碍，指因神经肌肉的器质性病变，造成发音器官的肌肉无力、瘫痪，或肌张力异常和运动不协调等而出现的发声、发音、共鸣、韵律、吐字不清等异常。根据发生部位分为：①上运动神经元损害的构音障碍、下运动神经元损害的构音障碍和大脑基底核损害的构音障碍，表现为言语徐缓，说话时节律慢、音韵紊乱、音节急促不清，类似喃喃自语，并常有断缀。多见于肝豆状核变性、手足徐动症、舞蹈症等。②小脑系统损害的构音障碍为构音器官肌肉运动不协调或强迫运动引起，又称共济失调性构音障碍。③肌肉病变造成的构音困难，包括重症肌无力（唇、舌、软腭肌肉无力明显，表现为连续说话后语音不清，休息后好转）、进行性肌营养不良症（面肩肱型肌营养不良症可伴有口轮匝肌萎缩，舌肌偶有萎缩，故有唇音、舌音构音障碍）、萎缩性肌强直症（颜面肌、舌肌萎缩，软腭麻痹，口轮匝肌萎缩，出现构音障碍）。

　　病因：①运化癥积（食管癌）、藏精癥积（甲状腺癌）。②藏血畸形（亚急性小脑变性；肝豆状核变性；亨廷顿病；格斯特曼综合征；小脑扁桃体下疝畸形、颅底凹陷症；多发性硬化、脑淀粉样血管病、伴有皮质下梗死和白质脑病的常染色体隐性遗传性脑动脉病）。③藏血痰饮（副肿瘤性脑脊髓炎）。④藏血血少（脑动脉盗血综合征）。⑤藏血神乱（致死性家族性失眠症）。⑥藏血神乱（Friedreich 型共济失调）。⑦藏血畸形（肌萎缩侧索硬化症、多发性硬化症）。

　　病机：①导致肝藏藏血功能的固化结构畸形（压迫迷走神经喉返神经支），借助肝藏的藏血功能（不能支配声带运动），影响肺藏的主气功能。②肝藏藏血功能的固化结构畸形（小脑蚓部或脑干内与小脑联系的神经通路病变；过量铜离子在脑组织沉积，累及基底核；亨廷顿蛋白堆积在纹状体产生毒性，损伤纹状体内神经元；朊病毒蛋白在大脑中沉积；舌咽、迷走等后组脑神经受压损伤；病变累及皮质脊髓束），借助肝藏的藏血功能（躯体运动信号传导障碍），影响肺藏的主气功能。③表现为肝藏藏血功能的固化结构畸形（淋巴细胞浸润脑组织血管，疑核及舌咽、迷走神经损害），借助肝藏的藏血功能（躯体运动信号传导障碍），影响肺藏的主气功能（舌肌功能障碍）。④表现为肝藏藏血功能的固化结构血少（椎基底动脉供血不足，皮质脊髓束缺血），借助肝藏的藏血功能（皮质脊髓束支配骨骼肌随意运动的功能障碍），影响肺藏的主气功能。⑤表现为肝藏藏血功能的固化结构畸形（致病性朊蛋白在丘脑的异常聚集，损害皮质脊髓束），借助肝藏的藏血功能（皮质脊髓束支配骨骼肌随意运动的功能障碍），影响肺藏的主气功能（发音和构音器官肌肉运动不协调）。⑥借助肝藏的藏血功能（小脑部位的细胞分化、代谢障碍，导致调控骨骼肌的随意、精细运动的功能障碍），影响肺藏的主气功能。⑦肝藏的藏血功能异常（大脑或脑干病变导致上运动神经元损伤，从大脑发出的运动指令无法有效传递到舌下神经核），影响脾藏的运化功能。

（二十）病灶侧舌肌萎缩（atrophy of tongue muscle on lesion side）

病灶侧舌肌萎缩指病灶一侧舌肌纤维变细、肌肉体积减小，肌肉力量减退。

病因：①藏血痰饮（副肿瘤性脑脊髓炎）。②藏血瘕积（脑干肿瘤）、藏血痰饮（脑干脑炎）、藏血恶血（脑干出血）、外伤（颅脑外伤）、藏血畸形（肌萎缩侧索硬化症、多发性硬化症）。

病机：①借助肝藏的藏血功能（面神经受损），影响脾藏运化功能的固化结构。②借助肝藏的藏血功能（大脑或脑干病变影响到上运动神经元，导致舌下神经核的输出减少），影响脾藏运化功能的固化结构。

（二十一）面部表情减少（reduced facial expression）

面部表情减少是指表情肌运动障碍引发的表情呆板。

病因：①藏血内湿（克－雅病）。②藏血内湿（帕金森病）。③藏血恶血（脑卒中）。

病机：①肝藏的藏血功能异常（锥体外系受损），影响脾藏的主肌肉功能。②肝藏藏血功能的固化结构畸形（黑质区域多巴胺能神经元退化），借助肝藏的藏血功能（基底节功能障碍），影响脾藏的主肌肉功能。③肝藏的藏血功能异常（大脑皮层或脑干的运动神经元受损），影响脾藏的主肌肉功能。

（二十二）面神经麻痹（facial nerve paralysis）

面神经麻痹是指面神经受损导致的面肌瘫痪，主要表现为闭眼困难，口角歪斜，不能完成鼓腮、吹口哨等动作。根据发生机制分为：①一侧性面神经麻痹，又称口眼歪斜，又分为面神经炎（病初多有患侧颜面发紧感或耳痛，因说话不便而知发病，或被他人发现患病。患侧眼裂大，眼睑不能闭合，流泪。患侧鼻唇沟变浅，口角低，额纹消失，鼓气时漏气，齿颊间常有食物积存，舌前 2/3 味觉障碍）和带状疱疹性面瘫（又名耳疱疹与膝状神经节综合征，为面神经膝状神经节疱疹性病变所致的一组综合征）。②双侧面神经麻痹，又分为先天性面神经麻痹症（又称莫比厄斯氏症状群、先天性双侧面瘫、先天性眼面肌神经麻痹或面神经核发育不良）和先天性肌营养不良症。

病因：①淫气（带状疱疹病毒、流感病毒）。②藏血恶血（脑卒中）、藏血瘕积（颅内肿瘤）、藏血痰饮（脑炎、结核性脑膜炎、神经莱姆病）、藏神少（脑桥腹外侧综合征、脑桥腹内侧综合征）、外伤（面部或头部遭受直接创伤）、医过（中耳炎手术、听神经瘤切除术）、藏血畸形（吉兰-巴雷综合征、糖尿病神经病变）、恶习（乙醇中毒）、杂毒（重金属中毒）。

病机：①肝藏藏血功能的固化结构痰饮（面神经炎），借助肝藏的藏血功能（面神经功能障碍），影响脾藏的主肌肉功能（单侧面部肌肉无力或瘫痪，表现为口角歪斜、眼睑闭合不全、额纹消失、鼻唇沟变浅）。②肝藏的藏血功能异常（影响到支配面部肌肉的神经核团或其传导通路），影响脾藏的主肌肉功能（单侧面部肌肉无力或瘫痪）。

（二十三）假性延髓麻痹（pseudobulbar palsy）

假性延髓麻痹亦称假性球麻痹，为延髓运动神经核以上神经元病变，出现与延髓麻痹类似的颜面、唇、舌、咽、喉等麻痹症状。

病因：藏血神少（进行性核上性麻痹）、藏血癥积（胶质瘤）、外伤（严重的头部创伤）、藏血血团（多发性脑梗死）、藏血恶血（脑出血）。

病机：借助肝藏的藏血功能［双侧皮质脑干束的上运动神经元损害（主要是运动皮质及其发出的皮质脑干束）使延髓运动性颅神经核以及脑桥三叉神经运动核失去了上运动神经元的支配发生中枢性瘫痪］，影响心藏藏神功能的固化结构（舌）、脾藏运化功能的固化结构（软腭肌、咀嚼肌）、肺藏主气功能的固化结构（咽喉肌、软腭肌）、肝藏疏泄功能的固化结构（表情肌）。

（二十四）进行性延髓麻痹（progressive bulbar palsy）

进行性延髓麻痹是第Ⅸ、Ⅹ、Ⅻ对脑神经的下运动神经元性损害造成的言语、咀嚼、吞咽功能障碍。

病因：藏血畸形（运动神经元病）、杂毒（重金属暴露、化学物质接触）、淫气（脊髓灰质炎病毒）、胎弱（SOD1 基因变异）。

病机：表现为肝藏藏血功能的固化结构畸形（下运动神经元性受损），影响肝藏的藏血功能。

（二十五）弛缓性麻痹（flaccid paralysis）

弛缓性麻痹是指以急性起病、肌张力减弱、肌力下降和腱反射减弱或消失为主要特征的一组症候群。

病因：①钾盈（重度高血钾）。②藏血痰饮（脊髓灰质炎）。③藏血痰饮（格林－巴利综合征）。④藏血神少（重症肌无力）。

病机：①肝藏的藏血功能异常（静息电位显著变小以致接近阈电位水平，细胞膜处于去极化阻滞状态；静息电位过小时，钠通道失活，故动作电位的形成和传布都发生障碍，神经肌肉接头的兴奋性降低），影响脾藏的主肌肉功能。②肝藏藏血功能的固化结构畸形（病毒直接侵犯脊髓前角细胞，导致下运动神经元死亡），导致肝藏的藏血功能异常（神经到肌肉的信号传递中断），影响脾藏的主肌肉功能。③肝藏藏血功能的固化结构畸形（神经脱髓鞘），导致肝藏的藏血功能异常（神经传导速度和效率降低），影响脾藏的主肌肉功能。④导致肝藏的藏血功能异常（神经肌肉接头功能障碍），影响脾藏的主肌肉功能。

（二十六）尺神经麻痹（ulnar nerve palsy）

尺神经麻痹是指尺神经受损引发的症状，表现为爪形手畸形，以无名指、小指为著，拇指常处于外展状态，手指分开、合并动作受限制，小指动作丧失。感觉丧失区主要在手背尺侧，小鱼际、小指和无名指的尺侧一半。

病因：藏血神乱（单神经病及神经痛）、外伤（肘部外伤与骨折）、恶习（持续屈肘）、藏血畸形（肱骨内上髁发育异常、肘外翻畸形）、失术（手术后并发症）。

病机：表现为肝藏藏血功能的固化结构畸形（尺神经受损），影响肝藏的藏血功能。

（二十七）桡神经麻痹（radial nerve palsy）

桡神经麻痹指桡神经受损，伸肘、伸腕、伸指障碍以及手背拇指和第一、第二掌骨间隙区的感觉障碍。

病因：藏血神乱（单神经病及神经痛）、外伤（肱骨或桡骨骨折、直接打击、切割伤）、失术（手术过程中意外损伤）、恶习（长时间的姿势不当）、杂毒（铅中毒或其他化学物质中毒）、恶习（乙醇中毒）。

病机：肝藏藏血功能的固化结构畸形（桡神经受损），影响肝藏的藏血功能（伸肘、伸腕、伸指障碍以及手背拇指和第一、第二掌骨间隙区感觉障碍）。

（二十八）正中神经麻痹（median nerve palsy）

正中神经麻痹是指正中神经损伤导致的运动力量的丧失。

病因： 藏血神乱（单神经病及神经痛）、藏血畸形（腕管综合征、腕管内囊肿、糖尿病神经病变）、外伤（锐器割伤、前臂骨折、肘关节脱位或扭伤）、藏血癥积（腕管内肿瘤）、失术（手术时的误伤、静脉注射药物外渗至神经周围）。

病机： 表现为肝藏的藏血功能异常（正中神经受损、麻痹）。

（二十九）膈神经麻痹（diaphragmatic paralysis）、喉返神经麻痹（recurrent laryngeal nerve paralysis）

膈神经麻痹、喉返神经麻痹是指膈神经和喉返神经受损导致的运动力量的丧失。

病因： 全形癥积（淋巴瘤）、主气癥积（肺癌、纵隔肿瘤）、主血脉癥积（心包或心脏肿瘤）、外伤（胸部手术创伤、颈部手术损伤）、藏血畸形（多发性硬化、糖尿病神经病变）、藏血痰饮（多发性神经炎）。

病机： 肝藏藏血功能的固化结构畸形（膈神经、喉返神经受损），影响肝藏的藏血功能（导致神经的感觉功能减退）。

（三十）运动障碍（dyskinesia）

运动障碍又称锥体外系疾病，指随意运动调节功能障碍的一组疾病，主要表现为肌张力增高－运动减少或肌张力减低－运动增多。前者主要表现为运动贫乏（如帕金森病），后者则以异常不自主运动为主要特征（如舞蹈症）。

病因： ①藏血畸形（脊髓压迫症）。②藏血痰饮（自身免疫性脑炎、急性脊髓炎、神经梅毒）。③藏血畸形（脊髓空洞症、放射性脊髓病）。④藏血畸形（桥本脑病）。⑤藏血内湿（帕金森病）。⑥藏血神亢（特发性震颤）。⑦藏血畸形（亨廷顿病）。

病机： ①表现为肝藏藏血功能的固化结构畸形（躯体运动神经受损），影响肝藏的藏血功能（一侧锥体束受压引起病变以下同侧肢体痉挛性瘫痪，肌张力增高、腱反射亢进；双侧锥体束受压初期双下肢呈伸直样痉挛性瘫痪，晚期呈屈曲样痉挛性瘫痪；脊髓前角及前根受压可引起病变节段支配肌群弛缓性瘫痪，伴肌束震颤和肌萎缩）。②表现为肝藏藏血功能的固化结构畸形（躯体运动神经受损），影响肝藏的藏血功能（不能接受由大脑皮层发出的运动神经纤维，使其支配肢体运动功能受损）。③表现为肝藏藏血功能的固化结构畸形（脊髓前角细胞、脊髓前根、脊周围神经和脑周围神经的运动纤维受损），影响肝藏的藏血功能（下运动神经元性瘫痪）。④表现为肝藏藏血功能的固化结构畸形（锥体外系受损），影响肝藏的藏血功能。⑤表现为肝藏藏血功能的固化结构畸形（黑质多巴胺能神经元退化和死亡），影响肝藏的藏血功能（黑质纹状体多巴胺通路功能降低，导致基底节区域的神经活动失衡）。⑥影响肝藏的藏血功能（橄榄体 – 小脑和丘脑 – 皮层环路功能障碍）。⑦表现为肝藏藏血功能的固化结构畸形（突变的亨廷顿蛋白聚集基底节，引发神经细胞死亡），影响肝藏的藏血功能（基底神经节功能障碍）。

（三十一）肢体远端对称性运动障碍（distal limb symmetrical movement disorder）

肢体远端对称性运动障碍是指肢体远端对称性无力，轻重不等，可为轻瘫至全瘫，肌张力低下，腱反射减弱或消失，后期会出现肌肉萎缩、肢体挛缩及畸形。

病因：藏血畸形（多发性神经病、糖尿病性神经病变）、藏血痰饮（格林 – 巴利综合征）、杂毒（重金属中毒）、恶习（长期大量饮酒）。

病机：导致肝藏的藏血功能异常（躯体神经传导阻滞，神经传导速度减低，肌肉运动动作电位波幅降低，肌肉复合动作电位离散）。

（三十二）运动协调功能减退（reduced motor coordination function）

运动协调功能减退是指空间上和时间上对肌肉收缩的控制障碍而不能准确调节运动的速度、力量、幅度和方向，以笨拙的、不平衡的和不准确的运动为特点的异常运动。

病因：①生育神乱（经前期综合征）。②藏血畸形（小脑萎缩）、藏血痰饮（小脑炎）。③藏血神乱（梅尼埃病）、藏血痰饮（前庭神经炎）。④藏血畸形（多发性硬化症、脊髓压迫症）。

病机：①肾藏的藏精功能异常（阿片肽是一种重要的神经递质，在中枢神经系统中发挥着抑制神经元活动的作用；正常情况下，阿片肽的浓度可以抑制多巴胺的释放，从而维持神经元活动的平衡；黄体后期类阿片肽浓度异常降低，多巴胺的释放增多），影响肝藏的藏血功能（导致神经元活动的失衡，躯体运动神经功能障碍）。②影响肝藏的藏血功能（小脑功能障碍）。

③影响肝藏的藏血功能（前庭系统异常）。④影响肝藏的藏血功能（脊髓损伤，运动协调能力下降）。

（三十三）步态异常（gait abnormality）

步态异常是指锥体系、锥体外系、小脑、前庭系、深感觉、视觉、肌张力异常引发的步伐不稳、步长不一、节奏失常和行走姿势改变，可分为偏瘫性步态、截瘫性步态、跨阈步态、小步步态、推进步态、起步困难性步态、眩晕步态、中毒（醉酒）步态、歇斯底里样步态和舞蹈症样步态等。

病因： ①藏血畸形（亚急性小脑变性）。②藏血畸形（异染性脑白质营养不良）。③藏血内湿（帕金森病）。④藏血畸形（多发性硬化）。⑤藏血畸形（亨廷顿病）。⑥恶习（乙醇中毒）、杂毒（巴比妥类中毒）。⑦藏血神乱（梅尼埃病）。⑧主肌肉神少（进行性肌营养不良）。⑨主肌肉畸形（腓肠肌无力）。⑩全形畸形（先天性髋关节脱位）。⑪全形畸形（骨盆和下肢长度不等）。

病机： ①表现为肝藏藏血功能的固化结构畸形（小脑蚓部病变或一侧小脑半球受损），导致肝藏的藏血功能异常，影响脾藏的主肌肉功能。②表现为肝藏藏血功能的固化结构畸形（中枢神经系统脱髓鞘），导致肝藏的藏血功能异常，影响脾藏的主肌肉功能。③表现为肝藏藏血功能的固化结构畸形（黑质中多巴胺能神经元受损），导致肝藏的藏血功能异常（多巴胺合成和释放减少，影响运动的启动和控制），影响脾藏的主肌肉功能（慌张步态）。④表现为肝藏藏血功能的固化结构畸形（脱髓鞘），导致肝藏的藏血功能异常（神经传导速度减慢，信号传递效率降低），影响脾藏的主肌肉功能（痉挛性偏瘫步态）。⑤肝藏藏血功能的固化结构畸形（异常的亨廷顿蛋白聚集引起神经元的渐进性死亡，影响运动控制中枢），导致肝藏的藏血功能异常，影响脾藏的主肌肉功能（舞蹈步态）。⑥肝藏的藏血功能异常（抑制小脑功能，导致运动协调能力下降），影响脾藏的主肌肉功能（醉酒步态）。⑦肝藏的藏血功能异常（前庭功能失调），影响脾藏的主肌肉功能［星迹步态（行走路径呈现出星状或螺旋状的轨迹）］。⑧影响脾藏的主肌肉功能（蹒跚步态）。⑨影响脾藏的主肌肉功能（跨阈步态）。⑩影响脾藏的主肌肉功能（臀中肌步态或摇摆步）。⑪影响脾藏的主肌肉功能（异常的步态补偿）。

（三十四）步态不稳（unsteady gait）

步态不稳指在行走或运动中出现的身体姿势和动作的不规律、不均衡以及缺乏稳定性。

　　病因：①全形癥积（淋巴瘤）。②藏血畸形（肾上腺脑白质营养不良、甲状腺功能减退性脑损害）。③藏血内湿（克－雅病）、藏血畸形（糖尿病性神经病变、脊髓痨）。④藏血畸形（进行性核上性麻痹）。

　　病机：①肝藏藏血功能的固化结构畸形（肿瘤侵犯马尾神经），影响肝藏的藏血功能（下肢运动及感觉传导障碍）。②表现为肝藏藏血功能的固化结构畸形（脂肪酸导致脑白质脱髓鞘；黏蛋白在小脑沉积），借助肝藏的藏血功能，影响脾藏的主肌肉功能。③直接表现为肝藏的藏血功能异常（躯体神经功能障碍），影响脾藏的主肌肉功能。④表现为肝藏藏血功能的固化结构畸形（小脑中脚、小脑下脚和脊髓小脑前束受损），影响肝藏的藏血功能。

（三十五）腕下垂（wrist drop）、足下垂（drop foot）

　　腕下垂表现为前臂、腕与手指的伸肌损害最明显，因之产生上臂被动屈曲、前臂不能伸直，手轻度内收及腕下垂，指关节屈曲与拇指内收且不能外展，第2～5掌指关节屈曲，见于桡神经麻痹。尖足（马蹄足）表现为足跖屈，尤其是在足的前部跖屈更明显，常合并凹足，足完全不能背屈，因之呈现足下垂。

　　病因：①主血脉痰饮（结节性多动脉炎）。②全形畸形（颈椎病）。③藏血畸形（肌萎缩侧索硬化症）。④全形畸形（腰椎间盘突出或椎管狭窄）、藏血畸形（脊髓压迫症）。

　　病机：①肝藏藏血功能的固化结构痰饮（营养神经的血管炎症细胞浸润），影响肝藏的藏血功能（桡神经受累，伸肌瘫痪，腓神经受累，足背屈不能）。②影响肝藏的藏血功能（$C_5 \sim C_6$神经根受压，影响桡神经功能，出现腕下垂）。③肝藏藏血功能的固化结构畸形［控制腕部伸肌（桡侧腕长伸肌和短伸肌）的下运动神经元退化］，导致肝藏的藏血功能异常。④导致肝藏的藏血功能异常（控制足部运动的神经根受累，出现足下垂）。

（三十六）瘫痪（paralysis）

　　瘫痪指随意运动功能的减低或丧失，常伴有感觉异常（感觉麻木或过敏）、言语障碍、头晕、行走不稳或大小便失禁。①按瘫痪的病因分为神经源性瘫痪、肌源性瘫痪、神经肌肉接头性瘫痪。②按瘫痪的程度分为完全性瘫痪、不完全性瘫痪。③按瘫痪时的肌张力状态分为迟缓性瘫痪、痉挛性瘫痪。

④按瘫痪的分布分为偏瘫、截瘫、四肢瘫、单瘫。⑤按运动传导通路上不同部位的病变分为上运动神经元性瘫痪（硬瘫）、下运动神经元性瘫痪（软瘫）。

病因：①全形畸形（戈谢病）。②藏精神亢（甲状腺功能亢进症）。③藏血痰饮（脑囊虫病）。④藏血神少（脑性瘫痪）。⑤藏血痰饮（新型隐球菌脑膜炎、结核性脑膜炎）。⑥藏血血少（缺血性脊髓血管病）。⑦藏血癥积（颅内肿瘤）。

病机：①表现为肝藏藏血功能的固化结构畸形［戈谢（gaucher）细胞浸润神经系统，躯体神经系统受损］，影响肝藏的藏血功能。②借助肾藏的藏精功能（甲状腺激素分泌增多），肾藏的气化功能（线粒体氧化过程加速，供能物质消耗过多），影响肝藏的藏血功能（神经细胞能量不足，造成中枢神经损害，延髓麻痹、锥体束受累、脊髓丘脑束受累、锥体外系受累，神经信号传导障碍）。③肝藏藏血功能的固化结构畸形（猪带绦虫幼虫寄生脑组织形成脑部包囊，血管受损，脑组织损伤），影响肝藏的藏血功能。④表现为肝藏的藏血功能畸形（大脑皮质运动区和锥体束受损），影响肝藏的藏血功能（肌张力调节异常）。⑤肝藏藏血功能的固化结构畸形（炎症分泌物导致脑膜病变，影响大脑皮质运动区神经元及其下行纤维），借助肝藏的藏血功能（躯体运动信号传导异常），影响脾藏的主肌肉功能（肌张力调节及姿势反射的维持异常）。⑥肝藏藏血功能的固化结构畸形（脊髓缺血导致神经细胞变性、坏死），借助肝藏的藏血功能（躯体运动信号传导异常），影响脾藏的主肌肉功能。⑦肝藏藏血功能的固化结构畸形（一侧大脑半球肿瘤细胞增生，压迫锥体束），借助肝藏的藏血功能（躯体运动信号传导异常），影响脾藏的主肌肉功能。

（三十七）硬瘫（hard paralysis）

硬瘫亦称中枢性瘫痪，由大脑皮层运动区锥体细胞及其发生的下行纤维——锥体束受损所引起。由于上运动神经元受损，失去了对下运动神经元的抑制调控作用，使脊髓的反射功能"释放"，产生随意运动减弱或消失。

病因：①藏血血少（短暂性脑缺血发作）。②藏血水壅（先天性脑积水）。③藏血畸形（脑桥中央髓鞘溶解症）。④外伤（头部外伤）、藏血癥积（脑或脊髓的肿瘤）、藏血畸形（肝豆状核变性）。

病机：①表现为肝藏藏血功能的固化结构血少（椎基底动脉短暂性缺血发作，脑干缺血），借助肝藏的藏血功能，影响脾藏的主肌肉功能。②肝藏藏血功能的固化结构畸形（颅内压增高，脑实质因长期受压变薄，脑回平坦，脑沟消失，脑白质萎缩明显，胼胝体、基底核受到损害），导致肝藏的藏血功能异常（大脑对脊髓的抑制作用减弱），影响脾藏的主肌肉功能。③肝藏藏血功能的固化结构畸形（锥体细胞及锥体束受损），导致肝藏的藏血功能异常，影响脾藏的主肌肉功能。④肝藏的藏血功能异常（上运动神经元受损，对下运动神经元的抑制减弱），影响脾藏的主肌肉功能（肌肉张力增加，使肌肉变得僵硬和痉挛）。

（三十八）软瘫（flaccid paralysis）

软瘫又称下运动神经元瘫，指由于下运动神经元，即脊髓前角细胞或脑神经运动核及其发出的神经纤维病变所致的肌张力降低，呈迟缓性瘫痪，腱反射减弱或消失，无病理反射，可有肌束颤动，多见于周围神经、神经肌肉接头和肌肉疾病。

病因：①藏血血少、恶血（脊髓血管缺血、出血，常引起脊髓血管病）。②钾亏（低钾血症，常见于肾小管酸中毒）。③藏血痰饮（急性灰质炎、脊髓前角细胞炎）。④杂毒（重金属中毒、有机磷农药中毒）。

病机：①肝藏藏血功能的固化结构畸形（神经细胞变性、坏死），导致肝藏的藏血功能异常（躯体运动信号不能正常传导），影响脾藏的主肌肉功能（骨骼肌细胞兴奋性降低）。②肝藏的藏血功能异常（静息状态下细胞内液钾外流增加，使静息电位负值增大，与阈电位之间的距离增大，细胞处于超极化阻滞状态），影响脾藏的主肌肉功能（骨骼肌细胞兴奋性降低）。③肝藏藏血功能的固化结构畸形（脊髓前角细胞损伤或死亡），导致肝藏的藏血功能异常（躯体运动信号不能正常传导），影响脾藏的主肌肉功能（骨骼肌细胞兴奋性降低）。④肝藏的藏血功能异常（下运动神经元损伤），影响脾藏的主肌肉功能（肌肉失去神经刺激，肌张力降低）。

（三十九）截瘫（paraplegia）

截瘫指脊髓横断性损害造成的两侧损害平面以下神经功能丧失，包括运动、感觉、自主神经功能紊乱、二便失控等。主要由外伤性脊髓损伤引起，可见于脊髓血管病变、脊髓肿瘤及一些脊髓术后。

病因：①主血脉畸形（主动脉夹层）。②藏血畸形（脊髓血管病）。③外伤（机械损伤、放射性脊髓病）。④失术（手术损伤）、藏血畸形（椎间盘突出）、藏血痰饮（急性脊髓炎、脊髓前角灰质炎、急性感染性多发性神经炎、急性化脓性脊髓炎、脊髓蛛网膜炎）。⑤藏血痰饮（视神经脊髓炎）。

病机：①肝藏藏血功能的固化结构血少（夹层向下延伸至第 2 腰椎水平，压迫脊髓前动脉，脊髓内神经元缺血、缺氧），借助肝藏的藏血功能（下运动神经元瘫痪），影响脾藏的主肌肉功能。②表现为肝藏藏血功能的固化结构出血、血少、畸形（硬脊膜外出血、硬脊膜下出血压迫脊髓血管，加重脊髓缺血，神经细胞变性、坏死），借助肝藏的藏血功能（躯体运动信号传导障碍），影响脾藏的主肌肉功能。③肝藏藏血功能的固化结构血少（脊髓供血血管受损，引起继发性颈段或胸腰段脊髓缺血性损害），导致肝藏的藏血功能异常（感觉和运动信号传导异常），影响脾藏的主肌肉功能。④肝藏藏血功能的固化结构畸形（脊髓受到损伤或压迫，神经纤维受损），借助肝藏的藏血功能（感觉和运动信号传导异常），影响脾藏的主肌肉功能（损伤平面以下感觉和运动功能丧失）。⑤肝藏藏血功能的固化结构畸形（少突胶质细胞损伤、髓鞘脱失），导致肝藏的藏血功能异常（躯体运动信号不能正常传导），影响脾藏的主肌肉功能。

（四十）四肢瘫（tetraplegia）

四肢瘫指双侧上下肢完全或部分丧失运动功能，随意运动减退或消失。

病因：①藏血畸形（颅底凹陷症）。②藏血畸形（桥本脑病）。③外伤（机械损伤、放射性脊髓病）。④藏血血少（短暂性脑缺血发作）。⑤外伤（交通事故、跌落）、藏血痰饮（急性脊髓炎）、藏血畸形（椎间盘突出）、外伤（脊柱骨折）。⑥藏血恶血（脑出血）、藏血血团（脑梗死）。⑦藏血畸形（多发性硬化）。

病机：①肝藏藏血功能的固化结构畸形（压迫损伤上位颈髓及延髓），借助肝藏的藏血功能（躯体运动神经传导障碍）。②肝藏藏血功能的固化结构畸形（锥体束受损），影响肝藏的藏血功能（躯体运动神经信号传导障碍）。③肝藏藏血功能的固化结构血少（脊髓供血血管受损，引起继发性颈段或胸腰段脊髓缺血性损害），导致肝藏的藏血功能异常（感觉和运动信号传导异常），影响脾藏的主肌肉功能。④肝藏藏血功能的固化结构畸形（病变对侧锥体束受损），借助肝藏的藏血功能，影响脾藏的主肌肉功能（对侧偏瘫）。⑤肝藏藏血功能的固化结构畸形（脊髓受压或脊髓组织被破坏），借助肝藏的藏血功能，影响脾藏的主肌肉功能。⑥肝藏藏血功能的固化结构畸形（大脑的运动区受损），借助肝藏的藏血功能，影响脾藏的主肌肉功能。⑦肝藏藏血功能的固化结构畸形（中枢神经脱髓鞘），借助肝藏的藏血功能，影响脾藏的主肌肉功能。

（四十一）偏瘫（hemiplegia）

偏瘫又称半身不遂，是指一侧上下肢、面肌和舌肌下部的运动障碍，是急性脑血管病的常见症状之一。临床上分为：①意识障碍性偏瘫：表现为突然发生意识障碍，并伴有偏瘫，常有头眼同向偏瘫；②弛缓性偏瘫：表现为一侧上下肢随意运动障碍伴有明显的肌张力低下，随意肌麻痹明显而不随意肌则可不出现麻痹，如胃肠运动、膀胱肌等均不发生障碍；③痉挛性偏瘫：一般由弛缓性偏瘫移行而来，其特点为明显的肌张力增高，上肢的伸肌群及下肢的屈肌群瘫痪明显，故上肢表现为屈曲，下肢伸直，手指呈屈曲状态，被动伸直手有僵硬抵抗感；④轻偏瘫：在偏瘫极轻微的情况下，如进行性偏瘫的早期，或一过性发作性偏瘫的发作间歇期，瘫痪轻微，如不仔细检查易于遗漏。

病因： ①藏血血少（脑动脉盗血综合征、短暂性脑缺血发作、脑分水岭梗死、大动脉粥样硬化型脑梗死）、藏血畸形（脑底异常血管网病、脑淀粉样血管病、伴有皮质下梗死和白质脑病的常染色体隐性遗传性脑动脉病、法布里病、进行性多灶性白质脑病、同心圆性硬化、小脑扁桃体下疝畸形、弥漫性硬化、肾上腺脑白质营养不良、放射性脊髓病、桥本脑病）、藏血血团（心源性脑栓塞）。②藏血痰饮（脑囊虫病、脑型肺吸虫病、脑型血吸虫病；神经梅毒；单纯疱疹病毒性脑炎）。

病机： ①肝藏藏血功能的固化结构血少（脑组织缺血缺氧），借助肝藏的藏血功能（中央前回神经元受损，支配肢体的躯体运动神经传导功能障碍），影响脾藏的主肌肉功能。②肝藏藏血功能的固化结构畸形（寄生虫寄生在脑部，产生异体蛋白和异物反应，出现病灶周围炎症细胞浸润、水肿及血管增生和成纤维细胞增生，幼虫被纤维包裹产生脑组织肿胀、坏死和神经纤维脱髓鞘改变）；肝藏藏血功能的固化结构痰饮（苍白密螺旋体激活血液中的中性粒细胞、淋巴细胞和单核－吞噬细胞系统），引发肝藏藏血功能的固化结构畸形（炎症因子通过血－脑脊液屏障，脑膜炎侵犯脑内囊基底核区豆纹动脉，引起动脉炎症闭塞）；肝藏藏血功能的固化结构畸形（病毒发挥神经毒性作用，致脑组织急性局灶性出血、水肿、炎症坏死，使大脑皮质运动区神经元及发出的下行纤维病变），借助肝藏的藏血功能（支配肢体的躯体运动神经传导功能障碍），影响脾藏的主肌肉功能。

（四十二）周期性瘫痪（periodic paralysis）

周期性瘫痪指反复发作性的骨骼肌弛缓性瘫痪。

病因：①藏精神亢（原发性醛固酮增多症）。②藏精神亢（甲状腺功能亢进）。③主肌肉神少（低钾型周期性瘫痪）。④主肌肉神少（高钾型周期性瘫痪）。

病机：①肾藏的主水功能异常（保钠排钾），钾亏（血钾浓度降低），借助肝藏的藏血功能（神经信号传导障碍），影响脾藏的主肌肉功能（骨骼肌细胞兴奋性降低）。②肾藏的藏精功能异常（甲状腺激素过多），钾亏（促进钾离子从细胞外进入细胞内，细胞外钾离子减少），借助肝藏的藏血功能（神经信号传导障碍），影响脾藏的主肌肉功能（骨骼肌细胞兴奋性降低）。③钾亏（血钾降低），借助肝藏的藏血功能（肌肉细胞膜上的钠通道异常持续开放，肌肉细胞不能有效产生动作电位），影响脾藏的主肌肉功能（肌肉无力）。④借助肝藏的藏血功能（钠通道的失活过程受损，在不应期内仍保持开放状态，导致细胞膜在静息时处于一种轻微去极化的状态，当血钾浓度升高时，细胞膜内外的电位差减少，使得细胞膜更容易去极化，不能产生正常幅度的动作电位，影响神经冲动的传导），影响脾藏的主肌肉功能（肌肉细胞不能有效收缩，进而出现肌肉无力或麻痹）。

（四十三）不对称瘫痪（asymmetric paralysis）

不对称瘫痪指一侧下肢完全或部分丧失运动功能，随意运动减退或消失。

病因：①藏血畸形（多发性硬化、慢性炎症脱髓鞘性多发性神经根神经病）。②藏神血少（缺血性脑卒中）、藏神恶血（出血性脑卒中）。

病机：①肝藏藏血功能的固化结构畸形（脱髓鞘病变），借助肝藏的藏血功能（躯体运动信号不能正常传导），影响脾藏的主肌肉功能。②肝藏藏血功能的固化结构血少、畸形（大脑某一区域的血液供应被阻断或血管破裂），借助肝藏的藏血功能（大脑特定区域的功能丧失），影响脾藏的主肌肉功能。

（四十四）对侧中枢性面舌瘫（contralateral central facial lingual paralysis）

对侧中枢性面舌瘫指中枢神经系统病变导致病灶对侧下面部表情肌瘫痪、鼻唇沟变浅、口角下垂及伸舌偏向病灶对侧。

病因：①藏血血团（心源性脑栓塞）、藏血畸形（大动脉粥样硬化型脑梗死）。②藏血癥积（颅内肿瘤）。

病机：①肝藏藏血功能的固化结构血少、畸形（大脑前动脉深穿支闭塞，内囊膝部和部分内囊前肢受损），影响肝藏的藏血功能。②肝藏藏血功能的固化结构畸形（肿瘤压迫或侵犯运动皮质或相关传导束），影响肝藏的藏血功能（神经信号传输受阻）。

（四十五）面瘫（facial paralysis）

面瘫指面神经发生损伤或功能障碍，导致面部肌肉不能正常收缩，从而引起面部一侧的瘫痪。

病因：①藏血血少（短暂性脑缺血发作）。②藏血痰饮（神经梅毒、带状疱疹病毒感染）、藏血畸形（糖尿病神经病变）、藏血癥积（颅底肿瘤）、外伤（颞骨骨折）、失术（面部手术）、恶习（乙醇中毒）、杂毒（一氧化碳中毒）。

病机：①表现为肝藏藏血功能的固化结构血少（大脑中动脉供血区短暂性缺血，中央前回下部缺血），借助肝藏的藏血功能（躯体运动信号传导障碍），影响脾藏的主肌肉功能（引起对侧下面部表情肌瘫痪）。②借助肝藏的藏血功能（面神经受损），影响脾藏的主肌肉功能（影响面肌）。

（四十六）胸锁乳突肌和斜方肌瘫痪（paralysis of the sternocleidomastoid and trapezius muscles）

胸锁乳突肌和斜方肌瘫痪指胸锁乳突肌和斜方肌的功能受损。

病因：藏血畸形（多发性脑神经损害）、外伤（颈部受伤）、失术（颈部手术、淋巴结清扫术）、藏血痰饮（神经炎）、全形畸形（先天性颈椎融合畸形）。

病机：表现为肝藏的藏血功能异常（副神经受损），影响脾藏的主肌肉功能（胸锁乳突肌和斜方肌功能受损）。

（四十七）三偏征（three deflective sign）

三偏征指内囊损害引发的对侧偏瘫、对侧半身感觉障碍、对侧同向偏盲。

病因：①藏血畸形（大动脉粥样硬化型脑梗死）、藏血血团（心源性脑栓塞）。②藏血恶血（脑出血）。③藏血癥积（颅内肿瘤）、藏血痰饮（脑炎、脑膜炎）。

病机：①表现为肝藏藏血功能的固化结构血少（大脑中动脉闭塞，大脑皮质中央前回、内囊膝部及后肢缺血坏死），影响肝藏的藏血功能，则见偏盲、偏身感觉障碍，进一步影响脾藏的主肌肉功能，则见偏瘫。②表现为肝藏藏血功能的固化结构畸形（内囊区域的豆纹动脉破裂），影响肝藏的藏血功能，则见偏盲、偏身感觉障碍，进一步影响脾藏的主肌肉功能，则见偏瘫。③肝藏藏血功能的固化结构畸形（内囊区域损害），影响肝藏的藏血功能，则见偏盲、偏身感觉障碍，进一步影响脾藏的主肌肉功能，则见偏瘫。

（四十八）对侧中枢性下肢瘫伴感觉障碍（opposite central lower limb paralysis with sensory impairment）

对侧中枢性下肢瘫伴感觉障碍指皮质运动投射区和上运动神经元神经传导通路受损，引起病变对侧下肢随意动作减退或消失、感觉障碍。

病因：①藏血血团（心源性脑栓塞）。②藏血癥积（脑内或脊髓内肿瘤）。③藏血畸形（多发性硬化）。

病机：①肝藏藏血功能的固化结构血少［大脑前动脉皮质支（胼周和胼缘动脉）闭塞，使旁中央小叶缺血受损］，影响肝藏的藏血功能。②肝藏藏血功能的固化结构畸形（肿瘤压迫或侵犯运动或感觉神经纤维），影响肝藏的藏血功能。③肝藏藏血功能的固化结构畸形（神经脱髓鞘），影响肝藏的藏血功能。

（四十九）吸吮反射阳性（sucking reflex positive）

吸吮反射阳性指轻划或轻叩唇部，立即出现口轮匝肌收缩，上下唇噘起，引起"吸吮"动作。正常人无此反射。

病因：①藏血血团（心源性脑栓塞）。②藏血神失（阿尔茨海默病）。③藏血神乱（假性延髓麻痹）。

病机：①肝藏藏血功能的固化结构血少（大脑前动脉远端闭塞，额叶缺血受损），导致肝藏的藏血功能异常，影响脾藏的运化功能。②肝藏藏血功能的固化结构畸形（大脑皮层神经元逐渐死亡，导致前额叶体积缩小），导致肝藏的藏血功能异常，影响脾藏的运化功能。③肝藏藏血功能的固化结构畸形（运动皮层及其发出的皮层脑干束损害），导致肝藏的藏血功能异常（大脑皮层失去对脑干中控制吞咽和口腔运动神经核的抑制作用），影响脾藏的运化功能。

（五十）巴宾斯基征阳性（Babinski sign positive）

患者仰卧，髋、膝关节伸直，检查者左手握踝上部固定小腿，右手持钝尖的金属棒自足底外侧从后向前快速轻划至小趾根部，再转向姆趾侧。正常出现足趾向跖面屈曲，称巴宾斯基征阴性，如出现趾背屈，其余足趾呈扇形展开，称巴宾斯基征阳性。

病因：①藏血痰饮（亚急性硬化性全脑炎）、藏血内湿（克－雅病）、藏血癥积（脑内或脊髓内肿瘤）、外伤（脑挫裂伤）、杂毒（重金属中毒）、药毒（药物中毒）。②藏血痰饮（脑囊虫病）。

病机：①肝藏藏血功能的固化结构畸形（锥体束受损），影响肝藏的藏血功能（大脑失去了对脑干和脊髓的抑制作用）。②肝藏藏血功能的固化结构畸形（猪带绦虫幼虫寄生脑组织形成脑部包囊，血管受损，脑组织损伤），影响肝藏的藏血功能。

（五十一）强握反射（forced grasping reflex）

强握反射是指物体触及患者病变对侧手掌时，引起手指和手掌屈曲反应，出现紧握该物不放的现象，常见于额叶损害，但对于新生儿为正常反射。

病因：①藏血畸形（脑淀粉样血管病）。②藏血血团（心源性脑栓塞）、藏血畸形（大动脉粥样硬化型脑梗死）。③藏血畸形（脑分水岭梗死）。④藏血内湿（帕金森病）。

病机：①表现为肝藏藏血功能的固化结构畸形（额上回后部受损），肝藏的藏血功能异常，影响脾藏的主肌肉功能。②表现为肝藏藏血功能的固化结构畸形（大脑前动脉皮质支闭塞，额上回后部缺血受损），肝藏的藏血功能异常，影响脾藏的主肌肉功能。③表现为肝藏藏血功能的固化结构畸形（大脑前、中动脉分水岭区缺血，额上回后部受累），肝藏的藏血功能异常，影响脾藏的主肌肉功能。④肝藏藏血功能的固化结构畸形（基底节内的多巴胺能神经元逐渐死亡），导致肝藏的藏血功能异常（多巴胺水平下降，导致基底节内间接通路过度活跃，直接通路相对抑制，促进反射弧过度兴奋），影响脾藏的主肌肉功能。

（五十二）腱反射亢进（tendon hyperreflexia）、牵张反射亢进（tension hyperreflexia）

腱反射是指快速牵拉肌腱时发生的牵张反射，主要是快肌纤维收缩。牵张反射是指肌肉在外力或自身的其他肌肉收缩的作用下而受到牵拉时，由于本体感受器（肌梭）受到刺激，诱发被牵拉的肌肉产生收缩的一类反射。

病因：①主肌肉神乱（强直性肌营养不良症）。②藏血内湿（帕金森病）。③藏血痰饮（亚急性硬化性全脑炎）。④藏血神少（脑性瘫痪）；藏血内湿（克 – 雅病）。⑤营亏（叶酸或维生素 B_{12} 缺乏）。⑥藏血畸形（脊髓空洞症、脊髓血管病）、藏血癥积（脊髓肿瘤）。

病机：①影响肝藏的藏血功能（氯通道的 RNA 剪接异常，导致肌膜对钠离子的通透性增加，终板电位下降，引起肌膜去极化阻断，膜不能正常复极呈持续去极化），影响脾藏的主肌肉功能（肌肉收缩或机械刺激后产生不自主的持续的肌收缩）。②肝藏藏血功能的固化结构畸形 [黑质致密区多巴胺能神经元及其他含色素的神经元大量变性丢失，在残留神经元胞浆中出现嗜酸性包涵体（路易小体）]，影响肝藏的藏血功能（脑内多巴胺含量减少，乙酰胆碱系统功能相对亢进，使神经冲动传递给肌肉），影响脾藏的主肌肉功能（产生肌肉的收缩，屈肌和伸肌张力同时增高）。③肝藏藏血功能的固化结构畸形（脑干和脊髓的锥体束和锥体外束受损），影响肝藏的藏血功能（上运动神经元麻痹对下运动神经元抑制作用减弱），影响脾藏的主肌肉功能（肌肉强直性收缩）。④肝藏的藏血功能异常（中枢神经受损，失去对下运动神经元的抑制作用），影响脾藏的主肌肉功能。⑤肾藏的全形功能异常 [引起维生素 B_{12} 依赖性酶（L– 甲基丙二酰 –CoA 变位酶和甲硫氨酸合成酶）的催化反应发生障碍]，导致肝藏藏血功能的固化结构畸形（L– 甲基丙二酰 –CoA 变位酶催化反应障碍导致神经髓鞘合成障碍，并有奇数碳链脂肪酸或支链脂肪酸掺入髓鞘中；甲硫氨酸合成酶催化反应障碍引起神经细胞甲基化反应受损），影响肝藏的藏血功能（相应节段的脊髓失去了高位中枢的制约）。⑥肝藏藏血功能的固化结构畸形（压迫或损伤脊髓），影响肝藏的藏血功能（相应节段的脊髓失去了高位中枢的制约）。

（五十三）腱反射减弱或消失（weakening or disappearance of tendon reflex）

腱反射又称深反射，是指快速牵拉肌腱时发生的不自主的肌肉收缩。腱反射减弱或者消失提示反射弧受损。

病因：①全形神乱（肿瘤溶解综合征）。②主水神少（慢性肾衰竭）。③藏血畸形（亚急性运动神经元病）、藏血痰饮（脊髓灰质炎）。④钾亏（低血钾）、酸盈（代谢性酸中毒）。⑤藏血畸形（椎间盘突出）。⑥藏血痰饮（格林 – 巴利综合征）。⑦藏血畸形（糖尿病性神经病变）。⑧药毒（麻醉剂、镇静剂）。

病机：①钾盈（细胞内的大量 K^+ 快速释放入血），影响肝藏的藏血功能（肌肉细胞膜内外离子浓度差异改变，细胞膜上的快钠通道失活，使细胞处于去极化阻滞状态而不能兴奋）。②肾藏的主水功能异常（尿毒症时胍基琥珀酸增多）和肾藏的藏精功能异常（甲状旁腺激素增多），影响肝藏的藏血功能及其固化结构（神经中的转酮醇酶被抑制，神经脱髓鞘和轴索改变）。③表现为肝藏藏血功能的固化结构畸形（脊髓前角运动神经元病变），影响肝藏的藏血功能（反射弧中断）。④影响肝藏的藏血功能（细胞内液钾浓度与细胞外液钾浓度的比值变大，静息状态下细胞内液钾外流增加，使静息电位负值增大，与阈电位之间的距离增大，细胞处于超极化阻滞状态）。⑤肝藏藏血功能的固化结构畸形（压迫神经根），影响肝藏的藏血功能（反射弧中断）。⑥肝藏藏血功能的固化结构畸形（神经纤维脱髓鞘），影响肝藏的藏血功能（神经传导速度显著减慢）。⑦肝藏藏血功能的固化结构畸形（脂质的非酶糖基化产生晚期糖基化终末产物，损伤神经组织），影响肝藏的藏血功能（神经传导速度显著减慢）。⑧影响肝藏的藏血功能（抑制脊髓内中间神经元或运动神经元的活动）。

（五十四）皮质感觉障碍（cortical sensory impairment）

皮质感觉障碍又称复合感觉丧失，是指大脑皮质（尤其是顶叶感觉区）或相关传导通路受损出现的感觉障碍，常表现为病变对侧位置觉、两点分辨觉、图形觉、实体觉、质料觉障碍。其中，位置觉是指不依赖视觉和触觉的情况下，感受和判断身体在空间中的位置及身体各部分的相对位置，或通过特定动作诱发姿势反射的本体感受性感觉。两点分辨觉是一种用于评估人体对两点刺激敏感度的实验方法。具体步骤是在分开的两点刺激皮肤，如果患者在闭目的情况下能感觉到这两点，则逐渐减小这两点的距离，直到患者感觉到它们成为一点。在这个过程中，可以测量两点间的最小距离。通常舌尖、鼻端和手指对两点辨别的感觉最为明显，而四肢近端和躯干的灵敏度较低。图形觉是指辨认写在皮肤上的字或图形的能力。在检查过程中，患者需要闭目，然后用手指或其他工具（如笔杆）在皮肤上划出几何图形（如圆形、方形、三角形等）或数字（如 $1\sim9$），然后由患者指出所写的图形或数字是什么。这项检查可以帮助评估患者的视觉皮层功能以及丘脑水平以上的神经通路是否完好。如果在检查中患者出现图形觉障碍，这可能提示丘脑水平以上的病变，如下丘脑错构瘤、丘脑下部损伤、脊髓丘脑束受压、丘脑出血、下丘脑损害等。实体觉是测试手对实体物的大小、形状、性质的识别能力。检查时嘱患者闭目，将物体如铅笔、橡皮、钥匙等置于患者手中，让其触摸后说出物体的名称。检查时应先测患侧。实体觉缺失时，患者不能辨别出是何物体，可见于皮质病变。质料觉是让患者在闭目的情况下触摸木块、铁块、橡皮等物体，让其说出该物体的质地和用料。病变对侧位置觉、两点分辨觉、图形觉、质料觉、实体觉障碍是指内侧丘系交叉以上损伤引发的现象。

病因：①藏血癥积（颅内肿瘤）。②藏血血团（脑梗死）。③藏血恶血（脑出血）。④外伤（车祸、跌倒）。

病机：①肝藏藏血功能的固化结构畸形（一侧大脑半球肿瘤细胞增生，压迫躯体感觉中枢），影响肝藏的藏血功能（位置觉、两点分辨觉、图形觉、质料觉、实体觉的障碍）。②肝藏藏血功能的固化结构血少（大脑中动脉阻塞，导致供血区域的脑组织缺血死亡），影响肝藏的藏血功能。③肝藏藏血功能的固化结构畸形（脑内血管破裂，血液进入脑实质，压迫和破坏周围脑组织），影响肝藏的藏血功能。④肝藏藏血功能的固化结构畸形（脑皮质损伤），影响肝藏的藏血功能。

（五十五）躯体感觉障碍（somatesthesia disorder）

躯体感觉障碍是指肿瘤、外伤、神经脱髓鞘性疾病等导致的浅感觉和深感觉障碍。

病因：①藏血畸形（桥本脑病）。②藏血畸形（颅底凹陷症）。③藏血血少（短暂性脑缺血发作）。④藏血痰饮（神经精神狼疮）。⑤藏血畸形（多发性硬化）。⑥藏血癥积（脑肿瘤）、藏血痰饮（脑膜炎、脑炎、神经莱姆病）、外伤（切割伤、烧伤）。

病机：①表现为肝藏藏血功能的固化结构畸形（锥体束受损），影响肝藏的藏血功能（躯体感觉信号传入障碍）。②肝藏藏血功能的固化结构畸形（压迫损伤上位颈髓及延髓），影响肝藏的藏血功能（感觉系统出现异常）。③表现为肝藏藏血功能的固化结构血少（椎基底动脉短暂性缺血发作，脑干缺血），影响肝藏的藏血功能。④肝藏藏血功能的固化结构畸形（抗原－抗体复合物损伤脊神经细胞），影响肝藏的藏血功能。⑤肝藏藏血功能的固化结构畸形（神经纤维的髓鞘受损），影响肝藏的藏血功能（躯体感觉信号传导障碍）。⑥肝藏藏血功能的固化结构畸形（大脑皮层受损），影响肝藏的藏血功能。

（五十六）浅感觉缺失（superficial sensory loss）

浅感觉缺失是指对外界温度、触压、疼痛刺激感觉减退或丧失的情况。

病因：①气化神乱（糖尿病）。②藏血血少（缺血性脊髓血管病）。③藏血痰饮（副肿瘤性脑脊髓炎）、藏血血团（心源性脑栓塞）。④营亏（维生素 B_{12} 缺乏）。⑤恶习（长期过量饮酒）、药毒（化疗药物）。⑥外伤（切割、挤压）。⑦藏血畸形（椎间盘突出）。⑧藏血癥积（脊髓肿瘤）、藏血痰饮（脊髓炎）。

病机：①肝藏藏血功能的固化结构畸形（组织蛋白发生糖基化，破坏外周神经的髓鞘结构，引起髓鞘脱失），影响肝藏的藏血功能（周围神经功能障碍）。②肝藏藏血功能的固化结构畸形（脊髓缺血导致神经细胞变性、坏死），影响肝藏的藏血功能（痛温觉神经功能障碍）。③表现为肝藏藏血功能的固化结构畸形（脊髓丘脑侧束受损），影响肝藏的藏血功能。④肝藏藏血功能的固化结构畸形（髓鞘合成受阻），影响肝藏的藏血功能（神经传导功能障碍）。⑤肝藏藏血功能的固化结构畸形（神经毒性），影响肝藏的藏血功能。⑥肝藏藏血功能的固化结构畸形（直接损伤神经纤维），影响肝藏的藏血功能（感觉信号中断）。⑦肝藏藏血功能的固化结构畸形（压迫神经根），影响肝藏的藏血功能（感觉信号中断）。⑧肝藏藏血功能的固化结构畸形（脊髓内的感觉传导束损害），影响肝藏的藏血功能（感觉信号中断）。

（五十七）深感觉丧失（deep sensory loss）

深感觉丧失是指在意识清楚的情况下患者对运动觉、位置觉、震动觉不能感知。

病因：①藏血畸形（弗里德赖希型共济失调）。②藏血畸形（脊髓血管病）。③藏血畸形（脊髓亚急性联合变性、脊髓痨）、全形畸形（脊髓型颈椎病、腰椎间盘突出）。④藏血癥积（脑干肿瘤）。⑤藏血畸形（中风）、藏血癥积（脑部肿瘤）。⑥营亏（维生素 B_{12} 缺乏）。⑦藏血畸形（多发性硬化）。

病机：①表现为肝藏藏血功能的固化结构畸形（脊髓后角的神经元损伤），影响肝藏的藏血功能。②肝藏藏血功能的固化结构畸形（神经细胞变性、坏死），影响肝藏的藏血功能（传导通路异常，神经冲动不能上传至延髓）。③肝藏藏血功能的固化结构畸形（脊髓后索、脊髓丘脑束病变），影响肝藏的藏血功能（传导通路异常，神经冲动不能上传至大脑）。④肝藏藏血功能的固化结构畸形（中央被盖束受损），影响肝藏的藏血功能。⑤肝藏藏血功能的固化结构畸形（顶叶受损），影响肝藏的藏血功能。⑥肝藏藏血功能的固化结构畸形（髓鞘合成受阻），影响肝藏的藏血功能（神经传导功能障碍）。⑦肝藏藏血功能的固化结构畸形（神经纤维的髓鞘受损），影响肝藏的藏血功能。

（五十八）唇麻（lips numbness）

唇麻即口唇麻木，指口唇的触觉、温度觉、痛觉减弱或丧失。

病因：①痰饮（病毒感染、自身免疫疾病）、癥积（肿瘤压迫）。②主血脉神乱（颈椎病、动脉硬化、糖尿病等引起的血液循环障碍）。③药毒（抗癫痫药、抗抑郁药、化疗药物）、营亏（维生素 B_1、维生素 B_6、维生素 B_{12}、叶酸缺乏）。④藏血血团（脑梗死）、藏血血少（短暂性脑缺血发作）。

病机：①肝藏的藏血功能异常［三叉神经（尤其是第 2 支，主管口唇感觉）、面神经、舌咽神经受损］。②肝藏的藏血功能异常（口唇区域的神经供血不足）。③肝藏的藏血功能异常（引起周围神经病变）。④肝藏藏血功能的固化结构血少（三叉神经核团或其通路供血不足），导致肝藏的藏血功能异常。

（五十九）舌体麻木（tongue numbness）

舌体麻木指舌体感觉减退或丧失。

病因：①藏血神乱（三叉神经疾病、脑血管意外、格林－巴利综合征）、藏血内湿（帕金森病）、藏血畸形（多发性硬化症）。②气化神乱（糖尿病）。③营亏（维生素 B_{12} 或维生素 B_6 缺乏）。

病机：①表现为肝藏的藏血功能异常（舌部感觉神经受损）。②糖盈（血糖长期偏高），影响肝藏的藏血功能（周围神经受损，四肢和舌体麻木）。③影响肝藏的藏血功能［维生素 B_{12} 缺乏妨碍髓鞘再生，维生素 B_6 缺乏影响疼痛感知的神经递质如 5-羟色胺、多巴胺和 γ 氨基丁酸（GABA）的合成］。

（六十）面部麻木（facial numbness）

面部麻木指面部皮肤组织的痛觉、温觉和触觉减弱或丧失。根据发病机制分为周围性面部麻木和中枢性面部麻木。周围性面部麻木常因头部外伤、手术损伤、颌骨炎症以及肿瘤等损伤三叉神经周围支所致。中枢性面部麻木常由脑血管病、桥小脑角区肿瘤、多发性硬化、脑干损伤等损伤三叉神经脑干以上的传导通路所致。

病因：①主气癥积（鼻咽癌）。②藏血血少（短暂性脑缺血发作）。③藏血畸形（交感神经受损，常引起面偏侧萎缩症）。④藏血畸形（脊髓空洞症）。⑤藏血痰饮（面神经炎）。⑥藏血神少（面神经麻痹）、失术（面部或头部手术）、外伤（颌面部骨折）、藏血痰饮（颞动脉炎、带状疱疹）、恶习（长时间保持一个姿势）、药毒（抗抑郁药、抗癫痫药）。

病机：①导致肝藏藏血功能的固化结构畸形（肿瘤侵入海绵窦引起三叉神经第 1 支或第 2 支受损，肿瘤侵入卵圆孔茎突前区引起三叉神经第 3 支受损），影响肝藏的藏血功能（痛觉和触觉减退或消失）。②肝藏藏血功能的固化结构血少（椎基底动脉短暂性缺血发作，脑干三叉神经核缺血），影响肝藏的藏血功能（引起同侧面部温度觉、痛觉缺失）。③肝藏的藏血功能异常（交感神经支配的血管运动功能失调，微循环调节功能障碍），影响肝藏的藏血功能（面部组织神经营养不良）。④表现为肝藏藏血功能的固化结构畸形（三叉神经脊束核损伤），影响肝藏的藏血功能（感觉冲动传导异常）。⑤肝藏藏血功能的固化结构畸形（面神经肿胀，压迫神经纤维），影响肝藏的藏血功能。⑥肝藏藏血功能的固化结构畸形（面神经受损），影响肝藏的藏血功能。

（六十一）同侧面部痛、温度觉缺失（ipsilateral facial pain and loss of temperature sensation）

同侧面部痛、温觉度缺失属于周围性面部麻木，常源于面部神经损伤如三叉神经损伤。麻木感仅限于受损神经的支配区域。

病因：藏血痰饮（副肿瘤性脑脊髓炎）、藏血血团（心源性脑栓塞）、藏血畸形［延髓背外侧综合征（Wallenberg 综合征）］。

病机：表现为肝藏藏血功能的固化结构畸形（三叉神经脊束核受损），影响肝藏的藏血功能。

（六十二）肢体麻木（numbness of the limbs）

肢体麻木指肢体感觉丧失。根据发病原因分为营养缺乏和代谢障碍性肢体麻木、中毒性神经性麻木、感染引起的神经炎症麻木、急性多发性神经根炎症麻木、脊椎骨质增生性麻木、骨髓病性麻木、动脉硬化性麻木、自主神经功能紊乱性麻木。

病因：①营亏（叶酸或维生素 B_{12} 缺乏）。②藏精神亢（原发性醛固酮增多症）。③藏血神亢（癫痫）。④藏血畸形（糖尿病性神经病变）。⑤恶习（长期过量饮酒）、杂毒（铅、汞、砷中毒）、药毒（异烟肼、化疗药物）。⑥全形畸形（颈椎病、腰椎间盘突出）。⑦藏血血团（脑梗死）、藏血血少（短暂性脑缺血发作）。

病机：①肾藏的全形功能异常［甲硫氨酸的合成受阻，由甲硫氨酸激活形成的 S-腺苷甲硫氨酸（SAM，是大脑内甲基的重要供体）减少，使机体处于"低甲基化"状态］，导致肝藏藏血功能的固化结构畸形（导致神经髓鞘合成障碍），影响肝藏的藏血功能（对称性远端肢体麻木）。②借助肾藏的主水功能（醛固酮保钠、排钾），影响肝藏的藏血功能（静息状态下细胞内液钾外流增加，使静息电位负值增大，与阈电位之间的距离增大，细胞处于超极化阻滞状态，躯体感觉信号传导障碍）。③肝藏的藏血功能异常（中央后回躯体感觉区功能异常，见一侧肢体麻木）。④肝藏藏血功能的固化结构畸形（高级糖基化终产物损伤神经纤维和神经膜细胞），导致肝藏的藏血功能异常（神经功能障碍）。⑤肝藏藏血功能的固化结构畸形（直接损伤神经细胞），导致肝藏的藏血功能异常。⑥肝藏藏血功能的固化结构畸形（压迫神经根），导致肝藏的藏血功能异常。⑦肝藏藏血功能的固化结构血少（脑部的运动和感觉中枢缺血），导致肝藏的藏血功能异常。

（六十三）手足麻木（numbness of extremity）

手足麻木指手脚部位在一定程度上丧失了正常感觉，对痛觉、温觉、触觉的阈值增高，需要比正常人接受更强烈的刺激才能感受到刺激，甚至完全不能感知到刺激。

病因：①水亏（低渗性失水）。②全形痰饮（类风湿关节炎）。③藏血畸形（糖尿病性神经病变）。④藏血痰饮（多发性神经炎）、藏血痰饮（格林-巴利综合征）。⑤全形畸形（颈椎病、腰椎间盘突出）。⑥藏血血团（脑梗死）、藏血血少（短暂性脑缺血发作）。⑦藏血畸形（腕管综合征）。

病机：①借助心藏的主血脉功能（有效循环血容量减少），影响肝藏的藏血功能（躯体感觉神经元胞体因失水而感觉障碍）。②肝藏藏血功能的固化结构畸形（增生的滑膜导致正中神经在腕关节处受压出现腕管综合征，胫后神经在踝关节处受压出现跗管综合征），影响肝藏的藏血功能。③肝藏藏血功能的固化结构畸形（高级糖基化终产物损伤神经纤维和神经细胞膜），导致肝藏的藏血功能异常（神经功能障碍）。④肝藏藏血功能的固化结构畸形（神经纤维脱髓鞘），导致肝藏的藏血功能异常（神经信号传导障碍）。⑤肝藏藏血功能的固化结构畸形（压迫神经根），导致肝藏的藏血功能异常。⑥肝藏藏血功能的固化结构血少（脑部的运动和感觉中枢缺血），导致肝藏的藏血功能异常。⑦肝藏藏血功能的固化结构畸形（正中神经受压迫），导致肝藏的藏血功能异常（神经信号传导障碍）。

（六十四）下肢麻木（numbness of lower extremities）

下肢麻木指下肢感觉丧失，出现麻木不适，多与神经系统障碍有关。

病因：①主水神少（慢性肾衰竭）。②主血脉畸形（先天性主动脉缩窄）。③主血脉畸形（下肢动脉硬化闭塞症）、主血脉血团（急性动脉栓塞）、主血脉神乱（雷诺综合征）、恶习（长时间保持同一姿势）。④全形畸形（腰椎间盘突出）。⑤藏血痰饮（脊髓炎）、藏血癥积（脊髓肿瘤）。⑥藏血畸形（多发性硬化）。

病机：①肾藏的主水功能异常（尿毒症时胍基琥珀酸增多）和肾藏的藏精功能异常（甲状旁腺激素增多），影响肝藏的藏血功能及其固化结构（神经中的转酮醇酶被抑制，神经脱髓鞘和轴索改变），影响肝藏的藏血功能。②肝藏藏血功能的固化结构血少（体循环近心端缩窄以下血供减少，下肢有效循环血量减少），影响肝藏的藏血功能（躯体神经因缺血缺氧，能量供应不足而出现感觉障碍）。③肝藏藏血功能的固化结构血少（下肢血流减少或中断），影响肝藏的藏血功能（躯体神经因缺血缺氧，能量供应不足而出现感觉障碍）。④肝藏藏血功能的固化结构畸形（压迫 $L_4 \sim L_5$ 或 $L_5 \sim S_1$ 神经根），影响肝藏的藏血功能（神经传导阻滞）。⑤肝藏藏血功能的固化结构畸形（损害脊髓内的神经纤维），影响肝藏的藏血功能（下肢的感觉和运动信号传导障碍）。⑥肝藏藏血功能的固化结构畸形（脊髓和大脑的神经髓鞘损伤），影响肝藏的藏血功能（神经传导阻滞）。

（六十五）运动后暂时性麻木（temporary numbness after exercise）

运动后暂时性麻木又称运动后神经受压性麻木，指运动时交感神经兴奋，皮肤血管收缩，引起暂时缺血、缺氧，导致的手脚麻木，运动停止后缺血缓解，麻木也随之缓解。

病因：①主血脉畸形（闭塞性周围动脉粥样硬化）。②全形畸形（颈椎病、腰椎间盘突出）。

病机：①一方面，直接导致肝藏藏血功能的固化结构血少（周围皮肤供血不足）；另一方面，借助肝藏的藏血功能（运动时交感神经兴奋，使皮肤血管收缩），导致肝藏藏血功能的固化结构血少（周围皮肤供血不足），影响肝藏的藏血功能（皮肤感觉感受器兴奋性降低）。②肝藏藏血功能的固化结构畸形（神经根受压迫，运动时加重），影响肝藏的藏血功能。

（六十六）对声敏感（misophonia）、对光敏感（photophobia）

对声敏感（misophonia）是对某些特定的声音（如咀嚼声、敲击声、呼吸声）表现出强烈的不适感、烦躁、愤怒甚至恐慌。对光敏感（photophobia）是对光线的强度或亮度有超乎寻常的不适反应，包括眼睛疼痛、流泪、头痛和视物模糊。

病因：①藏血内湿（tay-Sachs病）。②环境（长时间处于高分贝或低光照环境中）、藏血痰饮（角膜炎、虹膜炎、中耳炎）、藏神神乱（焦虑症、抑郁症）、药毒（四环素类抗生素、抗抑郁药、高血压药）。

病机：①表现为肝藏藏血功能的固化结构内湿（GM2神经节苷脂在神经元细胞中大量积聚至毒性水平），影响肝藏的藏血功能［累及枕叶（视觉）、颞叶（听觉）］。②影响肝藏的藏血功能（听觉或视觉阈值降低）。

（六十七）皮肤瘙痒（pruritus）

皮肤瘙痒是指皮肤上如蚂蚁爬行，常引起搔抓欲望的不适感。

病因：①全形瘀积（淋巴瘤）。②钙盈（高钙血症）。③糖盈（高血糖）。④运化瘀积（胆管癌）、运化痰饮（原发性胆汁性胆管炎、IgG4相关硬化性胆管炎）。⑤散精畸形（药物性肝病）。⑥藏神神乱（神经性表皮剥脱、神经性皮炎）、药毒（服用阿片类药物）。⑦藏血神乱（臂桡侧瘙痒症、感觉异常性背痛和带状疱疹后神经痛）。⑧主水神少（尿毒症）。⑨藏精神亢（甲状腺功能亢进症）。⑩全形痰饮［特应性皮炎、荨麻疹、接触性皮炎、虫咬皮炎、皮肤干燥症、丘疹鳞屑性疾病（银屑病、扁平苔藓、毛发红糠疹）、皮肤感染（股癣、足癣、头癣、糠秕孢子菌性毛囊炎）和寄生虫感染］。⑪全形瘀积（真性红细胞增多症）。

病机：①肾藏的全形功能异常（患者免疫力低下，对外源性的致敏原过度敏感），导致肾藏全形功能的固化结构痰饮（过敏性皮炎），影响肝藏的藏血功能（皮肤感觉神经末梢受到刺激）。②肾藏全形功能的固化结构内湿

（血清钙浓度升高皮肤发生迁徙性钙化），影响肝藏的藏血功能（痒觉感受器兴奋）。③肾藏全形功能的固化结构内湿［晚期糖基化终末产物（advanced glycation end products，AGE，包括戊糖素、羧甲基赖氨酸、羧乙基赖氨酸、交联素等）存积于皮肤］，影响肝藏的藏血功能（触 – 压觉感受器或痒觉感受器兴奋）。④脾藏的运化功能异常（胆汁排泄不畅导致淤积），借助脾藏的散精功能（胆汁反流入血，随血液循环流至全身），导致肾藏全形功能的固化结构内湿（胆汁酸盐淤积皮下），影响肝藏的藏血功能（刺激末梢神经）。⑤脾藏的运化功能异常（肝细胞对胆汁酸的摄入、运载和排泄功能减弱，随着胆汁酸排入毛细胆管量减少，Na^+移入量随之减少，不能形成正常的渗透压梯度，使水不能很好地进入毛细胆管，致使驱动胆汁流动作用减弱，胆汁淤积，胆管扩张，压力升高），借助脾藏的散精功能（胆汁反流入血，随血液循环流至全身），导致肾藏全形功能的固化结构内湿（胆汁酸盐淤积皮下），影响肝藏的藏血功能（刺激末梢神经）。⑥表现为心藏的藏神功能异常（无意识地强迫自己用指甲、木片、铁丝或其他物器，去扣、挖、刮、抓皮肤）。⑦表现为肝藏的藏血功能异常（躯体感觉神经功能障碍引起感觉失常）。⑧肝藏的藏血功能异常（毒素蓄积、钙磷代谢紊乱，刺激周围神经末梢）。⑨肝藏的藏血功能异常（交感神经兴奋），借助肾藏的气化功能（皮肤干燥），影响肝藏的藏血功能（触 – 压觉感受器或痒觉感受器兴奋）。⑩影响肝藏的藏血功能（触 – 压觉感受器或痒觉感受器兴奋）。⑪影响肝藏的藏血功能（血浆中尿酸、胆红素或其他代谢产物增加，刺激皮肤神经末梢）。

（六十八）静息痛（rest pain）

静息痛是血管外科常见症状，是指肢体在休息、静止状态时持续存在的疼痛，夜间可更加明显，常提示肢体动、静脉病变及缺血的程度加重。根据发生部位可分为静脉性静息痛和动脉性静息痛，其中静脉性静息痛为严重淤血而出现的肢体持续性胀痛，伴有静脉回流的其他表现如肢体肿胀和浅静脉曲张等；动脉性静息痛常由急性病变引起，疼痛急骤而持续。

病因：主血脉畸形（闭塞性周围动脉粥样硬化、糖尿病性血管病、深静脉血栓形成）、主血脉痰饮（血栓闭塞性脉管炎）。

病机：心藏主血脉功能的固化结构血少、氧亏、内湿（肢体供血动脉狭窄闭塞，远端血液回流障碍，处于缺血缺氧状态，乳酸等代谢产物堆积），影响肝藏的藏血功能（化学痛觉感受器兴奋，信号传到大脑皮质）。

（六十九）感觉倒错所致疼痛（pain caused by paraesthesia）

感觉倒错是指对外界刺激产生与正常人不同性质或相反性质的异常感觉。感觉倒错所致疼痛表现为非疼痛刺激引起的肢体灼烧样、针刺样或电击样疼痛。

病因：藏血畸形（吉兰－巴雷综合征、多发性硬化）、藏血痰饮（带状疱疹后遗神经痛）。

病机：影响肝藏的藏血功能［细纤维（即 A–δ 纤维和 C 纤维，为痛、痒、温度觉传入纤维）受到刺激后异常放电，而同时粗纤维（即 A–β 类，为触压觉传入纤维，在传入冲动的同时抑制痛觉传入）不能抑制痛觉传入］。

（七十）肌肉挛痛（muscle cramps）

肌肉挛痛是指一种短暂、突发性的、自发性或运动诱发的肌肉痉挛和疼痛。

病因：①水亏（低渗性失水）。②钙亏（低钙血症）、镁亏（低镁血症）。

病机：①肝藏的藏血功能异常（阈电位降低，神经肌肉接头终板膜上的烟碱型受体兴奋性增加，且可对一个刺激发生重复反应，产生持续性电活动），影响脾藏的主肌肉功能（骨骼肌持续收缩）。②肝藏的藏血功能异常（神经肌肉接头兴奋性增加），影响脾藏的主肌肉功能（骨骼肌持续收缩）。

（七十一）眶内疼痛（intraorbital pain）

眶内疼痛是指眶内痛觉敏感组织如动脉、静脉窦、脑膜、第 V 脑神经感觉支、第 Ⅵ 脑神经感觉支、颈神经受到牵引、直接压迫或出现移位、炎症引起的疼痛。

病因：藏血痰饮（视神经脊髓炎、眶蜂窝织炎、眼睑炎、结膜炎、角膜炎）、主气痰饮（鼻旁窦炎症）、外伤（眼眶挫伤、骨折）、异物（眼眶异物侵入）、藏血癥积（眼眶肿瘤）、藏血神乱（青光眼）。

病机：影响肝藏的藏血功能（炎症介质、异物、肿瘤、升高的眼压刺激眼部痛觉感受器，冲动传入大脑皮质的感觉中枢）。

（七十二）枕神经痛（occipital neuralgia）

枕神经痛是指枕大神经、枕小神经和耳大神经（分布于后枕部）分布范围内的神经痛。

病因： 藏血神乱（单神经病及神经痛）、恶习（不良的睡眠姿势）、全形畸形（颈椎病、颈椎骨质增生、颈椎间盘突出、颈椎管狭窄、颈椎结核、寰枕部畸形）、全形痰饮（类风湿脊柱炎）。

病机： 表现为肝藏的藏血功能异常（枕神经受损，痛觉感受器兴奋，刺激经脊髓丘脑束到丘脑再传至大脑皮层）。

（七十三）颈肩部疼痛（neck and shoulder pain）、莱尔米特征（Lhermitte's sign）

颈肩部疼痛、莱尔米特征指被动屈颈时会诱导出现刺痛感或闪电样感觉，从颈部放射至背部甚至到大腿前部，因屈颈时脊髓局部的牵拉力和压力升高使脱髓鞘的脊髓颈段后索受激惹所致。

病因： ①藏血畸形（放射性脊髓病）、藏血癥积（脊髓肿瘤）。②藏血畸形（多发性硬化）。③全形畸形（颈椎间盘突出、颈椎退行性变、颈椎骨刺形成）、全形癥积（颈部或颈椎肿瘤）、恶习（长期不良姿势）。

病机： ①肝藏藏血功能的固化结构畸形（颈段脊髓背柱有髓神经感觉轴突损伤），影响肝藏的藏血功能（被动屈颈时痛觉感受器兴奋，信号传到中枢）。②影响肝藏的藏血功能（屈颈时脊髓局部的牵拉力和压力升高，脱髓鞘的脊髓颈段后索受激惹）。③影响肝藏的藏血功能（颈部神经根受压迫，神经根的外膜痛觉感受器兴奋，信号传到中枢）。

（七十四）偏身痛（hemiplegic pain）

偏身痛是指自觉身体的一侧出现疼痛不适的症状。

病因： 藏血痰饮（副肿瘤性脑脊髓炎）、藏血血团（心源性脑栓塞）、藏血恶血（丘脑出血）、藏血癥积（脑内或脊髓）、藏血畸形（多发性硬化症）。

病机： 表现为肝藏藏血功能的固化结构畸形（脊髓丘脑侧束受损），影响肝藏的藏血功能。

（七十五）臂丛神经痛（brachial plexus neuralgia）

臂丛神经痛是指臂丛（由 $C_5 \sim T_1$ 脊神经的前支组成）受损时产生的肩部及上肢疼痛、肌无力及萎缩综合征。

病因： 藏血神乱（单神经病及神经痛）、外寒（长时间暴露于寒冷环境）、全形痰饮（带状疱疹病毒感染）、全形畸形（颈椎间盘突出、颈椎骨刺）、主气癥积（肺沟瘤）、全形癥积（颈部肿瘤）、外伤（锁骨或肩胛骨的骨折）。

病机： 表现为肝藏的藏血功能异常（臂丛神经受损，痛觉感受器兴奋，信号经脊髓丘脑束到丘脑再传至大脑皮层）。

（七十六）肋间神经痛（intercostal neuralgia）

肋间神经痛是指肋间神经支配区内的疼痛，疼痛常位于一个或几个肋间，常呈持续性，时有阵发性加剧，呼吸、咳嗽、打喷嚏等可加重疼痛。

病因： 藏血神乱（单神经病及神经痛）、全形畸形（胸椎间盘突出）、外伤（胸椎骨折、肋骨骨折）、藏血癥积（脊椎或脊髓肿瘤）、全形痰饮（胸椎结核、强直性脊柱炎、带状疱疹）、主气痰饮（胸膜炎、肺炎）、主气水壅（胸腔积液）。

病机： 表现为肝藏的藏血功能异常（肋间神经受损出现疼痛）。

（七十七）躯体神经性腹痛（somatic neuromuscular abdominal pain）

腹痛是指肋骨以下至腹股沟以上部分的疼痛。①根据病程分为急性腹痛、慢性腹痛（病程＞6个月）。②根据机制分为内脏性腹痛（周期性，钝痛，不受体位变动影响）、躯体性腹痛（疼痛剧烈、尖锐，疼痛部位确切）、感应性腹痛（多为锐痛，程度较剧烈；定位较明确，常在一侧腹部；局部可有肌紧张或皮肤痛觉过敏）、心理性腹痛。③根据部位分为右上腹、中上腹、左上腹、脐周、右下腹、中下腹、左下腹、弥漫性或部位不固定腹痛。躯体神经性腹痛是指躯体神经受累引发的腹部疼痛。

病因： 外伤（腹壁挫伤）、全形痰饮（腹壁带状疱疹）。

病机： 影响肝藏的藏血功能（刺激腹壁伤害性感受器，信号经传入神经传入大脑皮质）。

（七十八）腰胀（lumbar distension）

腰胀即腰部感到膨胀不适。

病因： ①过劳（剧烈运动、不当姿势或重物提举）、外寒（寒冷环境）。②主水结石（肾结石）、主水痰饮（肾盂肾炎）、运化神乱（胃肠胀气、便秘或腹泻）、殊态（月经期间）、生育畸形（卵巢囊肿、子宫肌瘤）、结石（肾输尿管结石）。③藏血神乱（坐骨神经痛）、藏血畸形（腰部椎间盘突出、腰椎管狭窄或其他脊柱问题）。

病机：①脾藏主肌肉功能的固化结构畸形（腰部肌肉或韧带受伤），影响肝藏的藏血功能（躯体感觉神经兴奋）。②肝藏的藏血功能异常（内脏感觉神经兴奋），影响肝藏的藏血功能（躯体感觉神经兴奋）。③影响肝藏的藏血功能（腰部躯体感觉神经兴奋）。

（七十九）股神经痛（femoral neuralgia）

股神经痛是指股神经分布区（腹股沟、大腿前面、膝关节内侧及小腿内踝部）的疼痛。

病因：①藏血神乱（单神经病及神经痛）。②全形畸形（椎间盘突出、腰椎骨质增生）、外伤（刀伤、枪伤、切割伤）、主肌肉血壅（腰大肌血肿）、生育癥积（盆腔肿瘤）、恶习（长时间保持一个姿势）、气化畸形（肥胖）、失术（股动脉手术、髋部手术）。

病机：①表现为肝藏的藏血功能异常（股神经径路及分布区域疼痛）。②肝藏藏血功能的固化结构畸形（股神经损伤），影响肝藏的藏血功能。

（八十）坐骨神经痛（sciatica）

坐骨神经痛是指沿坐骨神经通路及其分布区的疼痛。

病因：①藏血神乱（单神经病及神经痛）。②全形畸形（腰椎间盘突出、腰骶椎先天性畸形、脊腰椎黄韧带肥厚）、藏血痰饮（腰椎增生性脊柱炎）。

病机：①表现为肝藏的藏血功能异常（坐骨神经径路及分布区域疼痛）。②肝藏藏血功能的固化结构畸形（压迫神经根），影响肝藏的藏血功能。

（八十一）股外侧皮神经炎（lateral femoral cutaneous neuritis）

股外侧皮神经炎又称股外侧皮神经卡压综合征，是指股外侧皮神经（由$L_{2\sim3}$神经后支组成）在其行走过程中穿过髂腹股沟部位受到周围组织病变的卡压而引起的大腿前外侧皮肤感觉异常，表现为大腿前外侧下 2/3 部位的麻木感、刺痛感、蚁行感、沉重感、烧灼或发凉感、皮肤感觉过敏，行走及站立时加剧。多见于 20 ～ 50 岁男性，肥胖者发生率高。多为一侧受累，少数双侧发病。

病因：①全形畸形（脊椎畸形、肥大性脊椎炎、脊椎裂、腰椎骶化、椎间盘突出）、恶习（紧身衣物、裤带过紧）、殊态（妊娠期间增大的子宫）、生育癥积（盆腔肿瘤）。②恶习（长期的乙醇中毒）。③气化神乱（糖尿病）。

病机：①肝藏藏血功能的固化结构畸形（股外侧皮神经受到压迫），影响肝藏的藏血功能（神经传导受阻，引发感觉异常）。②肝藏藏血功能的固化结构畸形（导致神经毒性，破坏神经结构），影响肝藏的藏血功能。③肝藏藏血功能的固化结构畸形（糖基化终产物引起神经纤维的退行性变和髓鞘脱失），影响肝藏的藏血功能。

（八十二）肢端疼痛（acral pain）

肢端疼痛指四肢末端即双手和双足出现疼痛。

病因：①藏血畸形（法布里病）。②主血脉血壅（红斑性肢痛症）。③主血脉痰饮（血栓闭塞性脉管炎）。

病机：①表现为肝藏藏血功能的固化结构内湿（神经酰胺三己糖苷存积四肢末端），影响肝藏的藏血功能（兴奋躯体神经系统的痛觉感受器，痛觉信号经神经传入大脑皮质的感觉中枢）。②心藏主血脉功能的固化结构血壅（肢端小动脉异常扩张，血流量增加，局部充血），影响肝藏的藏血功能（兴奋邻近痛觉感受器，痛觉信号经神经传入大脑皮质的感觉中枢）。③心藏主血脉功能的固化结构血少（血管壁炎症导致血栓形成，血流减少），导致肝藏藏血功能的固化结构瘀血、内湿（引起组织缺氧，细胞转向无氧代谢，产生乳酸，存积四肢末端），影响肝藏的藏血功能（兴奋躯体神经系统的痛觉感受器，痛觉信号经神经传入大脑皮质的感觉中枢）。

（八十三）头痛（headache）

头痛是指眉弓、耳轮上缘和枕外隆突连线以上部位的疼痛。①根据起病方式分为急性起病的头痛，常见于蛛网膜下腔出血和其他脑血管疾病、脑膜炎或脑炎；亚急性起病的头痛，常见于颞动脉炎、颅内肿瘤；慢性起病的头痛，常见于偏头痛、紧张型头痛、丛集性头痛、药物依赖性头痛。②根据发生病因分为原发性头痛（the primary headaches），包括偏头痛、紧张型头痛、丛集性头痛等；继发性头痛（the secondary headaches），包括头颈部外伤、颅颈部血管性因素、颅内非血管性疾病、感染、药物戒断、精神性因素等多种原因所致的头痛。

病因：①酸盈（代谢性酸中毒、呼吸性酸中毒）。②主气癥积（鼻咽癌）。③主气痰饮（病毒性肺炎、肺炎衣原体肺炎）。④主气神乱（阻塞性睡眠呼吸暂停低通气综合征）。⑤生育神乱（绝经综合征）。⑥生育神乱（经前期综合征）。⑦主水畸形（常染色体显性遗传多囊肾病）。⑧瘕聚（急性白血病）。⑨藏血畸形（颅底凹陷症、小脑扁桃体下疝畸形、脑底异常血管网病）、藏血恶血（硬膜下血肿、颅内血肿）。⑩藏血内湿（克－雅病）。⑪藏血癥积（垂体腺瘤等颅内肿瘤、脑内转移瘤、脑结核瘤、颅骨肿瘤）。⑫藏血出血（蛛网膜下腔出血）。⑬藏血血团（颅内静脉窦及脑静脉血栓形成）。⑭藏血痰饮（神经精神狼疮）。⑮藏血痰饮（病毒性脑膜炎、单纯疱疹病毒性脑膜炎、新型隐球菌脑膜炎、神经莱姆病、结核性脑膜炎、神经梅毒、艾滋病所致神经系统障碍）。⑯藏血痰饮（脑型肺吸虫病、脑型血吸虫病、神经系统钩端螺旋体病）。⑰藏血痰饮（脑棘球蚴病）。⑱藏血水壅（先天性脑积水）。⑲藏血神乱（广泛性焦虑障碍、神经衰弱）。⑳主血脉畸形（肺源性心脏病）。㉑主血脉畸形（先天性主动脉缩窄）、主血脉神少（心力衰竭）、血虚（贫血）、杂毒（一氧化碳中毒）。㉒主血脉痰饮（大动脉炎）。㉓主血脉神亢（原发性高血压）。㉔全形畸形（颈椎病）。㉕恶习（乙醇中毒）。㉖恶习（长时间保持同一姿势工作）。

病机：①瘀血（体液中的氢离子增多，与缓冲对中的碳酸氢根结合生成碳酸，碳酸不稳定分解为水与二氧化碳，血中的二氧化碳增多，导致二氧化碳分压升高），影响肝藏的藏血功能（二氧化碳可直接扩张脑血管，同时使毛细血管壁通透性增高，引起血管源性脑水肿，颅内压升高，刺激痛觉感受器）。②肝藏藏血功能的固化结构畸形（肿瘤刺激三叉神经第一支末梢神经，或破坏颅底在颅内蔓延，累及脑神经），影响肝藏的藏血功能（兴奋痛觉感受器）。③影响肝藏的藏血功能（炎症介质兴奋颅内痛觉感受器）。④瘀血（氧气摄入减少，血氧分压下降，二氧化碳分压上升），影响肝藏的藏血功能（脑血管扩张，脑血流量增加，脑循环流体静力压升高，液体外漏，脑细胞、脑间质水肿，颅内压升高，刺激痛觉感受器）。⑤肾藏的藏精功能异常（雌激素水平波动），影响肝藏的藏血功能（引起内脏神经递质波动，小动脉充血，兴奋颅内痛觉感受器）。⑥肝藏的藏血功能异常（黄体后期类阿片肽浓度异常降低，调控胆碱能神经及来自内脏神经和肾上腺髓质的儿茶酚胺，头部小动脉充血，兴奋痛觉感受器）。⑦心藏的主血脉功能异常（血压升高），导致肝藏藏血功能的固化结构痰饮、畸形（诱导血管壁炎症反应，引发颅内动脉瘤形成），影响肝藏的藏血功能（动脉瘤破裂，刺激三叉神经及其纤维，P物质、降钙素基因相关肽等释放增加，血管扩张，兴奋血管壁上的痛觉感受器）。

⑧肝藏的藏血功能异常（白血病细胞浸润脑脊液，脑脊液循环障碍，引发颅内压升高，或浸润脑实质，兴奋颅内痛觉感受器）。⑨肝藏的藏血功能异常（颅内容积增加引起颅内压升高，兴奋痛觉感受器）。⑩肝藏藏血功能的固化结构畸形（神经细胞死亡，皮质、基底核及脊髓萎缩变性），影响肝藏的藏血功能（兴奋痛觉感受器）。⑪肝藏藏血功能的固化结构畸形（周围脑组织受压），影响肝藏的藏血功能（刺激颅内痛敏结构）。⑫肝藏的藏血功能异常（血液流入蛛网膜下腔，颅内容积增加，颅内压升高，兴奋颅内痛觉感受器）。⑬肝藏的藏血功能异常（静脉回流受阻，脑脊液吸收降低，颅内压增高，兴奋颅内痛觉感受器）。⑭影响肝藏的藏血功能（抗原-抗体复合物损伤血-脑屏障，进入脑脊液，兴奋痛觉感受器）。⑮肝藏的藏血功能异常（炎症分泌物引起颅内压升高，兴奋颅内痛觉感受器）。⑯肝藏的藏血功能异常（虫体所产生的代谢产物或毒素大量沉积，影响脑脊液循环，颅内压升高，刺激颅内痛觉感受器）。⑰肝藏的藏血功能异常（颅内形成巨大囊肿，颅内压升高，兴奋颅内痛觉感受器）。⑱肝藏的藏血功能异常（颅内压增高，兴奋颅内痛觉感受器）。⑲肝藏的藏血功能异常（交感神经兴奋，脑血管收缩、痉挛，刺激血管壁上的痛觉感受器）。⑳肺藏的主气功能异常（肺通气、换气功能障碍），瘀血（二氧化碳潴留），导致肝藏的藏血功能异常（兴奋颈动脉体和主动脉体，兴奋传入中枢，引起脑血管扩张，脑血流增加，颅内压增高，兴奋颅内痛觉感受器）。㉑肝藏藏血功能的固化结构氧亏（脑组织缺氧），导致肝藏的藏血功能异常［一方面，引起脑血管平滑肌细胞膜的 Ca^{2+} 激活钾通道和 ATP 敏感性钾通道（KATP），钾外流增多，细胞膜超极化，Ca^{2+} 内流减少，血管平滑肌松弛，脑血管扩张，脑血流增加，颅内压增高，兴奋颅内痛觉感受器；另一方面，产生大量的乳酸、腺苷、PGI2 等代谢产物，脑血管扩张，颅内压增高，兴奋颅内痛觉感受器］。㉒肝藏的藏血功能异常（颈动脉、椎动脉狭窄和闭塞，脑组织供血、供氧不足，脑组织 ATP 迅速减少，依赖 ATP 供能的离子泵功能障碍，细胞内高 Na^+、高 Ca^{2+} 等，促使脑细胞水肿，颅内压升高，硬脑膜受到挤压和牵张，兴奋痛觉感受器）。㉓肝藏的藏血功能异常（交感缩血管神经纤维兴奋，头颈部血管痉挛、扩张，刺激血管壁痛觉神经末梢）。㉔肝藏的藏血功能异常（压迫椎动脉，导致基底动脉供血、供氧不足，代谢产物积聚，刺激痛觉感受器）。㉕影响肝藏的藏血功能（乙醛和其他有毒代谢产物刺激痛觉感受器）。㉖借助脾藏的主肌肉功能（肌肉长时间保持紧张状态），导致肝藏的藏血功能异常（局部血液循环受限，肌肉缺血缺氧，代

谢产物积累，刺激痛觉感受器）。

（八十四）偏头痛（migraine）

偏头痛指头痛开始表现为一侧眶上、眶后或额颞部位的钝痛，强度增长时具有搏动性质，而后持续为一种剧烈的固定痛，并扩展至整个半侧头部甚至上颈部。常伴有面色苍白，恶心呕吐，畏声畏光，害怕闻到特殊气味，活动后加重，头痛通常为一整天，睡眠后消失。一般在青春期发病，多有家族史。多因劳累、情绪、经期等诱发。三分之一的偏头痛患者均有发作先兆，表现为短暂的视觉、感觉、语言或肢体障碍。

病因：①藏血畸形（桥本脑病）。②主血脉畸形（卵圆孔未闭）。③生育神乱（经前期综合征）。④藏血神乱（睡眠不足、睡眠质量不佳）、藏神神乱（情绪波动、紧张和压力）、恶习（过度喝红酒、咖啡）。

病机：①肝藏的藏血功能异常（P物质、降钙素基因相关肽和其他神经肽释放增加，作用于邻近脑血管壁，引起血管扩张）；或肝藏藏血功能的固化结构痰饮（血管通透性增加，血浆蛋白渗出，产生无菌性炎症），影响肝藏的藏血功能（刺激位于血管外表面的神经纤维末梢，信号传至大脑皮质）。②借助心藏的主血脉功能（卵圆孔未闭时右向左分流），导致肝藏的藏血功能异常［导致血管活性物质（5–羟色胺）不经肺循环代谢（由单胺氧化酶清除），而直接经未闭合的卵圆孔进入体循环，5–羟色胺作用于邻近脑血管壁，脑血管扩张；使血管通透性增加，血浆蛋白渗出，产生无菌性炎症，刺激位于血管的痛觉感受器，冲动传入大脑皮质］。③肝藏的藏血功能异常（黄体后期类阿片肽浓度异常降低，调控胆碱能神经及来自内脏神经和肾上腺髓质的儿茶酚胺，头部小动脉充血，兴奋痛觉感受器）。④肝藏的藏血功能异常（脑部血管异常扩张或收缩，牵拉血管周围的神经末梢）。

（八十五）头胀（fullness in head）

头胀指自觉头部胀满甚至疼痛。

病因：①主血脉神亢（高血压）、藏血畸形（脑动脉硬化）。②恶习（长期低头看手机、玩电脑或伏案工作）。③藏血水壅（脑水肿）、藏血癥积（脑肿瘤）。

病机：①肝藏的藏血功能异常（脑血管扩张或血流不畅，代谢产物存积，交感神经兴奋）。②借助脾藏的主肌肉功能（头颈部肌肉紧张），影响肝藏的藏血功能（大脑供血不足，代谢产物存积，兴奋内脏神经）。③肝藏的藏血功能异常（颅内压增高，脑组织受到压迫，脑血管受到牵拉，刺激颅内的痛觉感受器，导致疼痛信号传递至大脑）。

（八十六）头蒙（head covering）

头蒙指头部感觉昏沉、不清醒，仿佛被什么东西包裹住。

病因： 恶习（长期熬夜）、藏血神乱（失眠、多梦）、过劳（长时间工作、用脑过度）、环境（环境缺氧）、药毒（降压药、抗心律失常药）、血虚（贫血）、全形畸形（颈椎病）、糖亏（低血糖）、藏血血团（脑梗死）、主血脉神少（低血压）。

病机： 肝藏的藏血功能异常（大脑供血或供氧不足，代谢产物存积，交感神经兴奋）。

（八十七）头晕（dizziness）

头晕即平衡障碍，是指由小脑、视觉系统、前庭系统、本体感觉或神经肌肉异常引起的头部或周围环境旋转、站立和行走不稳、摇晃、飘忽不定的感觉。

病因： ①藏血血少（短暂性脑缺血发作）、全形畸形（颈椎病）、主血脉神乱（心律失常）、主血脉神少（低血压、心力衰竭）、主血脉畸形（心肌梗死、动脉粥样硬化）、水亏（长时间未饮水或大量出汗、腹泻、呕吐等导致体液流失）、血虚（贫血）、糖亏（低血糖）、藏血癥积（脑肿瘤）。②藏血痰饮（前庭神经炎、迷路炎）、藏血神乱（梅尼埃病、近视、老花、眼压异常、耳石症、前庭性偏头痛）。③藏血痰饮（脑炎、脑膜炎）。

病机： ①影响肝藏的藏血功能（小脑缺血、缺氧或缺乏能量供应，维持躯体平衡、控制姿势与步态能力下降，调节肌张力与协调随意运动的准确性下降）。②表现为肝藏的藏血功能异常（影响平衡觉）。③肝藏藏血功能的固化结构水壅、畸形（炎症介质影响脑血管的通透性，导致脑水肿和颅内压升高，压迫小脑和脑干），影响肝藏的藏血功能（维持躯体平衡、控制姿势与步态能力下降，调节肌张力与协调随意运动的准确性下降）。

（八十八）头摇（head shake）

头摇是指头部不自主的、持续或间歇性的晃动或颤抖。

病因：藏血内湿（帕金森病）、藏血畸形（多系统萎缩、小脑萎缩、小脑梗死、亨廷顿病）、藏血神亢（肌张力障碍）、药毒（抗精神病药、抗抑郁药或抗组胺药）。

病机：肝藏的藏血功能异常（肌肉控制失调，从而出现头部或其他部位的颤抖）。

（八十九）头沉（head heavy）

头沉指头部感觉沉重、发闷。

病因：①全形畸形（颈椎病）、主血脉神乱（心律失常）、主血脉神少（低血压、心力衰竭）、主血脉畸形（心肌梗死、动脉粥样硬化）、水亏（长时间未饮水或大量出汗、腹泻、呕吐等导致体液流失）、主血脉神亢（高血压）。②血虚（贫血）、环境（环境缺氧）、主气神乱（睡眠呼吸暂停低通气综合征）、藏血神乱（睡眠不足或质量差）。

病机：①肝藏的藏血功能异常（大脑供血不足，代谢产物存积）。②肝藏的藏血功能异常（大脑缺氧，乳酸存积）。

（九十）目痒（itchy eyes）

目痒即眼部瘙痒，表现为眼睛内部或眼睑边缘有强烈的抓挠感。

病因：①藏血痰饮（细菌性结膜炎、病毒性结膜炎、过敏性结膜炎、鳞屑性睑缘炎、溃疡性睑缘炎、眦部睑缘炎）。②异物［异物（灰尘、睫毛）、化妆品残留、接触镜］。

病机：①肝藏的藏血功能异常（炎症介质刺激三叉神经）。②肝藏的藏血功能异常（直接刺激眼部组织）。

（九十一）流泪（lacrimation）

流泪即泪液排出较多。短暂的悲伤、高兴、焦虑、抑郁状态触发自主神经反射，引发流泪属生理现象。

病因：①藏血痰饮（结膜炎、角膜炎、睑缘炎、巩膜炎、过敏性结膜炎）、药毒（血管活性药物、抗组胺药、某些降压药）。②藏血畸形（泪小管、泪囊或鼻泪管因炎症、外伤、手术后瘢痕形成，先天畸形，异物，肿瘤等原因导致相关结构狭窄或完全闭塞）。③藏血神乱（眼睑松弛、眼肌疾病或神经支配异常）。④外伤（角膜损伤）、藏血畸形（倒睫、睑缘炎、睑外翻、睑内翻）。⑤藏神神乱（悲伤、喜悦、愤怒）。⑥异物（风、烟雾、尘埃、洋葱挥发物等）、环境（温度骤变）、药毒（抗抑郁药、降压药或激素类药物等）。⑦藏血神少（面神经麻痹）。

病机：①肝藏的藏血功能异常（刺激泪腺过度分泌泪液）。②影响肝藏的藏血功能（泪液无法正常排出，积聚在泪囊或溢出眼外）。③影响肝藏的藏血功能（正常情况下，眼睑的开闭运动有助推动泪液通过泪道系统。眼睑松弛、眼肌疾病或神经支配异常减弱这一"泵"的作用）。④影响肝藏的藏血功能（直接刺激角膜上的三叉神经末梢，引发保护性流泪反应）。⑤影响肝藏的藏血功能（大脑边缘系统被激活，通过自主神经系统刺激泪腺）。⑥影响肝藏的藏血功能（刺激泪腺反射性地增加泪液分泌，以冲洗掉刺激物并保护眼睛）。⑦影响肝藏的藏血功能（面神经受损，导致眼睑闭合不全，角膜干燥，刺激泪腺产生更多的泪液，以试图保护角膜）。

（九十二）眼干（dry eyes）

眼干又称眼干燥症（dry eye disease，DED），是指泪液分泌不足，自觉眼部干涩的症状，分为生理性眼干，见于天气干燥或用眼过度；病理性眼干，见于过敏性结膜炎、睑缘炎、感染性结膜炎、眼干燥症。

病因：①全形痰饮（干燥综合征、类风湿关节炎、系统性红斑狼疮）、气化神乱（糖尿病）、藏精病（甲状腺疾病）。②药毒（抗组胺药、镇静剂、抗高血压药、抗抑郁药）、年龄（老年人）、医过（白内障手术、激光近视矫正手术、角膜屈光手术）。③恶习（长时间近距离用眼：如使用电子设备、阅读、驾驶等，减少瞬目次数，延长泪液暴露于空气中的时间，加速蒸发）、外燥（低湿度、空调房间、风速较大的环境）、藏血畸形（眼睑缺损、眼睑闭合不全、睑裂过大）。④藏血神乱（睑板腺功能障碍）、藏血痰饮（睑缘炎、眼类天疱疮）。⑤藏血神少（面神经麻痹）。⑥藏血神少（路易体痴呆）。⑦藏血神乱（家族性自主神经功能失调症）。

病机：①肝藏的藏血功能异常（影响泪腺和唾液腺，导致泪液分泌显著减少）。②肝藏的藏血功能异常（泪液分泌减少）。③肝藏的藏血功能异常（泪液蒸发过多）。④肝藏的藏血功能异常（睑板腺分泌的脂质减少或质量异常；睑板腺脂质排泄受阻，泪膜稳定性降低，泪液蒸发；免疫系统攻击泪膜，泪膜稳定性降低）。⑤肝藏的藏血功能异常（面神经受损，导致眼睑闭合不全，眼球暴露，泪液蒸发）。⑥表现为肝藏的藏血功能异常（副交感神经受抑制，泪腺分泌泪液减少）。⑦表现为肝藏的藏血功能异常（出现副交感神经去神经表现，泪腺分泌功能障碍）。

（九十三）眵多（much eye discharge）

眵多指出现在眼角或眼睑内侧的黄色、白色或黄绿色黏稠分泌物增多。

病因：①藏血痰饮（睑缘炎、细菌性结膜炎、过敏性结膜炎、流行性角结膜炎、睑腺炎）、藏血畸形（倒睫）、过劳（长时间看电脑、手机或阅读，眼睛过度疲劳）、异物（风沙、烟尘）。②藏血畸形（泪点或泪小管的阻塞）。

病机：①肝藏的藏血功能异常（睑板腺分泌过多）。②肝藏的藏血功能异常（眼泪不能正常排出，导致溢出至眼睛表面，混合眼睑分泌物形成眵多）。

（九十四）眼眶发黑（orbital blackening）

眼眶发黑俗称黑眼圈，指眼眶周围皮肤呈暗青色或黑色。

病因：①过劳（长时间熬夜、疲劳、睡眠不足）、生育神乱（月经不调）、藏血畸形（眼周静脉曲张）。②气候（过度日晒）。③恶习（眼妆产品清洁不彻底）。④年龄（衰老）。

病机：①影响肝藏的藏血功能（眼部血液循环减缓，血液在眼周微血管中滞留，血红蛋白的铁元素氧化后变成绿色，透过眼周皮肤呈现为暗青色或黑色）。②影响肝藏的藏血功能（紫外线下促进黑色素生成，导致眼周皮肤色素沉着）。③影响肝藏的藏血功能（残留物质堵塞毛孔，影响皮肤新陈代谢，引起色素沉着）。④影响肝藏的藏血功能（眼周皮肤变薄，皮下脂肪减少，使血管和色素更加明显，形成黑眼圈）。

（九十五）眼球固定（eyeball fixation）

眼球固定指动眼、滑车或外展神经损伤引起的眼球无自主运动和反射动作。

病因：①主气癥积（鼻咽癌）。②藏血神少（眼外肌麻痹、重症肌无力）。③藏血癥积（眼眶炎症假瘤）。

病机：①影响肝藏的藏血功能（动眼神经损害，眼球不能运动）。②影响肝藏的藏血功能（眼外肌受损，眼球不能运动）。③肝藏藏血功能的固化结构畸形（压迫眼外肌或神经），影响肝藏的藏血功能（眼球运动受限）。

（九十六）垂直性凝视麻痹（vertical gaze paralysis）

上丘是控制眼球垂直同向运动的皮质下中枢，上丘的上半司眼球的向上运动，上丘的下半司眼球的向下运动。垂直性凝视麻痹是指双眼不能同时向上或向下运动。上丘上半受损时，双眼向上同向运动不能，称帕里诺综合征（parinaud syndrome），常见于松果体区肿瘤。上丘上半部分刺激性病变可出现发作性双眼转向上方，称动眼危象。上丘下半部分损害时，可引起两眼向下同向注视障碍。

病因：①藏血血少（大动脉粥样硬化型脑梗死）、藏血血团（心源性脑栓塞）。②藏血畸形（脑肿瘤）。

病机：①肝藏藏血功能的固化结构血少（大脑后动脉起始段的脚间支闭塞，中脑顶盖缺血受损），导致肝藏的藏血功能异常（支配眼外肌的躯体神经功能障碍），影响脾藏的主肌肉功能（眼外肌不能协调运动）。②肝藏藏血功能的固化结构畸形（顶盖前区、上丘和中脑导水管周围灰质受损），导致肝藏的藏血功能异常（支配眼外肌的躯体神经功能障碍），影响脾藏的主肌肉功能（眼外肌不能协调运动）。

（九十七）眼外肌麻痹（Ballet's disease）

眼外肌麻痹是由于眼外肌本身或其支配的神经受到损害而发生的器质性病变，表现为复视及眼球运动障碍。根据损害部位分为：①周围性/核下性眼肌麻痹，动眼、滑车、外展神经受损。②核性眼肌麻痹，脑干病变致动眼、滑车、外展神经核受损。③核间性眼肌麻痹，脑干的内侧纵束受损。④核上性眼肌麻痹，侧视中枢、垂直注视中枢受损。

病因：①藏血畸形（同心圆性硬化）。②藏血畸形（线粒体脑肌病）。③藏血神少（重症肌无力）。

病机：①肝藏藏血功能的固化结构畸形（大脑白质脱髓鞘），影响肝藏的藏血功能（特殊躯体感觉信号不能正常传导，眼球运动障碍）。②肝藏的藏血功能异常（动眼神经受损，上睑提肌肌紧张降低）。③肝藏的藏血功能异常（神经肌肉接头处的信号传递障碍）。

（九十八）眼震（nystagmus）

眼震即眼球震颤，是指不自主而有节律性的眼球往返运动。①根据发生原因分类：生理性眼震，是指正常人在生理性情况下产生的眼震；诱发性眼震，是指给予前庭器官一定的物理刺激（头位改变旋转或外耳道的温度刺激）所产生的眼震；自发性眼震又称自发注视眼球震颤，是指不加任何刺激而自然出现的无外界因素出现的眼震，包括随意、跟随、探索三种运动发生障碍时出现的眼球震颤。②根据病损部位分为周围性眼震和中枢性眼震。③根据眼震方向类：水平眼震，指眼球左右来回运动；垂直性眼震，是指眼球上下、往返运动；旋转性眼震（顺时针向、逆时针向），是指眼球沿其前后轴作反复旋转运动。④根据眼震形态分类：摆动性眼震，是指眼球在两方向上来回动作的速度、幅度相等；冲动性眼震（跳动性），是指眼球来回动作在某一个方向上快，而在另一个方向上慢，即有快、慢之分；混合性眼震，是指前视时为摆动性眼震，侧视时为冲动性眼震；不规则性眼震，是指方向、运动速度、幅度都不规律。⑤根据眼震幅度分为细小（眼球偏移在 5° 以内，幅度在 1mm 以内）、中等（眼球偏移 5 ～ 15°，幅度在 1 ～ 3mm 之间）、粗大幅度（眼球偏移 15° 以上，幅度在 3mm 以上）。⑥根据眼震频率分为慢速（10 ～ 40 次 / 分）、中速（40 ～ 100 次 / 分）、快速（＞ 100 次 / 分）。⑦根据眼震强度分类：Ⅰ度，是指向前正视无眼震，侧视时侧视角达 60° ～ 70° 时产生的眼震；Ⅱ度，是指向前正视无眼震，侧视时侧视角达 45° ～ 60° 时产生的眼震；Ⅲ度，是指向前正视即有眼震。⑧根据眼震持续时间分为一过性（顿挫性）眼震，是指持续时间短，仅数十秒内的眼震；持续性眼震，是指持续时间在 1 分钟以上的眼震。

病因：①藏血畸形（颅底凹陷症；亚急性小脑变性；异染性脑白质营养不良；大动脉粥样硬化型脑梗死）。②藏血痰饮（副肿瘤性脑脊髓炎）。③藏血血团（心源性脑栓塞）。④藏血畸形（异染性脑白质营养不良）。⑤藏血畸形（同心圆性硬化）。⑥藏血畸形（桥本脑病）。⑦藏血痰饮（中耳炎、迷路炎）、藏血神乱（梅尼埃病、耳石症）。⑧藏血畸形（先天性眼球畸形、先天性白内障、先天性黄斑发育不良、白化病、视网膜色素变性、黄斑变性）、藏血神乱［严重屈光不正（高度近视、远视或散光）］。

病机：①肝藏藏血功能的固化结构畸形（压迫损伤小脑组织），导致肝藏的藏血功能异常（平衡感觉传导通路异常，眼球运动障碍）；表现为肝藏藏血功能的固化结构畸形（前庭系统受到刺激破坏），导致肝藏的藏血功能异常（平衡丧失，各眼外肌之间共济运动失调，眼球运动障碍）；表现为肝藏藏血功能的固化结构畸形（中枢神经系统脱髓鞘），导致肝藏的藏血功能异常（特殊躯体感觉信号不能正常传导，眼球运动障碍）；表现为肝藏藏血功能的固化结构血少［脑内大动脉血管血栓栓塞或低灌注造成供血的脑组织缺血坏死，前庭神经核损害，影响肝藏的藏血功能（眼球运动障碍）］。②肝藏藏血功能的固化结构痰饮（淋巴细胞浸润脑组织，前庭神经核损害），导致肝藏的藏血功能异常（眼球运动障碍）。③表现为肝藏藏血功能的固化结构畸形（小脑后下动脉或椎动脉供应延髓外侧的分支动脉闭塞，前庭神经核损害），导致肝藏的藏血功能异常（眼球运动障碍）。④表现为肝藏的藏血功能异常（特殊躯体感觉和运动信号不能正常传导）。⑤肝藏藏血功能的固化结构畸形（大脑白质脱髓鞘），影响肝藏的藏血功能（特殊躯体感觉信号不能正常传导，眼球运动障碍）。⑥表现为肝藏的藏血功能异常［脑组织受损（脑干、小脑）或眼球运动神经（动眼、滑车、展神经）受损，眼外肌协调运动障碍］。⑦肝藏的藏血功能异常［前庭系统受损，前庭眼反射（头部移动时，前庭感受器向大脑发送信号，大脑随后指令眼球向相反的方向移动，从而保持视觉目标在视网膜上的相对稳定）调控功能障碍，大脑接收到的头部运动信息与实际的头部运动不符，造成眼球运动不协调］。⑧肝藏的藏血功能异常（视觉输入中断或异常，导致眼球运动控制系统试图通过不断调整眼球位置来寻找或保持最佳的视觉刺激）。

（九十九）上睑下垂（blepharoptosis）

上睑下垂指上睑不能完全提起，以致遮盖部分或全部瞳孔而影响视力。主要特点为上眼睑部分或全部下垂，严重者可遮盖瞳孔、影响视力，患者为使眼睑上提，经常紧缩额肌，日久致额部皮肤横纹粗深、眉毛高竖、眼裂宽度超过正常范围。若双睑下垂则患者经常仰首视物形成特殊的昂头姿态。根据病因分为先天性上睑下垂，有遗传性，可以是显性遗传或是隐性遗传，主要由提上睑肌或动眼神经核发育不全所致；后天性上睑下垂，分为麻痹性上睑下垂、交感神经性上睑下垂、外伤性上睑下垂、癔症性上睑下垂、重症肌无力性上睑下垂、假性上睑下垂。麻痹性上睑下垂为动眼神经麻痹引起，常与其他受动眼神经支配的眼肌麻痹合并发生。交感神经性上睑下垂系睑板肌（受交感神经支配）麻痹面引起，上睑下垂的程度较轻，同时还可有瞳孔缩小（各反射仍存在）、眼球稍内陷、同侧面部及颈部出汗障碍，皮肤温度升高等症状，即所谓霍纳综合征。外伤性上睑下垂由外伤或手术损伤所致，有外伤或手术病史。癔症性上睑下垂多突然发病，发作时双眼上睑同时下垂，可伴发管状视野、畏光及弱视等。一旦症状消失，又恢复正常。重症肌无力性上睑下垂是一种自身免疫性疾病，由人体免疫系统攻击乙酰胆碱受体所致。假性上睑下垂又分为机械性上睑下垂、老年性上睑下垂、痉挛性上睑下垂。机械性上睑下垂可由眼睑的肿瘤、炎症、严重沙眼、淀粉样变性等，使眼睑变得肿胀肥厚所致。老年性上睑下垂由提上睑肌与睑板上缘筋膜和皮肤联系松弛所致。痉挛性上睑下垂乃眼睑轮匝肌痉挛引起。

病因：①藏血畸形（多发性脑神经损害）。②主气癥积（鼻咽癌）。③藏血血团（心源性脑栓塞）、藏血血少（短暂性脑缺血发作）、藏血畸形（大动脉粥样硬化型脑梗死、多系统萎缩）、主血脉畸形（主动脉夹层、上腔静脉阻塞综合征）、主气癥积（肺癌）。④藏血神少（进行性眼外肌麻痹伴线粒体DNA缺失1）。⑤藏血神少（重症肌无力）。⑥藏血畸形（提上睑肌发育不全）。⑦外伤（眼部外伤）、医过（眼内手术）。⑧年龄（年龄增长）。

病机：①肝藏的藏血功能异常（动眼神经受损，上睑提肌肌紧张降低）。②影响肝藏的藏血功能（动眼神经损害，眼睑下垂）。③肝藏的藏血功能异常（颈部交感神经受压），影响肝藏的藏血功能（米勒肌肌弛缓和麻痹）。④表现为肝藏的藏血功能异常（上睑提肌能量供应不足，收缩无力）。⑤表现为肝藏的藏血功能异常（神经－肌肉接头功能障碍，神经冲动传导异常，眼睑提肌收缩无力）。⑥表现为肝藏的藏血功能异常（眼睑不能完全抬起）。⑦肝藏藏血功能的固化结构畸形（提上睑肌的腱膜损伤），影响肝藏的藏血功能。⑧肝藏藏血功能的固化结构畸形（提上睑肌的腱膜逐渐松弛或拉长），影响肝藏的藏血功能。

（一百）目瞤（blepharospasm）

目瞤即眼睑痉挛，是指眼轮匝肌部分纤维的不自主、频繁、重复抽搐，表现为单侧或双侧眼睑的快速开闭。

条件：过劳（疲劳、用眼过度、睡眠不足）、藏神神乱（情绪紧张）、偏食（咖啡因摄入过多）。

病因：①藏血畸形（桥本脑病）。②藏血神亢（梅热综合征）。

病机：①肝藏的藏血功能异常（面神经分支支配眼睑肌肉。面神经受损），影响脾藏的主肌肉功能（闭睑肌和开睑肌的协调功能失调）。②影响脾藏的主肌肉功能（眼肌肌张力障碍，闭睑肌和开睑肌的协调功能失调）。

（一百零一）眼动脉交叉瘫（ophthalmic artery cross-leggy）

眼动脉交叉瘫是指同侧颈内动脉栓子堵塞同侧眼动脉和同侧前循环血管，引起同侧眼的黑蒙/短暂单眼盲和对侧肢体瘫痪。

病因：藏血血少（短暂性脑缺血发作）。

病机：表现为肝藏藏血功能的固化结构血少［眼分支、皮质支、深穿支缺血，使其供血区（眼部、内囊、中央前回）缺血］，影响肝藏的藏血功能（视力异常、对侧肢体感觉障碍）和脾藏的主肌肉功能（对侧肢体偏瘫）。

（一百零二）复视（diplopia）

复视是指两眼视一物时产生两个影像的症状。

病因：①藏血神乱（脑动脉盗血综合征）。②藏血畸形（多发性脑神经损害）。③藏血畸形（多发性硬化）。④藏血痰饮（结核性脑膜炎）。⑤主气癥积（鼻咽癌）、全形癥积（淋巴瘤）。⑥藏精癥积（垂体瘤）。⑦藏血血少（短暂性脑缺血发作）。⑧藏血畸形（角膜异常、晶体位置改变、晶体混浊、角膜瘢痕）。⑨外伤（眼眶骨折）。⑩藏血畸形（糖尿病性神经病变）。

病机：①肝藏藏血功能的固化结构血少（椎基底动脉供血不足，中脑、脑桥内展神经核、动眼神经核、滑车神经核缺血），影响肝藏的藏血功能（动眼神经、展神经、滑车神经损害，眼球运动障碍，使双眼同一物像无法落在双眼视网膜的对应点上）。②肝藏的藏血功能异常（动眼神经、滑车神经、展神经受损，眼肌受损，眼球运动障碍，使双眼同一物像无法落在双眼视网膜的对应点上）。③肝藏的藏血功能异常（特殊躯体感觉信号传导障碍，眼球运动障碍，使双眼同一物像无法落在双眼视网膜的对应点上）。④肝藏藏血功能的固化结构痰饮（结核杆菌经血播散后在软脑膜下种植，形成结核结节，结节破溃后大量结核菌进入蛛网膜下腔，诱发炎症反应，损伤动眼神经、外展神经、滑车神经），影响肝藏的藏血功能（眼肌受损，眼球运动障碍，使双眼同一物像无法落在双眼视网膜的对应点上）。⑤肝藏藏血功能的固化结构畸形（肿瘤侵犯脑神经），影响肝藏的藏血功能（眼肌功能障碍，使双眼同一物像无法落在双眼视网膜的对应点上）。⑥肝藏藏血功能的固化结构畸形（肿瘤向蝶鞍两侧扩展压迫海绵窦），影响肝藏的藏血功能（损害位于其内的眼球运动神经，眼肌功能障碍，使双眼同一物像无法落在双眼视网膜的对应点上）。⑦肝藏藏血功能的固化结构血少（椎基底动脉短暂性缺血发作，中脑、脑桥内展神经核、动眼神经核、滑车神经核缺血），影响肝藏的藏血功能（动眼神经、展神经、滑车神经损害，眼肌功能障碍，使双眼同一物像无法落在双眼视网膜的对应点上）。⑧影响肝藏的藏血功能（光线不能准确聚焦在视网膜的单一位置上，而是分散在多个点，导致视网膜上的影像分裂，形成复视）。⑨影响肝藏的藏血功能（压迫或嵌顿眼外肌，导致眼外肌无法正常收缩或放松，影响眼球的正常运动）。⑩肝藏藏血功能的固化结构畸形［控制眼外肌的脑神经（第三、第四和第六对脑神经）受损］，影响肝藏的藏血功能（导致眼肌麻痹或功能失调，从而影响眼球的正常运动，产生复视）。

（一百零三）斜视（squint）

斜视是指两眼不能同时注视同一目标，而仅能用一眼注视，另一眼的视轴表现不同程度的偏斜。①根据斜视的性质分为共同性斜视、麻痹性斜视和特殊类型斜视。共同性斜视指眼位偏斜不能被融合功能所遏制，眼球运动无障碍，各种方向注视时斜视程度（斜视角）保持恒定者；麻痹性斜视指因眼外肌麻痹引起的斜视，双眼注视各方向时所表现的斜视角不同；特殊类型斜视见于眼球后退综合征、分离性垂直偏斜（DVD）、眼外肌纤维化等，病因尚未完全清楚。②根据眼位偏斜的方向分为内斜视、外斜视和垂直斜视。③根据斜视出现频率分为隐斜视、间歇性斜视、显斜视。

病因：①藏血神少（脑性瘫痪）。②藏血畸形（桥本脑病）。③藏血畸形（异染性脑白质营养不良）。④藏血畸形（中高度的远视）。⑤藏血神少（一只眼睛的视力显著下降）。

病机：①肝藏的藏血功能异常（支配眼球辐辏和外展功能的眼肌神经活动不平衡）。②表现为肝藏的藏血功能异常［脑组织受损（脑干、小脑）或眼球运动神经（动眼、滑车、展神经）受损，眼外肌协调运动障碍］。③表现为肝藏的藏血功能异常（特殊躯体感觉和运动信号不能正常传导）。④表现为肝藏的藏血功能异常（调节力强的个体在试图聚焦近距离物体时会过度会聚，导致内斜视）。⑤表现为肝藏的藏血功能异常（大脑抑制视力差的眼睛的视觉输入，以减少双眼视觉冲突，导致该眼偏斜）。

（一百零四）双眼向病灶侧凝视（gaze with both eyes to the side of the lesion）、双眼向病灶对侧凝视（binocular gaze to the opposite side of the focus）

双眼向病灶侧凝视是指额中回后部 8 区的破坏性损伤（如脑出血/脑梗

死）引发的双眼注视方向向着病变区域一侧，即患侧肢体一侧。相反地，脑桥病变或额中回后部 8 区的刺激性损伤（如癫痫）引发的双眼注视方向向着病变区域相反的一侧，即健侧肢体一侧。

侧视中枢（lateral gaze center）是指支配双眼向同一侧注视的中枢神经，分为：①脑桥侧视中枢，位于外展神经核附近的脑桥旁中线网状结构（又称副外展神经核），发出的纤维一方面行至同侧外展神经核，另一方面经内侧纵束行至对侧的动眼神经内直肌核，支配同侧外直肌和对侧内直肌同时收缩，使双眼向同侧注视（脑桥侧视中枢病变，可使双眼向病灶对侧凝视）。②皮质侧视中枢，位于额中回后部 8 区，一方面发出的纤维行至对侧的展神经核，另一方面经内侧纵束行至同侧的动眼神经内直肌核，支配对侧外直肌和同侧内直肌同时收缩，使双眼向病灶对侧凝视；皮质侧视中枢出现破坏性损伤（脑出血 / 脑梗死）时，双眼向同侧凝视，出现刺激性损伤（癫痫）时，双眼向对侧凝视。

病因：①藏血畸形（大动脉粥样硬化型脑梗死）。②藏血恶血（脑出血）。③藏血神亢（癫痫）。

病机：①肝藏藏血功能的固化结构血少（大脑中动脉闭塞，额中回后部缺血坏死），影响肝藏的藏血功能（眼外肌功能障碍，表现为双眼向病灶侧凝视）；肝藏藏血功能的固化结构血少（基底动脉旁中央支闭塞，脑桥侧视中枢及内侧纵束缺血受损），影响肝藏的藏血功能（眼外肌功能障碍，表现为双眼向病灶对侧凝视）。②肝藏藏血功能的固化结构畸形（皮质脑干束受损），影响肝藏的藏血功能（眼外肌功能障碍，表现为双眼向病灶侧凝视）。③影响肝藏的藏血功能（病灶侧大脑半球神经元高频放电，抑制了病灶侧大脑半球控制眼球水平运动的神经元，导致对侧大脑半球的侧视中枢相对活跃，表现为双眼向病灶对侧凝视）。

（一百零五）黑蒙（amaurosis）

黑蒙指感觉无光亮，可为一过性或永久性。按导致黑蒙的原因可分为病理性的黑蒙、功能性的黑蒙和先天性疾病引起的黑蒙。其中，功能性的黑蒙指长时间下蹲或卧床突然起身时，由于体位性低血压使大脑供血不足、眼部血管供血不足而出现一过性黑蒙。

病因：①主血脉畸形（扩张型心肌病）。②主血脉神乱（窦性心律失常）。③藏血血少（短暂性脑缺血发作）、藏血畸形（大动脉粥样硬化型脑梗死）、藏血血团（心源性脑栓塞）。④藏血痰饮（虹膜炎、葡萄膜炎）。⑤藏血血团（视网膜中央动脉阻塞）。⑥主血脉神少（直立性低血压、严重低血压）。⑦糖亏（低血糖）。

病机：①肝藏藏血功能的固化结构血少（颈内动脉的主干或眼支缺血，视网膜或视神经供血不足），影响肝藏的藏血功能。②心藏的主血脉功能异常（窦性停搏，心排血量骤降），导致肝藏藏血功能的固化结构血少（使颈内动脉的主干供血区缺血或眼支供血区缺血，视网膜或视神经供血不足），影响肝藏的藏血功能。③肝藏藏血功能的固化结构血少（颈内动脉眼支闭塞，视网膜动脉、眼部缺血），影响肝藏的藏血功能。④影响肝藏的藏血功能（局部炎症反应影响视觉通路）。⑤肝藏藏血功能的固化结构血少（视网膜缺血），影响肝藏的藏血功能。⑥肝藏藏血功能的固化结构血少（大脑供血不足、眼部血管供血不足），影响肝藏的藏血功能。⑦影响肝藏的藏血功能（大脑和视网膜细胞能量供应减少）。

（一百零六）夜盲（night blindness）

夜盲指在光线微弱环境下视功能明显障碍。凡视紫红质合成障碍和视杆状细胞外节受累均可造成暗适应障碍，产生夜盲。

病因：①运化痰饮（原发性胆汁性胆管炎）、营亏（维生素 A 缺乏）。②藏血畸形（视网膜色素变性）。③藏血痰饮（脉络膜炎症）。④藏血畸形（眼底黄色斑点症）。

病机：①借助脾藏的运化功能（对脂肪的消化吸收能力减弱，维生素 A 吸收障碍），导致肝藏藏血功能的固化结构畸形（视循环中 11–顺式视黄醛补充不足，视紫红质合成减少），影响肝藏的藏血功能（对弱光敏感度降低）。②表现为肝藏藏血功能的固化结构畸形（感光细胞死亡），影响肝藏的藏血功能。③表现为肝藏藏血功能的固化结构畸形（视网膜下层炎症、水肿，影响视网膜的营养供应和废物清除），影响肝藏的藏血功能（杆状细胞功能障碍）。④表现为肝藏藏血功能的固化结构畸形（视网膜色素上皮损害），影响肝藏的藏血功能（视紫红质的循环利用障碍）。

（一百零七）目痛（eye pain）

目痛即眼部疼痛，是指眼球及附属器（眼睑、结膜、角膜、巩膜、虹膜、睫状体、晶状体、玻璃体、视网膜、眼外肌、眼眶等）发生病变或受到刺激时产生的疼痛感。

病因：①藏血痰饮（睑腺炎、睑缘炎、结膜炎、角膜炎、急性泪腺炎、眼眶蜂窝织炎、眼肌炎）、外伤（眼部外伤）。②藏血畸形（倒睫、结膜结石）、异物（尘埃、砂粒、睫毛）。③藏血畸形（青光眼）。④藏血畸形（角膜溃疡、角膜穿孔、角膜新生血管）、藏血癥积（眼眶肿瘤）。

病机：①影响肝藏的藏血功能（炎症介质刺激眼部痛觉神经）。②影响肝藏的藏血功能（刺激角膜或结膜导致疼痛）。③影响肝藏的藏血功能（眼压升高损伤视神经）。④影响肝藏的藏血功能（压迫神经）。

（一百零八）目酸（visual fatigue）

目酸又称视觉疲劳，指长时间用眼不当出现的视物模糊、眼胀、干涩、流泪、眼眶酸痛。

病因：①过劳（长时间的近距离用眼，如阅读、看电脑或手机屏幕）。②环境（不适宜的光线条件，如过强或过弱的光线、闪烁的光源或不良的反光；不良的用眼环境，如不合适的桌椅高度、屏幕位置不当）。③过劳（长时间进行精细的视觉工作，如识别小字体或复杂图像）。④藏血神乱 [未矫正的屈光不正（如近视、远视、散光）或双眼视功能问题（如斜视、集合不足）]。⑤藏血神乱（眼干燥症）。

病机：①影响肝藏的藏血功能（调节晶状体厚度的睫状肌及控制眼球转动的眼外肌长时间处于紧张状态，导致疲劳）。②影响肝藏的藏血功能（强光导致瞳孔持续收缩，引起虹膜括约肌疲劳；弱光则需要眼睛更努力地调节以适应低照度环境，增加了睫状肌的工作量，引发视疲劳；眼肌采取不自然的姿态，引发视觉疲劳）。③影响肝藏的藏血功能（大脑的视觉处理中心长时间处于高度活跃状态，导致神经疲劳。这种疲劳不仅限于眼部，还会出现头疼、注意力难以集中）。④影响肝藏的藏血功能（迫使眼睛维持清晰视觉，显著增加眼睛的负担，加速疲劳的产生）。⑤影响肝藏的藏血功能（泪液分泌不足或质量不佳，导致眼睛表面缺乏足够的润滑，引起眼酸）。

（一百零九）目昏（blurred vision）

目昏即视物模糊，指视物模糊不清，包括急性突发性和渐进性视物模糊。前者包括一过性黑蒙、急性闭角型青光眼、视网膜中央动脉阻塞等，后者包括屈光不正、白内障等。

病因：①运化痰饮（贝赫切特综合征）。②藏精神少（甲状腺功能减退症）。③藏血血少（短暂性脑缺血发作）。④藏血痰饮（神经精神狼疮）。⑤主血脉痰饮（结节性多动脉炎）。⑥主血脉神亢（原发性高血压）。⑦糖盈（高血糖）。⑧藏血神乱［未矫正的屈光不正（如近视、远视、散光）］。⑨藏血畸形（白内障）。⑩藏血畸形（青光眼）。

病机：①表现为肝藏藏血功能的固化结构痰饮、畸形（视网膜血管炎症细胞浸润，视网膜动脉狭窄或闭塞，视网膜分支动脉肿胀或结节，形成梭形动脉瘤，邻近视网膜可有水肿、渗出、棉絮斑和出血，视盘水肿、视网膜静脉充血扩张），影响肝藏的藏血功能。②借助肾藏的藏精功能［血液中甲状腺激素（TH）的减少，使其相应靶腺器官功能减退，反馈性刺激下丘脑分泌促甲状腺激素（TSH）］，导致肾藏藏精功能的固化结构畸形［久而久之，腺垂体 TSH 细胞增大，导致脑垂体的病理性增生］，导致肝藏藏血功能的固化结构畸形（压迫视神经），影响肝藏的藏血功能（视觉传导通路异常）。③肝藏藏血功能的固化结构血少（颈内动脉眼支短暂性缺血发作，导致眼部缺血），影响肝藏的藏血功能（视神经功能障碍）。④导致肝藏藏血功能的固化结构异常（抗原－抗体复合物损伤脉络膜），影响肝藏的藏血功能（视觉传导障碍）。⑤肝藏藏血功能的固化结构畸形（视网膜动脉狭窄或闭塞，视网膜分支动脉肿胀或结节，形成梭形动脉瘤，邻近视网膜可有水肿、渗出、棉絮斑和出血，视盘水肿、视网膜静脉充血扩张），影响肝藏的藏血功能；肾藏主水功能的固化结构血少（肾中、小动脉炎症细胞浸润，肾动脉狭窄，肾脏缺血），借助肾藏的藏精功能（刺激肾素分泌，激活肾素－血管紧张素－醛固酮系统）和心藏的主血脉功能（水钠潴留、有效循环血容量增加，细小动脉收缩，血压增高），导致肝藏藏血功能的固化结构畸形（高压性脉络膜视网膜病变），影响肝藏的藏血功能。⑥肝藏藏血功能的固化结构畸形（视网膜血管壁变厚，血管狭窄，血液循环受阻，导致视网膜静脉阻塞、视网膜动脉硬化、缺血性视神经病变），影响肝藏的藏血功能。⑦肝藏藏血功能的固化结构畸形（高血糖使血浆晶体渗透压升高，晶状体和眼房水的渗透压改变，当房水渗透压低于晶状体渗透压时，房水就进入晶状体内，使晶状体变凸），影响肝藏的藏血功能（屈光度增加）；肝藏藏血功能的固化结构畸形（高血糖使视网膜微血管发生病变，损害毛细血管，血管的通透性增加，新生血管形成，晚期发生视网膜病变），影响肝藏的藏血功能。⑧影响肝藏的藏血功能（光线不能正确聚焦在视网膜上）。⑨肝藏藏血功能的固化结构畸形（晶状体混浊），影响肝藏的藏血功能（阻碍光线正常通过，造成视觉模糊）。⑩肝藏藏血功能的固化结构畸形（眼内压增高，损害视神经），影响肝藏的藏血功能。

（一百一十）羞明（photophobia）

羞明又称畏光，指眼睛对光线（尤其是强光）异常敏感和不适，表现为正常照明或阳光直射时眼睛疼痛、流泪、视力模糊。

病因：①藏血痰饮（结膜炎、角膜炎、虹膜炎）。②藏血神乱（眼干燥症）。③过劳（长时间疲劳用眼）、恶习（过度接触电子产品）、药毒（抗生素、抗抑郁药）。

病机：①影响肝藏的藏血功能（眼睛血管扩张和眼表敏感度增加，对光线产生敏感反应）。②影响肝藏的藏血功能（泪液分泌不足或质量下降，导致眼睛润滑度不够，暴露在光照下时可能会感到不适）。③影响肝藏的藏血功能（眼睛较为敏感）。

（一百一十一）视力下降（poor vision）

视力下降指远视力和（或）近视力降低，有时患者主诉为视物模糊。

病因：①运化痰饮（贝赫切特综合征）。②主气癥积（鼻咽癌）。③藏血水壅（脑积水）。④藏血畸形（异染性脑白质营养不良、莱伯遗传性视神经病变）。⑤藏血癥积（颅内肿瘤）。⑥藏血痰饮（结核性脑膜炎）。⑦藏血痰饮（视神经脊髓炎）、藏血畸形（多发性硬化）。⑧藏血神少（脑性瘫痪）。⑨藏血畸形（弥漫性硬化）。⑩主血脉痰饮（结节性多动脉炎）。⑪主血脉痰饮（大动脉炎）。⑫营亏（叶酸或维生素 B_{12} 缺乏）。⑬藏神神乱（近视、远视、散光）。⑭藏血畸形（白内障）。⑮藏血畸形（青光眼）。⑯藏血畸形（黄斑变性）。⑰藏血血团（视网膜中央动脉栓塞）、藏血畸形（视网膜脱落、糖尿病视网膜病变）。⑱藏血痰饮（角膜炎）。

病机：①表现为肝藏藏血功能的固化结构畸形（一方面，视网膜血管炎症细胞浸润，视网膜动脉狭窄或闭塞，视网膜分支动脉肿胀或结节，形成梭状动脉瘤，邻近视网膜可有水肿、渗出、棉絮斑和出血，视盘水肿、视网膜静脉充血扩张；另一方面，动脉炎伴血压增高时，视网膜动脉痉挛，动静脉交叉征，可致高压性脉络膜视网膜病变，或因缺血发生渗出性视网膜脱离），影响肝藏的藏血功能。②肝藏藏血功能的固化结构畸形（鼻咽癌经颈内动脉管或破裂孔侵犯海绵窦，之后向前由眶上裂到达眼眶），影响肝藏的藏血功能

（视觉传导障碍）。③肝藏藏血功能的固化结构水壅（颅内压增高导致眼底静脉回流受阻，视盘水肿），影响肝藏的藏血功能；肝藏藏血功能的固化结构畸形〔后期脑实质长期受压迫，四叠体（又称中脑顶盖，为视觉反射运动的低级中枢）受到损害〕，影响肝藏的藏血功能。④肝藏藏血功能的固化结构畸形（中枢神经系统脱髓鞘），影响肝藏的藏血功能。⑤肝藏藏血功能的固化结构畸形（颅内肿瘤细胞增生，脑脊液循环障碍，颅内高压形成，压迫视盘，视盘肿胀隆起），影响肝藏的藏血功能。⑥肝藏藏血功能的固化结构畸形（颅底炎症渗出物刺激、粘连、压迫动眼神经、外展神经、滑车神经），影响肝藏的藏血功能。⑦肝藏藏血功能的固化结构畸形（少突胶质细胞的损伤以及髓鞘脱失），影响肝藏的藏血功能（视神经传导障碍）。⑧肝藏藏血功能的固化结构畸形（视觉中枢和视神经损伤），影响肝藏的藏血功能。⑨表现为肝藏藏血功能的固化结构畸形（颅内压升高，压迫视神经），影响肝藏的藏血功能。⑩肝藏藏血功能的固化结构畸形（视网膜动脉狭窄或闭塞，视网膜分支动脉肿胀或结节，形成梭状动脉瘤，邻近视网膜可有水肿、渗出、棉絮斑和出血，视盘水肿、视网膜静脉充血扩张），影响肝藏的藏血功能。⑪表现为肝藏藏血功能的固化结构血少（锁骨下动脉闭塞，由于虹吸作用，引起患侧椎动脉中的血流逆行，进入患侧锁骨下动脉的远心端，导致椎基底动脉缺血），影响肝藏的藏血功能（视力障碍）。⑫肾藏的全形功能异常〔甲硫氨酸的合成受阻，由甲硫氨酸激活形成的S–腺苷甲硫氨酸（SAM，是大脑内甲基的重要供体）减少〕，导致肝藏藏血功能的固化结构畸形（神经髓鞘合成障碍、神经细胞甲基化反应受损），影响肝藏的藏血功能。⑬影响肝藏的藏血功能（屈光不正）。⑭肝藏藏血功能的固化结构畸形（晶状体蛋白质变性，导致晶状体变浑浊），影响肝藏的藏血功能（阻碍光线通过）。⑮肝藏藏血功能的固化结构畸形（眼内压增高，损害视神经），影响肝藏的藏血功能。⑯肝藏藏血功能的固化结构畸形（黄斑区域的细胞退化），影响肝藏的藏血功能（中心视力下降）。⑰肝藏藏血功能的固化结构畸形（视网膜损伤），影响肝藏的藏血功能。⑱肝藏藏血功能的固化结构畸形（角膜水肿和透明度下降），影响肝藏的藏血功能（阻碍光线通过）。

（一百一十二）失明（blindness）

失明指视力严重下降，甚至对光反应消失。

病因： ①全形畸形（戈谢病）。②藏血畸形（脑淀粉样血管病）。③藏血畸形（耳聋肌张力障碍综合征）。④藏精癥积（垂体腺瘤）。⑤藏血痰饮（脑型肺吸虫病）。⑥藏血癥积（颅内肿瘤）。⑦藏血畸形（白内障）。⑧藏血畸形（青光眼）。⑨藏血血团（视网膜中央动脉栓塞）、藏血畸形（视网膜脱落、糖尿病视网膜病变）。⑩藏血痰饮（角膜炎）。⑪外伤（眼外伤）。

病机：①表现为肝藏藏血功能的固化结构畸形（GM2 神经节苷脂在神经元细胞中大量积聚，视网膜神经纤维变性，黄斑区血管脉络暴露），影响肝藏的藏血功能。②肝藏藏血功能的固化结构畸形（淀粉样物质在脑中沉积，损伤视觉中枢），导致肝藏的藏血功能神少。③表现为肝藏藏血功能的固化结构畸形（视神经细胞发生退行性改变），影响肝藏的藏血功能（视神经传导障碍）。④肝藏藏血功能的固化结构畸形（视神经、动眼神经受压），影响肝藏的藏血功能（视野缺损）。⑤肝藏藏血功能的固化结构畸形（虫体及所产生的代谢产物沉积脑组织），影响肝藏的藏血功能（视神经传导通路障碍）。⑥肝藏藏血功能的固化结构畸形（蝶鞍区肿瘤向鞍上发展压迫视交叉），影响肝藏的藏血功能（视神经传导通路障碍，视力减退及视野缺损）。⑦肝藏藏血功能的固化结构畸形（晶状体蛋白质变性，导致晶状体变浑浊），影响肝藏的藏血功能（阻碍光线通过）。⑧肝藏藏血功能的固化结构畸形（眼内压增高，损害视神经），影响肝藏的藏血功能。⑨肝藏藏血功能的固化结构畸形（视网膜损伤），影响肝藏的藏血功能。⑩肝藏藏血功能的固化结构畸形（角膜水肿和透明度下降），影响肝藏的藏血功能（阻碍光线通过）。⑪肝藏藏血功能的固化结构畸形（视网膜、晶状体或视神经的永久性损伤），影响肝藏的藏血功能。

（一百一十三）完全型皮质盲（complete cortical blindness）

完全型皮质盲又称大脑盲，是指大脑枕叶视觉损害导致的双眼视力丧失。

病因：藏血血团（心源性脑栓塞）、藏血恶血（脑出血）、藏血痰饮（脑炎）、藏血畸形（多发性硬化症）、藏血癥积（脑肿瘤）、外伤（严重的头部损伤）、杂毒（一氧化碳中毒、重金属中毒）、药毒（环孢霉素、他克莫司中毒）。

病机：表现为肝藏藏血功能的固化结构畸形（枕叶视觉中枢受损），导致肝藏的藏血功能异常。

（一百一十四）视野缺损（defect of visual field）

视野是指当眼球平直向前注视某一点时所见到的全部空间。视野缺损指视野的某一区域出现视力障碍而其他区域视力正常。根据部位不同视野缺损分为：①双眼侧偏盲：多见于视交叉中部病变，此时，由双眼鼻侧视网膜发出的纤维受损，患者表现为双眼颞侧半视野视力障碍而鼻侧半视力正常，常见于垂体瘤及颅咽管瘤。②双眼对侧同向性偏盲：视束、外侧膝状体、视辐射及视皮质病变均可导致病灶对侧同向性偏盲。此时，由双眼病灶同侧视网膜发出的纤维受损，患者表现为病灶对侧半视野双眼视力障碍而同侧半视力正常。枕叶视皮质受损时，患者视野中心部常保留，称为黄斑回避，其可能原因为黄斑区部分视觉纤维存在双侧投射，以及接受黄斑区纤维投射的视皮质具有大脑前 – 后循环的双重血液供应。③双眼对侧同向上象限盲及双眼对侧同向下象限盲：双眼对侧同向上象限盲主要由颞叶部病变引起，表现为病灶对侧半视野上半部分视力障碍。双眼对侧同向下象限盲主要由顶叶病变引起，表现为病灶对侧半视野下半部分视力障碍，常见于颞、顶叶的肿瘤及血管病等。

　　病因：①藏精神少（甲状腺功能减退症）。②藏血畸形（进行性多灶性白质脑病）。③藏血畸形（进行性多灶性白质脑病、甲状腺功能减退性脑损害、多发性硬化）、藏血瘀积（颅内肿瘤）。④藏血畸形（青光眼）。⑤藏血痰饮（视神经炎）。

　　病机：①肾藏的藏精功能异常（甲状腺激素分泌减少），导致肾藏藏精功能的固化结构畸形（脑垂体肿大），影响肝藏的藏血功能（压迫视神经，视觉传导通路异常）。②肝藏藏血功能的固化结构畸形（视交叉中部、视束、视皮质及外侧膝状体受损），影响肝藏的藏血功能（视觉信号传导异常）。③影响肝藏的藏血功能（视觉信号传导异常）。④表现为肝藏藏血功能的固化结构畸形（眼压升高，压迫视神经），影响肝藏的藏血功能。⑤表现为肝藏藏血功能的固化结构畸形（损害视神经），影响肝藏的藏血功能。

（一百一十五）偏盲（hemianopsia）

　　偏盲属于视觉障碍的一种，指视野一侧缺损，可分为两侧颞侧偏盲、同侧偏盲、水平偏盲、两侧鼻侧偏盲和双重偏盲与皮质性失明。其中水平偏盲指两侧视野全体上象限或全体下象限缺损；两侧鼻侧偏盲指两侧视野之鼻侧缺损。

　　病因：①藏血畸形（弥漫性硬化）。②藏血畸形（线粒体脑肌病）。③藏血血团（心源性脑栓塞）。④藏血瘀积（脑垂体肿瘤、动脉瘤）。

　　病机：①肝藏藏血功能的固化结构水壅（脱髓鞘病变侵犯大脑半球或整个脑叶，血管周围淋巴细胞浸润和巨噬细胞反应，颅内压升高，视神经鞘在视神经眶内段近眼球端包绕视神经形成袖套样盲管；颅内压力被传导至盲管末端产生较高的压强，导致视盘缺血、缺氧，产生双侧或单侧视神经盘水肿），影响肝藏的藏血功能。②影响肝藏的藏血功能。③肝藏藏血功能的固化结构血少、畸形（大脑中动脉闭塞，大脑皮质中央前回、内囊膝部及后肢缺血受损；大脑后动脉主干闭塞，枕叶视皮质及外侧膝状体缺血受损；基底动脉尖端闭塞，中脑、丘脑、小脑上部、颞叶内侧、枕叶缺血受损），影响肝藏的藏血功能。④肝藏藏血功能的固化结构畸形（压迫视交叉），影响肝藏的藏血功能（双颞侧偏盲）。

（一百一十六）对侧同向性上象限盲（contralateral isotropy upper quadrant blindness）

对侧同向性上象限盲是指一个人在对侧上方视野出现的视野缺损，对侧视野的上部四分之一无法感知。其中，"对侧"指与脑皮层损伤相反的一侧，"同向性"指缺损区域与视野中发生的运动方向相同。

病因：①藏血畸形（脑淀粉样血管病）。②藏血癥积（颞叶后部肿瘤）。

病机：①肝藏藏血功能的固化结构畸形（距状裂以下舌回受损），影响肝藏的藏血功能。②肝藏藏血功能的固化结构畸形（视辐射的下部颞叶损伤），影响肝藏的藏血功能。

（一百一十七）对侧同向性下象限盲（contralateral isotropic lower quadrant blindness）

对侧同向性下象限盲是指脑皮层损伤引发的对侧同向下方视野缺损，对侧视野的下部四分之一无法感知。

病因：①藏血畸形（脑淀粉样血管病）。②藏血癥积（顶叶肿瘤）。

病机：①肝藏藏血功能的固化结构畸形（距状裂以上楔回受损），影响肝藏的藏血功能。②肝藏藏血功能的固化结构畸形（视辐射的上部顶叶损伤），影响肝藏的藏血功能。

（一百一十八）单侧难以纠正的视力缺失（unilateral vision loss that is difficult to correct）

单侧难以纠正的视力缺失是指单侧视力高度减退或丧失到无光感的现象。

病因：①全形畸形（结节性硬化症）。②藏血畸形（青光眼）。③藏血血团（脑梗死）、藏血恶血（脑出血）。

　　病机：①表现为肝藏藏血功能的固化结构畸形（纤维软瘤、丛状神经纤维瘤、视神经肿瘤），影响肝藏的藏血功能。②表现为肝藏藏血功能的固化结构畸形（眼压升高，压迫视神经），影响肝藏的藏血功能。③表现为肝藏藏血功能的固化结构畸形（枕叶或视交叉损伤），影响肝藏的藏血功能。

（一百一十九）耳鸣（tinnitus）

　　耳鸣是在缺乏外部声源的情况下，耳内或颅内产生的如潮水声或蝉鸣的异常声响。①根据发病时间可分为急性耳鸣、慢性耳鸣；②根据声音来源，可分为主观性耳鸣和客观性耳鸣，主观性耳鸣即自觉有声音，而客观性耳鸣即通过听诊器可闻及耳鸣；③根据耳鸣与心跳节奏是否有关，可分为搏动性耳鸣及非搏动性耳鸣。

　　病因：①主血脉神乱（心血管神经症）。②藏血内湿（脑淀粉样血管病）、外伤（头部外伤）、藏血癥积（听神经瘤）。③生育神乱（绝经综合征）。④主气癥积（鼻咽癌）。⑤藏血癥积（动脉瘤、颈静脉球体瘤）。⑥环境（长期或急性高强度噪声暴露）、药毒（水杨酸盐、氨基糖苷类抗生素）。

　　病机：①肝藏的藏血功能异常（交感神经功能亢进），导致心藏主血脉功能的固化结构血少（周围阻力小动脉收缩增强），影响肝藏的藏血功能（听觉传导通路受损）。②影响肝藏的藏血功能（听觉传导通路受损）。③肾藏的藏精功能异常（雌激素水平下降），导致肝藏藏血功能的固化结构血少（内耳存在雌激素受体，听觉神经元和突触的功能和数量减少，血管灌注不足），影响肝藏的藏血功能（听觉系统对损伤和缺血的抵抗能力下降，导致听觉神经损害和听觉功能障碍）。④肝藏藏血功能的固化结构畸形（鼻咽癌发生在鼻咽侧壁侧窝或咽鼓管开口上唇时，肿瘤压迫咽鼓管，咽鼓管在鼻咽侧的开口处部分或全部阻塞），影响肝藏的藏血功能（咽鼓管功能障碍，使鼓膜内外两侧的压力失去平衡，影响中耳鼓膜对声波的传导）。⑤影响肝藏的藏血功能（动脉壁异常扩张，导致血流动力学改变，产生搏动性杂音；静脉血流异常）。⑥影响肝藏的藏血功能（损伤耳蜗的毛细胞）。

（一百二十）耳聋（deafness）

　　耳聋是指听觉系统的传音、感音功能异常所致的听觉障碍或听力减退。①按病变性质分为器质性耳聋（听觉系统有器质性变化）、功能性耳聋（听觉系统未发生器质性变化）。②按病变部位分为传音性耳聋（外耳与中耳部位发生病变）、感音神经性聋（内耳耳蜗部位、听神经、大脑听觉中枢发生病变）、混合性耳聋（耳的传音部分和感音部分均有病变）。③按发病时间分为先天性耳聋（妊娠期和产程中由各种因素导致胎儿听觉系统病变或损伤）、后天性耳聋（胎儿出生后听觉系统发生病变和损伤）。④按语言形成和发展的关键期可分为学语前耳聋（4岁前）和学语后耳聋（4岁后）。

病因：①全形痰饮（复发性多软骨炎）。②主水畸形（奥尔波特综合征）。③藏血畸形（聋哑-肌张力障碍-视神经病综合征）、藏血神乱（进行性眼外肌麻痹伴线粒体 DNA 缺失）。④藏血内湿（肾上腺脑白质营养不良）。⑤藏血内湿（脑淀粉样血管病）。⑥藏血瘸积（颅内肿瘤）。⑦藏血畸形（多发性脑神经损害）。⑧藏血神少（脑性瘫痪）。⑨异物（耳垢堵塞）、藏血畸形（外耳道狭窄或闭锁、鼓膜穿孔）。

病机：①表现为肝藏藏血功能的固化结构畸形（或累及外耳，导致外耳道狭窄；或累及中耳，导致中耳炎；或累及咽鼓管，导致咽鼓管狭窄），影响肝藏的藏血功能（外耳道狭窄，限制声波进入耳腔的机会，导致声音减弱或完全无法传输到中耳；中耳炎，炎症刺激中耳黏膜分泌过多的黏液或脓液，积聚在中耳腔内，导致鼓膜振动受到阻碍，从而影响声波的传导和听力；咽鼓管是连接中耳和鼻咽的管道，它的主要作用是平衡中耳和外界的气压。当咽鼓管狭窄时，气压无法通过管道均衡，导致中耳内的气压和外界气压不一致，进而影响到鼓膜和听骨的振动，从而导致听力减退），则见传导性耳聋。②肝藏藏血功能的固化结构畸形（耳蜗的基底膜发育缺陷），影响肝藏的藏血功能（螺旋器的毛细胞、听神经或各级听中枢，对声音的感受与神经冲动的传导发生障碍，导致听力下降），则见感音神经性聋。③肝藏藏血功能的固化结构畸形（神经细胞发生退行性改变），影响肝藏的藏血功能（神经细胞将声音信号转换为神经冲动并传递到大脑的质量降低），则见渐进性耳聋。④肝藏藏血功能的固化结构畸形（脂肪酸在脑内沉积，导致脑白质脱髓鞘），影响肝藏的藏血功能（影响听觉信号的传导）。⑤肝藏藏血功能的固化结构畸形（听觉传导通路受损），影响肝藏的藏血功能。⑥肝藏藏血功能的固化结构畸形（颅后窝肿瘤压迫前庭蜗神经的特殊躯体感觉纤维），影响肝藏的藏血功能。⑦表现为肝藏藏血功能的固化结构畸形（前庭蜗神经受损，耳蜗螺旋器受损），影响肝藏的藏血功能。⑧表现为肝藏藏血功能的固化结构畸形（听觉中枢和听神经损伤），影响肝藏的藏血功能。⑨影响肝藏的藏血功能（声音无法从外耳传达到内耳）。

（一百二十一）耳胀（ear swelling）

耳胀是指耳有胀满、堵塞或压力增大的感觉。

病因： ①异物（耵聍积聚过多、异物进入耳道）、藏血痰饮（外耳道炎、分泌性中耳炎、急性中耳炎）。②主气痰饮（感冒、鼻窦炎、扁桃体炎、慢性鼻炎、过敏性鼻炎）、主气畸形（鼻息肉）、殊态（飞行、潜水或高海拔活动）。

病机： ①影响肝藏的藏血功能（耳道部分或完全阻塞，刺激听神经）。②影响肝藏的藏血功能（影响连接鼻腔与中耳的咽鼓管，中耳与外界压力失衡，刺激听神经）。

（一百二十二）耳痛（otalgia）

耳痛是指耳部的钝痛、刺痛或抽痛。

病因： ①藏血痰饮（外耳道炎、中耳炎、外耳道感染、外耳道疖肿、耳郭软骨膜炎、内耳炎）、外伤（耳部撞击、烧伤）、藏血畸形（鼓膜穿孔）。②殊态（飞行或潜水）。

病机： ①肝藏的藏血功能异常（炎症介质或尖锐物品刺激耳部痛觉感受器）。②肝藏的藏血功能异常（气压快速变化，耳内外压力不平衡刺激耳部痛觉感受器）。

第五章

心藏症状

心藏有藏（音 cáng）神（精神活动）、主血脉（循环）两种功能，能使生命活动智能高效。心藏功能的固化结构和功能态势异常表现的症状称心藏症状，共有 99 个。

第一节　藏神症状

心藏的藏神（精神活动）功能是指精神神经系统产生精神活动的功能。其中，精神神经系统由产生下意识精神活动、有意识精神活动和情绪的中枢神经系统组成。藏神功能的固化结构和功能态势异常表现的症状称藏神症状，共有 65 个。

一、藏神神乱

（一）不寐（insomnia）

不寐即失眠，是指尽管有适当的睡眠机会和睡眠环境，仍然对睡眠时间和（或）质量不满足并影响日间社会功能的一种主观体验，常表现为入睡困难（入睡时间超过 30 分钟）、睡眠维持障碍（整夜觉醒次数 ≥ 2 次、每次 > 5 分钟）、早醒（比常规起床提前半小时）、睡眠质量下降和总睡眠时间减少（通常少于 6 小时）。①根据病程分为急性失眠（病程 < 1 个月）、亚急性失眠（病程 ≥ 1 个月，< 6 个月）和慢性失眠（病程 ≥ 6 个月）。②根据病因分为原发性失眠，包括心理生理性失眠、特发性失眠和主观性失眠 3 类；继发性

失眠，包括由躯体疾病、精神障碍、药物滥用引起的失眠，以及与睡眠呼吸紊乱、睡眠运动障碍相关的失眠。

条件：环境（环境嘈杂、不适光照、过冷过热、空气污浊）；社会（居住拥挤、突然改变睡眠环境、夜班和白班频繁变动、生活和工作中的各种不愉快事件）；过饥（饮食过少）；过饱（饮食过多）；偏食（喝茶、喝咖啡）；恶习（饮酒）；过逸（日间休息过多）；过劳（睡前运动过多）；藏神神乱（过于紧张、焦虑）；人格（强迫的人格特征）；性别（女性激素水平变化）；殊态（性兴奋）。

病因：①运化神少（功能性消化不良）；运化神乱（肠易激综合征）。②主气神乱（阻塞性睡眠呼吸暂停低通气综合征）。③生育神乱（经前期综合征）。④生育神乱（绝经综合征）。⑤藏精神亢（甲状腺功能亢进症）。⑥藏精神亢（糖皮质激素分泌过多，常引发库欣综合征）。⑦藏血痰饮（抗 N- 甲基 -D- 天门冬氨酸受体脑炎、自身免疫性脑炎）。⑧疏泄痰饮（桥本脑病）。⑨主血脉神乱（心血管神经症）。⑩营亏（维生素 B_{12} 缺乏）。⑪药毒（类风湿关节炎长期应用糖皮质激素、兴奋剂、部分抗抑郁药）。

病机：①影响心藏的藏神功能（借助脑 - 肠 - 菌轴，导致脑内 5- 羟色胺、去甲肾上腺素功能活动降低）。②瘀血（低氧血症），影响心藏的藏神功能（睡眠和觉醒有关的脑区神经元活动异常）。③表现为心藏的藏神功能异常（类阿片肽浓度异常降低，影响睡眠）。④肾藏的藏精功能异常（雌激素水平波动），影响心藏的藏神功能（引起内脏神经递质的波动，影响睡眠中枢）。⑤借助肾藏的藏精功能（甲状腺激素分泌过多），影响心藏的藏神功能（甲状腺激素能增加神经细胞膜上 β 肾上腺素受体的数量和亲和力，提高神经细胞对儿茶酚胺的敏感性。下意识神经系统兴奋性增高）。⑥影响心藏的藏神功能（使人处于应激状态，下意识神经系统兴奋性增高）。⑦影响心藏的藏神功能（睡眠和觉醒有关的脑区神经元活动异常）。⑧影响心藏的藏神功能［与觉醒（下丘脑、脑干网状结构、杏仁核等）或睡眠（视前区腹外侧部、脑桥头端被盖外侧区、蓝斑核等）有关的脑区受损］。⑨肝藏的疏泄功能异常（交感神经功能亢进，节前纤维末梢释放乙酰胆碱），借助肾藏的藏精功能（作用于肾上腺髓质嗜铬细胞上的 N 型受体，儿茶酚胺分泌增加），影响心藏的藏神功能（下意识神经系统处于兴奋状态）。⑩肾藏的全形功能异常［甲硫氨酸的合成受阻，由甲硫氨酸激活形成的 S- 腺苷甲硫氨酸（SAM，为大脑内甲基的重要供体）减少］，导致心藏藏神功能的固化结构畸形（神经髓鞘合成障碍、神经细胞甲基化反应受损），影响心藏的藏神功能。⑪影响心藏的藏神功能（兴奋中枢神经系统）。

（二）多梦（dreaminess）

多梦指睡眠过程中出现过多梦境，常导致疲劳感、注意力分散或情绪波动。

病因： ①疏泄神乱（心血管神经症）。②藏神神乱（情绪波动、焦虑、抑郁）。③疏泄内湿（帕金森病）。④疏泄畸形（阿尔茨海默病）。

病机： ①心藏的藏神功能异常（交感神经功能亢进，节前纤维末梢释放乙酰胆碱），借助肾藏的藏精功能（作用于肾上腺髓质嗜铬细胞上的 N 型受体，儿茶酚胺分泌增加），影响心藏的藏神功能（中枢神经系统处于兴奋状态）。②影响心藏的藏神功能 [影响大脑中神经递质（血清素、去甲肾上腺素和多巴胺）平衡，扰乱睡眠结构]。③影响心藏的藏神功能 [多巴胺水平下降，改变快速眼动期（REM）睡眠的周期和特性]。④心藏藏神功能的固化结构畸形（大脑中 β - 淀粉样蛋白积累，形成斑块和神经原纤维缠结，导致大脑萎缩），影响心藏的藏神功能（脑干中的 REM 睡眠调节中心异常，REM 睡眠增加或异常）。

（三）梦游（somnambulism）

梦游即睡行症，主要发生在深度睡眠阶段，尤其是非快速眼动期（NREM）的第三阶段。梦游者会在睡眠中从事各种活动，如穿衣、开门、走动，但显得机械、无目的。梦游者的眼睛通常是睁开的，但目光呆滞，对周围环境缺乏反应。尝试唤醒梦游者时，他们可能会显得迷茫或困惑，有时甚至抗拒，醒来后往往不记得发生过什么。

病因： 胎禀（遗传因素）、过劳（过度疲劳）、疏泄神乱（睡眠质量差、睡前过度兴奋）、藏神神乱（心理压力和情绪紧张）、疏泄畸形（大脑皮质发育不全）。

病机： 影响心藏的藏神功能（边缘系统和脑干保持活跃，负责逻辑思维和记忆的前额叶皮质和海马体则相对不活跃）。

（四）呓语（somniloquy）

呓语指睡眠状态下无意识地发出声音，常表现为说话含糊不清或杂乱无章。

　　病因： 环境（环境的声音或其他刺激）、藏神神乱（压力、焦虑、抑郁）、运化神乱（肠道寄生虫感染、长期便秘）、疏泄神乱（睡眠不足、癫痫、精神分裂症）、药毒（服用影响神经系统的药物）。

　　病机： 心藏的藏神功能异常［在深度睡眠（NREM 睡眠）向浅度睡眠（REM 睡眠）过渡期间，大脑的抑制机制不够彻底，语言中枢部分激活，产生了无意识的言语输出；睡眠时人的意识控制减弱，潜意识思维、梦境内容或日间残留情绪浮现］。

（五）夜惊（night terrors）

　　夜惊指睡眠中突然惊醒、两眼直视、表情紧张、大声喊叫、意识蒙眬，并伴有自主神经系统功能释放现象，如心率加快、呼吸速而深、血压升高、颜面潮红或多汗等，发作历时 1～2 分钟，发作后又复入睡，晨醒后对发作不能回忆。

　　病因： ①年龄（青春期之前）。②藏神神乱（情绪刺激）、环境（噪声、光线、温度过高或过低）、过劳（过度疲劳、剧烈的体力活动）。③藏精神少（甲状旁腺功能减退症）。

　　病机： ①心藏藏神功能的固化结构未健全（儿童时期中枢神经系统的抑制部分，尤其是控制睡眠觉醒的大脑皮质发育不成熟），导致心藏的藏神功能异常（对睡眠期间精神紧张）。②心藏的藏神功能异常（激活负责觉醒和恐惧反应的脑区）。③心藏的藏神功能异常（血清钙降低，神经兴奋性增加，神经紧张）。

（六）嗜睡（hypersomnia）

　　嗜睡指过度的睡眠需求或睡眠时间过长，常见于躯体疾病（如甲状腺功能减退症、贫血）、睡眠障碍类疾病（如发作性睡病、克莱恩－莱文综合征）、精神心理疾病（如抑郁症、分离转换障碍）。

　　病因： ①主气痰饮（病毒性肺炎）。②藏精神少（甲状腺功能减退性脑损害、腺垂体功能减退症）。③疏泄水壅（先天性脑积水）、疏泄痰饮（单纯疱疹病毒性脑炎）。④淫气（成虫或虫卵分泌的代谢产物，常引发脑型血吸虫病）。⑤钙盈（高钙血症）。⑥酸盈（代谢性酸中毒、糖尿病酮症酸中毒）。⑦酸盈（呼吸性酸中毒）、血虚（缺铁性贫血）。⑧疏泄神乱（发作性睡病）。⑨药毒（服用苯二氮䓬类药物）。⑩疏泄神乱（抑郁症、焦虑症）。

病机：①肺藏的主气功能异常（肺通气、换气功能障碍），瘀血（低氧血症），心藏的藏神功能异常（脑细胞缺氧，细胞氧化磷酸化过程减弱，ATP 生成减少，脑组织能量供应不足）。②肾藏的藏精功能异常（甲状腺激素分泌不足），肾藏的气化功能异常（全身代谢减低），心藏的藏神功能异常（神经细胞线粒体氧化过程减慢，减少能量消耗，中枢及交感神经兴奋性减低）。③心藏的藏神功能异常（颅内压增高，影响脑的供血，导致脑的供血减少，出现脑缺氧和缺血，脑细胞代谢紊乱，导致大脑半球功能完整性遭到破坏，网状结构功能损害和脑活动功能减退，大脑皮质不能维持一定的兴奋性）。④心藏的藏神功能异常（引起中枢神经系统中毒或过敏反应）。⑤影响心藏的藏神功能（细胞膜上 Na^+ 内流的抑制作用增强，使阈电位上移，膜电位和阈电位之间的距离加大，脑干的网状上行激活系统兴奋性降低）。⑥影响心藏的藏神功能（一方面，酸中毒时生物氧化酶类活性受抑制，氧化磷酸化过程减弱，三磷酸腺苷生成减少，脑组织能量供应不足；另一方面，pH 值降低时，脑组织内谷氨酸脱羧酶活性增强，使 γ-氨基丁酸增多，抑制中枢神经系统）。⑦瘀血（低氧血症），影响心藏的藏神功能（一方面，酸中毒时生物氧化酶类活性受抑制，氧化磷酸化过程减弱，三磷酸腺苷生成减少，脑组织能量供应不足；另一方面，pH 值降低时，脑组织内谷氨酸脱羧酶活性增强，使 γ-氨基丁酸增多，抑制中枢神经系统）。⑧表现为心藏的藏神功能异常（大脑中催眠肽水平异常，影响睡眠调节，导致白天频繁的短暂睡眠）。⑨心藏的藏神功能异常（γ-氨基丁酸受体活性增强，抑制中枢神经系统）。⑩心藏的藏神功能异常[神经递质失衡：血清素水平低下导致睡眠结构改变，去甲肾上腺素水平下降导致觉醒和警觉性降低]。

（七）拒睡（refuse to sleep）

拒睡指有困意，但不愿意睡觉，常发生于小儿。

病因：①主气痰饮（肺孢子菌肺炎）。②藏神神乱（焦虑、抑郁、压力或恐惧）、环境（噪声、光线、温度或不舒适的睡眠环境）。

病机：①肺藏的主气功能异常（肺功能不足），瘀血（缺氧），借助肝藏的疏泄功能（刺激呼吸中枢），影响肺藏的主气功能（呼吸运动增强），碱盈（CO_2 排出增多，血浆 pH 值增高），影响心藏的藏神功能（γ-氨基丁酸转氨酶活性增强，而谷氨酸脱羧酶活性降低，γ-氨基丁酸分解加强而生成减少，对中枢神经系统抑制作用减弱，出现中枢神经系统兴奋症状）。②影响心藏的藏神功能（让人感到不安，不愿意尝试入睡）。

（八）情绪障碍（emotional disorders）

　　情绪障碍又称情感性精神障碍，是指各种原因引起的显著而持久的情感或心境上的改变，表现为情绪高涨、低落，并伴有相应的认知和行为改变。包括：①抑郁障碍，以持续的悲伤、绝望、失去兴趣或乐趣感、能量下降和自我价值感降低为特征。②双相障碍，以极端的情绪波动为特征，从沮丧和绝望的低谷（抑郁期）到异常兴奋、活跃或易怒的高峰（躁狂期）。③周期性情感障碍，又称循环性情感障碍（cyclothymic disorder），表现为周期性的轻度抑郁和躁狂，但不足以达到重性抑郁障碍或双相障碍的临床诊断标准。④与物质使用相关的情绪障碍，由药物、乙醇或其他物质的使用或戒断引起的情绪症状。

　　病因：①疏泄血少（短暂性脑缺血发作）。②藏血神少（脑性瘫痪）。③社会（重大生活变故，如失业、离婚、亲人去世等）。

　　病机：①肝藏疏泄功能的固化结构血少［大脑前动脉供血区短暂性缺血，额叶眶面（额叶底面中的额叶眶面属于边缘系统一部分）缺血损害］，影响心藏的藏神功能。②影响心藏的藏神功能（情绪神经系统功能受损）。③借助肾藏的藏精功能（皮质醇水平升高），影响心藏的藏神功能（影响神经递质平衡）。

（九）情绪低落（depression）

　　情绪低落指自卑、自责、前途灰暗、悲观绝望、有罪恶感，甚至出现自伤、自杀念头或行为的负性情感增强，表现为表情忧愁、语言低沉、动作减少、唉声叹气。

　　条件：社会（重大生活事件的打击、缺乏社会支持或经历社会孤立）。

　　病因：①藏神神少（躯体感染所致神经认知障碍）。②藏精神少（肾上腺皮质功能减退症）。③藏神神乱（抑郁症）。

　　病机：①心藏藏神功能的固化结构痰饮［感染使脑微血管内皮细胞产生γ－干扰素诱导蛋白10（CXCL10）］，影响心藏的藏神功能（损害海马区或额极的神经元活动）。②钠亏（低钠血症），影响心藏的藏神功能（神经功能受损）。③影响心藏的藏神功能［神经递质（γ－氨基丁酸、5-羟色胺、多巴胺、去甲肾上腺素）释放不平衡，影响情绪］。

（十）情感淡漠（apathy）

情感淡漠指患者对与自己切身利益有密切关系的事物，如生离死别或久别重逢等无动于衷并缺乏内心体验，也无面部表情，遇意外不惊，受捉弄不怒，对亲人冷淡，处于一种无情感状态，常见于精神分裂症或严重的脑器质性精神障碍等。

条件：社会（创伤事件或重大生活变故、缺乏社会联系和情感支持）。

病因：①藏神畸形（大动脉粥样硬化型脑梗死）、藏神血团（心源性脑栓塞）。②藏神畸形（额颞叶痴呆）。③藏精神少（肾上腺皮质功能减退症）。④藏神畸形（脑分水岭梗死）。⑤藏神神乱（精神分裂症、双相情感障碍、抑郁症）、藏神神乱（长期的精神压力）。

病机：①心藏藏神功能的固化结构血少、畸形（大脑前动脉远端闭塞，额极与胼胝体缺血受损），影响心藏的藏神功能。②表现为心藏的藏神功能异常（额叶前部受损）。③借助肾藏的主水功能（肾小管重吸收钠减少），钠亏（低钠血症），影响心藏的藏神功能（钠可以维持神经细胞的兴奋性。神经功能受损）。④影响心藏的藏神功能（顶、枕、颞皮质交界区功能异常）。⑤影响心藏的藏神功能［神经递质（γ-氨基丁酸、5-羟色胺、多巴胺、去甲肾上腺素）释放不平衡，影响情绪］。

（十一）焦虑（anxiety）

焦虑是指一种缺乏明显客观原因的内心不安或无根据的恐惧。预期即将面临不良处境的一种紧张情绪，表现为持续性精神紧张（紧张、担忧、不安全感）或发作性惊恐状态（运动性不安、小动作增多、坐卧不宁或激动哭泣），常伴有自主神经功能失调表现（口干、胸闷、心悸、出冷汗、双手震颤、厌食、便秘等）。

病因：①运化神乱（便秘、肠易激综合征）、运化神少（功能性消化不良）、运化癥积（胰腺癌）。②主气神乱（急性呼吸窘迫综合征、支气管哮喘）。③全形痰饮（类风湿关节炎）。④藏精癥积（嗜铬细胞瘤）。⑤藏精神少（雌激素分泌减少，常引发经前期综合征、绝经综合征）。⑥疏泄内湿（帕金森病）。⑦藏神神乱（暴食障碍）。⑧疏泄神乱（失眠障碍、广泛性焦虑障碍）。⑨主血脉神乱［房室结匿折返性心动过速（房室交界区性心律失常的表现之一）］。⑩主血脉神乱（心血管神经症）。⑪藏精神亢（甲状腺功能亢进）。

病机：①心藏的藏神功能异常（借助脑－肠－菌轴，交感神经兴奋，脑内 5－羟色胺、去甲肾上腺素功能活动降低，头部毛细血管前括约肌收缩，边缘系统供血不足）。②肺藏的主气功能异常（功能残气量和气体交换减少或呼气性呼吸困难），氧亏（体循环血氧下降），影响心藏的藏神功能（中枢神经系统功能紊乱和大脑皮质神经活动失调）。③表现为肾藏的全形功能异常（患者关节肿痛、功能受损），影响心藏的藏神功能（心理障碍，情绪容易波动）。④肾藏的藏精功能异常（产生过量的肾上腺素和去甲肾上腺素），影响心藏的藏神功能。⑤影响心藏的藏神功能（血中雌激素减少，自主神经功能紊乱，神经递质异常，黄体后期类阿片肽浓度异常降低，表现内源性类阿片肽撤退症状）。⑥影响心藏的藏神功能（脑内多巴胺含量减少，肾上腺素、乙酰胆碱、5－羟色胺分泌异常）。⑦借助脾藏的运化功能（肥胖人群肠道菌群的组成发生变化），影响心藏的藏神功能［通过调节神经活性物质，如 5－HT、去甲肾上腺素（NE）、多巴胺（DA）、谷氨酸盐和 γ－氨基丁酸（GABA），使人产生罪恶感、自责及失控之焦虑感］。⑧影响心藏的藏神功能（双侧背内侧前额叶皮层、海马、丘脑和纹状体、左侧眶额、顶叶下叶、颞极、颞下回和梭状回等区域的动态低频振荡振幅升高）。⑨影响心藏的藏神功能（增大了"皮质－纹状体－丘脑－皮质回路"的传导电阻）。⑩影响心藏的藏神功能（颅内毛细血管前括约肌收缩，边缘系统供血不足）。⑪借助肾藏的藏精功能（甲状腺激素水平的升高），影响心藏的藏神功能［大脑中神经递质（5－羟色胺、去甲肾上腺素和 γ－氨基丁酸）的平衡改变，影响大脑中与情绪稳定相关的区域］。

（十二）抑郁（depression）

抑郁是指显著而持久的心境低落，表现为对任何事物都不感兴趣，闷闷不乐、消极悲观、离群索居、低头少语、忧心忡忡、愁眉不展、唉声叹气、感到自己一无是处，甚至出现自杀念头和行为，也可表现迟钝呆滞、联想缓慢。

条件：社会（丧偶、离婚、失业、财务危机）。

病因：①运化神少（功能性消化不良）、运化神乱（肠易激综合征）、藏神神乱（暴食障碍）、疏泄内湿（帕金森病）。②藏精神乱（经前期综合征、绝经综合征）。③藏精神少（甲状旁腺功能减退症）。④疏泄畸形（脊髓亚急性联合变性、桥本脑病、精神分裂症）、疏泄神亢（小舞蹈症）、疏泄痰饮（神经精神狼疮）。⑤藏血神亢（先天性肌强直症）。⑥藏血内湿（亨廷顿蛋白堆积，常导致亨廷顿病）。⑦藏血内湿（嗜锇性颗粒状物质沉积，常导致伴有皮质下梗死和白质脑病的常染色体显性遗传性脑动脉病）。⑧营亏（叶酸或维生素 B_{12} 缺乏）。⑨疏泄畸形（阿尔茨海默病）。

病机：①心藏的藏神功能异常（脑内 5- 羟色胺、去甲肾上腺素功能活动降低）。②心藏的藏神功能异常（黄体后期类阿片肽浓度异常降低）。③肾藏的藏精功能异常（甲状旁腺激素缺乏），钙亏（血清钙降低），影响心藏的藏神功能（不利于神经递质的产生和释放，使人反应缓慢）。④影响心藏的藏神功能。⑤影响心藏的藏神功能［肌肉纤维持续收缩产生并释放细胞因子 IL-6，进入血液循环，穿过血脑屏障激活下丘脑 - 垂体 - 肾上腺轴（HPA 轴）和交感神经系统，谷氨酸水平增加，突触间多余谷氨酸与外部 NMDA 受体（离子型谷氨酸受体的一个亚型）结合，抑制神经元的重塑功能］。⑥导致肝藏疏泄功能的固化结构畸形（损伤杏仁体内神经元），影响心藏的藏神功能。⑦导致肝藏疏泄功能的固化结构畸形（沉积于脑血管上小动脉和毛细血管平滑肌细胞的基底膜），影响心藏的藏神功能。⑧肾藏的全形功能异常［引起维生素 B_{12} 依赖性酶（L- 甲基丙二酰 -CoA 变位酶和甲硫氨酸合成酶）的催化反应发生障碍］，导致肝藏疏泄功能的固化结构畸形（L- 甲基丙二酰 -CoA 变位酶催化反应障碍导致神经髓鞘合成障碍，并有奇数碳链脂肪酸或支链脂肪酸掺入髓鞘中；甲硫氨酸合成酶催化反应障碍引起神经细胞甲基化反应受损），影响心藏的藏神功能。⑨表现为肝藏疏泄功能的固化结构畸形［海马体和前额叶（与记忆、情绪调节密切相关）神经元死亡］，影响心藏的藏神功能。

（十三）急躁易怒（irritability）

急躁易怒即易激惹，是指对一般甚至轻微的刺激即引起强烈、快速而不愉快的情绪，表现为愤怒争吵、声音发颤、手脚发抖、心跳加快、脸颊涨红，常见于双相障碍中的躁狂、分离障碍和器质性精神障碍，也见于甲亢等某些躯体疾病。

条件：社会（经济压力、社会竞争、人际关系冲突）。

病因：①藏精神少（肾上腺皮质功能减退症）。②疏泄畸形（泰 - 萨克斯病）。③藏精神乱（雌激素水平快速波动和大幅变化，常见于绝经综合征）。④藏精神少（甲状旁腺功能减退症）。⑤藏精神亢（甲状腺功能亢进）。⑥藏精神亢（肾上腺皮质功能亢进）。

病机：①钠亏（低钠血症），影响心藏的藏神功能（神经功能受损）。

②肝藏疏泄功能的固化结构痰饮（GM2 神经节苷脂在神经元细胞中大量积聚，神经节苷脂积累到毒性水平，激活小胶质细胞和星形胶质细胞，炎症介质的释放），影响心藏的藏神功能（影响认知过程）。③影响心藏的藏神功能（引起神经递质的波动，导致情绪调节中枢的功能紊乱）。④影响心藏的藏神功能（钙是天然的神经系统稳定剂。血清钙降低，神经兴奋性增加，神经紧张）。⑤肾藏的藏精功能异常（甲状腺激素分泌增多），影响心藏的藏神功能（增加中枢神经系统的兴奋性，使神经元对刺激的反应更加敏感）。⑥肾藏的藏精功能异常（皮质醇水平异常升高），影响心藏的藏神功能（海马体和前额叶皮质受损，导致情绪控制能力下降）。

（十四）善恐易惊（easy fear or surprised）、濒死感（near-death）

善恐易惊是指经常出现惊慌、恐惧、紧张不安或难以忍受的不适感，数分钟内达到高峰，主要表现为心慌、呼吸困难、大汗、全身乏力。濒死感是指躯体所经历的一种短暂的濒临死亡的体验。

病因：①胎禀（遗传倾向）、社会（童年创伤、过度保护的教养方式）、人格（性格内向、敏感、完美主义）、藏神神乱（生活压力）、疏泄神乱（神经递质失衡、神经生理反应过度敏感）。②主气血团（肺血栓栓塞症）、主血脉畸形（急性心肌梗死）、主血脉癥积（主动脉夹层动脉瘤）。③藏精神亢（甲状腺功能亢进）。

病机：①表现为心藏的藏神功能异常（对环境变化敏感，常解读为危险信号或威胁）。②心藏主血脉功能的固化结构血少、畸形（心肌缺血、梗死），影响心藏的藏神功能（信号经内脏感觉纤维传入中枢，产生惊恐或濒死感）。③肾藏的藏精功能异常（甲状腺激素分泌增多），影响心藏的藏神功能（增加中枢神经系统的兴奋性，使神经元对刺激的反应更加敏感）。

（十五）烦躁（dysphoria）

烦躁指心中烦乱、没有耐心、注意力不集中。

病因：①主气血团（肺血栓栓塞症）。②主气神乱（急性呼吸窘迫综合征；阻塞性睡眠呼吸暂停低通气综合征）。③主血脉畸形（主动脉瓣关闭不全）。④藏精神亢（甲状腺功能亢进症）。⑤藏精神亢（糖皮质激素分泌过多）。⑥藏神水壅（先天性脑积水）。⑦藏神痰饮（新型隐球菌脑膜炎）。⑧钙亏（血钙降低）。⑨藏神神乱（工作、学习或家庭生活中面临的种种压力和挑战、抑郁、焦虑、对未来的不确定性）、人格（人格特质、自我期待过高）、殊态（身体不适、疲劳、睡眠不足、经期、更年期、摄入咖啡因过量、尼古丁依赖、酒精戒断）、环境（嘈杂的环境、长期处于紧张压抑的氛围）、外热（高温闷热的天气）。⑩碱盈（代谢性碱中毒）。

病机：①心藏主血脉功能的固化结构畸形（引起肺动脉高压，右心扩大，致室间隔左移），影响心藏的主血脉功能（左心室功能受损，心排出量下降），导致心藏藏神功能的固化结构血少（大脑供血不足），影响心藏的藏神功能（兴奋大脑皮质）。②肺藏主气功能的固化结构畸形（急性弥漫性肺泡损伤），影响肺藏的主气功能（功能残气量和气体交换减少；低通气或呼吸暂停），导致心藏藏神功能的固化结构氧亏（大脑供氧不足），影响心藏的藏神功能（兴奋大脑皮质）。③心藏的主血脉功能异常（左心失代偿，肺静脉回流受阻），导致肺藏主气功能的固化结构血壅、水壅（肺淤血、水肿），肺藏的主气功能异常（肺通气、换气功能障碍），氧亏（低氧血症，高碳酸血症），影响心藏的藏神功能（兴奋大脑皮质）。④影响心藏的藏神功能（甲状腺激素分泌过多，增加神经细胞膜上 β 肾上腺素受体的数量和亲和力，提高神经细胞对儿茶酚胺的敏感性）。⑤影响心藏的藏神功能（使人处于应激状态，兴奋大脑皮质）。⑥心藏的藏神功能异常（颅内压增高，引起颅内痛觉感受器兴奋，冲动传入大脑皮质，引起头痛，烦躁不安可能是患儿对头痛的表达）。⑦影响心藏的藏神功能（影响边缘系统）。⑧或借助肝藏的藏血功能（骨骼肌神经肌肉接头终板膜上的烟碱型受体兴奋性增加）；或借助肝藏的疏泄功能（内脏平滑肌神经肌肉接头终板膜上的烟碱型受体兴奋性增加），导致心藏的藏神功能异常（借助上行网状激活系统和辅助觉醒系统，使大脑皮质持续兴奋）。⑨影响心藏的藏神功能。⑩脾藏的散精功能异常（血 HCO_3^- 增多，H^+ 浓度降低，pH 值升高），影响心藏的藏神功能［脑内 γ–氨基丁酸转氨酶活性增强，谷氨酸脱羧酶活性降低，使 γ–氨基丁酸（是一种中枢神经系统抑制性神经递质）分解增强、生成减少，γ–氨基丁酸对中枢神经系统的抑制作用减弱］。

（十六）哈欠（yawn）

哈欠是一种反射性的深呼吸动作，常伴随着口腔和面部肌肉的伸展。

病因：环境（缺氧环境）、过劳（疲劳或睡眠不足）、殊态（早晨刚醒、夜间睡前、困倦、无聊等低警觉状态）。

病机：借助肝藏的疏泄功能（影响呼吸中枢），肺藏的主气功能（深呼吸和下颌大幅拉伸），影响心藏的藏神功能（提升大脑供氧、降低大脑温度）。

（十七）错语（paraphasia）

错语指语言表达过程中出现词语选择、发音或构造上的错误，这些错误并非由智力缺陷、意识障碍或是知识缺乏造成，而与大脑的语言处理区域功能障碍有关。根据表现分为：①替代错语：试图说出一个词，但用了一个不相关的词替代了它。如想说"苹果"却说成了"橘子"。②音位错语：发音发生错误，替换或添加了音节，但通常保留了目标词的部分音素，使得错误的词语听起来与原意相似。如将"桌子"说成"芝子"。③杂乱错语：创造出无意义的新词，这些词在任何语言中都没有实际意义。④混合错语：选择的词语与目标词语在意义上相关，但并不准确。如想要说"狗"，却说成了"猫"。⑤重复错语：重复说同一词语或音节的某一部分，不同于口吃，它是在正常说话速度下发生的。如重复说"我我我想去"。

病因：藏神畸形（脑损伤、多发性硬化、亨廷顿病）、藏神痰饮（脑炎）、藏神癥积（脑瘤）、藏神神失（阿尔茨海默病）、藏神内湿（帕金森病）、外伤（头部创伤）。

病机：心藏的藏神功能异常（语言中枢功能受损）。

（十八）精神运动性兴奋（psychomotor agitation）

精神运动性兴奋是指在情绪或心理压力下人体表现出的无法保持安静、坐立不安、行为活动增多的现象，表现为肌肉紧张（脚抖动、手指敲打）、行为紊乱（经常无目的地走来走去，甚至出现冲动和鲁莽的行为）、情绪不稳定（烦躁、焦虑、恐惧、言语表达快速、语无伦次）、睡眠障碍（入睡困难或者睡眠浅，易惊醒）。

病因：①藏精神亢（甲状腺功能亢进症）。②藏神痰饮（桥本脑病）、藏神神乱（躁狂症、精神分裂症、抑郁症、癔症、多动障碍）、恶习（滥用精神活性物质，如酒精、大麻、安非他命）、藏神神乱（长期或急性压力事件）。

病机：①借助肾藏的藏精功能（甲状腺激素分泌增多），肾藏的气化功能（线粒体氧化过程加速），影响心藏的藏神功能（中枢神经系统产生大量能量，兴奋性增高）。②影响心藏的藏神功能［脑组织（如额颞叶、边缘系统等）受损］。

（十九）行为紊乱（behavioral disorders）

行为紊乱是指个体在行为模式、情绪表达或社交互动等方面出现持续的、显著异常且对日常生活、学习或工作造成困扰的现象，常表现为举止不当、刻板行为、无同情心和冲动行为。其中，举止不当指患者的行为和表现与社交场合的期望和规范不符合，例如行为举止古怪、不礼貌、粗俗等。刻板行为是指患者的行为和思维方式变得僵化、固定，缺乏灵活性和适应性，例如重复做同一件事情、坚持某种固定的行为模式等。无同情心是指患者缺乏对他人情感上的反应和理解能力，无法理解他人的情感和需求。冲动行为是指患者无法抑制自己的冲动和行为，可能表现为攻击性行为、自伤行为、强迫行为等。

病因：①藏神神少（躯体感染所致神经认知障碍）。②藏神神少（脑性瘫痪）、藏神瘕积（脑瘤）、藏神畸形（脑血管疾病）。③藏精神少（黄体后期雌、孕激素撤退，常引发经前期综合征）。④藏神神乱（精神分裂症）。⑤藏神痰饮（亚急性硬化性全脑炎、进行性风疹全脑炎）。⑥藏神畸形（额颞叶痴呆）。

病机：①心藏藏神功能的固化结构痰饮［感染使脑微血管内皮细胞产生CXCL10（γ-干扰素诱导蛋白10）］，影响心藏的藏神功能（损害海马区或额极的神经元活动）。②心藏的藏神功能异常（中枢神经系统功能障碍）。③心藏的藏神功能异常（黄体后期类阿片肽浓度异常降低，表现注意力不集中、工作效率低、记忆力减退、神经质、易激动）。④表现为心藏的藏神功能异常（社交退缩或丧失兴趣、多疑敏感）。⑤表现为心藏藏神功能的固化结构畸形（颞叶及边缘系统受损），影响心藏的藏神功能（淡漠、注意力不集中、性格改变、坐立不安）。⑥表现为心藏的藏神功能异常（额叶前部受损）。

（二十）吐弄舌（protruded agitated tongue）

吐弄舌指有意或无意地将舌头伸出嘴外，并进行摆动、卷曲、舔舐。

病因：①外伤（脑损伤）、全形神乱（唐氏综合征）、藏神痰饮（脑炎）。②全形畸形（牙齿不齐、牙床肿胀）。

病机：①心藏的藏神功能异常（神经损伤，对舌头的有意识控制障碍）。②心藏的藏神功能异常（舌头习惯性地舔舐或吐出，形成吐弄舌的习惯）。

（二十一）强迫观念（obsessive idea）、强迫行为（compulsive behavior）

强迫观念是指反复闯入强迫症患者意识领域的、持续存在的思想、观念、表象、情绪、冲动或意向。强迫行为是指强迫症患者通过反复的行为或动作以阻止或降低强迫观念所致焦虑和痛苦的一种行为或仪式化动作，常继发于强迫观念。

条件：藏神神乱（压力、焦虑和创伤经历）。

病因：藏神神乱（强迫症）。

病机：表现为心藏的藏神功能异常：①皮质－纹状体－丘脑－皮质环路病变，引起了丘脑水平的门控功能缺陷，导致眶额皮质和前扣带回的高度激活；②经谷氨酸系统传导的丘脑－皮质通路和皮质－尾状核通路激动，前额皮质眶部和尾状核头部代谢增加；③脑部的 5– 羟色胺减少，5– 羟色胺功能下降，或由于 5– 羟色胺转运体基因启动子区多态性影响基因的转录活性以及 5– 羟色胺转运体蛋白的功能来影响突触末端对 5– 羟色胺的回收，进而影响其功能；④患者体内多巴胺比正常人要多，其中多巴胺 D_4 受体主要分布在大脑边缘区域，该区域与情感行为和认知有关，或由于多巴胺转运体传导异常，突触间隙的多巴胺浓度升高，长期这种状态会导致强迫症的发生；⑤儿茶酚 –O– 甲基转移酶的活性降低，使多巴胺清除受阻，多巴胺含量增加）。

（二十二）尖声哭叫（scream）

尖声哭叫又称脑性尖叫、哭泣样尖叫，表现为哭声直，音调高，单调而没有回声，哭声来得急、消失得也快，出现哭声的时候同时还会伴有烦躁不安。

病因：藏血水壅（先天性脑积水）、藏血恶血（硬膜下出血、蛛网膜下腔出血）、藏血癥积（脑肿瘤）、藏血畸形（脑血管畸形、高胆红素脑病）、藏血痰饮（脑膜炎、脑炎）。

病机：肝藏的疏泄功能异常 [颅内压增高，引起颅内痛觉感受器兴奋，冲动传入大脑皮质，引起头痛（躯体神经性疼痛常表现为刺痛、剧痛，定位清楚，内脏神经性疼痛常表现为钝痛、隐痛，呈弥散性）]，借助心藏的藏神功能表达（突发的尖叫啼哭、烦躁不安，可能是患儿对头痛的表达）。

（二十三）攻击暴力（offensive violence）

攻击暴力是指通过言语、行动对他人实施侵犯、欺侮、压制甚至物理攻击，导致对方身心受到伤害的行为。

条件：藏神神乱（情绪失控）、社会（父母离异、被虐待、失业、职业不稳定）。

病因：①藏神神乱（精神分裂症、人格障碍）。②生育畸形（XYY综合征）。

病机：①心藏的藏神功能异常（背外侧前额叶皮质激活减少，无法在愤怒的情况下募集认知网络的核心区域，控制情绪能力较差，容易发生暴力行为）。②表现为肾藏生育功能的固化结构畸形（睾丸过度发育），借助肾藏的藏精功能（雄激素分泌过多），影响心藏的藏神功能（与神经细胞内雄激素受体结合，通过与神经元细胞膜上的G蛋白反应而激活杏仁核）。

（二十四）性格改变（personality change）

性格改变是指一个人的基本人格特征、行为方式、情绪反应、社交方式等发生了持续性的不同于以往的变化。

条件：社会（经历重大生活事件如亲人去世、离婚、失业、战争、自然灾害）。

病因：①主气神乱（阻塞性睡眠呼吸暂停低通气综合征）。②藏神神少（路易体痴呆）。③藏神神少（进行性核上性麻痹）。④藏神神乱（精神分裂症、抑郁症、焦虑症、双相情感障碍）、藏神神亢（癫痫）、藏神癥积（脑肿瘤）、藏神水壅（脑水肿）、藏神痰饮（脑炎）。

病机：①氧亏（间歇性低氧血症），影响心藏的藏神功能（导致脑细胞能量供给不足，额叶神经元功能障碍）。②表现为心藏的藏神功能异常（优势侧颞叶广泛病变或双侧颞叶病变）。③表现为心藏藏神功能的固化结构畸形（额颞叶受损），影响心藏的藏神功能。④表现为心藏藏神功能的固化结构畸形（前额叶皮质和边缘系统受损），影响心藏的藏神功能。

（二十五）人格变态（personality abnormality）

人格（personality）或称个性（character），是一个人固定的行为模式及在日常活动中待人处事的习惯方式。人格变态是在无认知过程障碍或智力障碍的情况下出现的情绪反应、动机和行为活动的异常现象。人格变态分为10种类型：偏执型人格、分裂样人格、分裂型人格、反社会型人格、边缘型人格、表演型人格、自恋型人格、回避型人格、依赖型人格、强迫型人格。这种异常状态通常会导致个体在日常生活和社交互动中遇到困难，并对自己和周围的人造成负面影响。

病因： ①营亏（叶酸或维生素 B_{12} 缺乏）。②藏精神少（肾上腺皮质功能减退症）。③藏神畸形（大动脉粥样硬化型脑梗死）、藏神血团（心源性脑栓塞）。④社会（童年的虐待、被忽视，丧失亲人或不稳定的家庭环境）。

病机： ①肾藏的全形功能异常［甲硫氨酸的合成受阻，由甲硫氨酸激活形成的 S-腺苷甲硫氨酸（SAM，是大脑内甲基的重要供体）减少，使机体处于"低甲基化"状态］，影响心藏的藏神功能（干扰神经递质、蛋白质的合成）。②影响肾藏的主水功能（水钠排泄增多），钠亏（低钠血症），心藏的藏神功能异常（神经细胞外液中的钠离子浓度下降，从而破坏细胞内外液的电位差，使神经元膜电位变得不稳定）。③表现为心藏藏神功能的固化结构血少、畸形（大脑前动脉闭塞，额叶前部缺血梗死），影响心藏的藏神功能（常表现为性格冷漠，反应迟钝）。④影响心藏的藏神功能。

（二十六）自知力缺乏（lack of insight）

自知力是指对自己的行为、感受、思维、态度以及与他人互动时的表现等的觉察和认知。

病因： 藏神神乱（精神分裂症）。

病机： 表现为心藏的藏神功能异常（额极功能受损）。

（二十七）自杀（suicide）

自杀是指个体蓄意或自愿采取各种手段结束自己性命的危险行为。

病因： 藏神神乱（精神分裂症）。

病机： 表现为心藏的藏神功能异常（妄想、幻觉、意志减退等症状的长期折磨，出现抑郁情绪，产生自杀倾向）。

（二十八）自残行为（self–mutilation behavior）

自残行为是指故意伤害自己身体的举动，表现为用牙齿咬伤自己的手指、嘴唇或口腔黏膜，将自己的手、脚插入转动的机器齿轮，从高处跳下跌伤，将手指插入电流插座等。

病因： ①莱施－尼汉综合征（Lesch–Nyhan syndrome）。②社会（家庭冲突、忽视、虐待或缺乏支持）。

病机：①影响心藏的藏神功能［次黄嘌呤－鸟嘌呤磷酸核糖转移酶（HGPRT）合成障碍，中枢神经系统多巴胺能神经元几乎完全丧失，推测D1–多巴胺拮抗因子可能与本病的神经系统表现，尤其是自残行为有关］。②影响心藏的藏神功能（为了即时缓解负面情绪，短暂减少痛苦，出现自残行为）。

（二十九）欣快（euphoria）、情绪高涨（emotionally high）

欣快是指与现实情境不相符合的心境愉快，表现为自我感觉良好、自得其乐，但其刻板笑容给人一种呆傻、愚蠢的感觉。情绪高涨是指一种欢欣鼓舞的情绪体验，表现为喜笑颜开、兴高采烈、手舞足蹈等。常见于躁狂症。

病因：①藏神神少（躯体感染所致神经认知障碍）。②藏神畸形（大动脉粥样硬化型脑梗死）；藏神血团（心源性脑栓塞）。③藏神神乱（精神分裂症、双相情感障碍）。④恶习（滥用乙醇）。

病机：①心藏藏神功能的固化结构痰饮［感染使脑微血管内皮细胞产生CXCL10（γ–干扰素诱导蛋白10）］，影响心藏的藏神功能（损害海马区或额极的神经元活动）。②心藏藏神功能的固化结构血少、畸形（大脑前动脉远端闭塞，额极与胼胝体缺血受损），影响心藏的藏神功能。③影响心藏的藏神功能（大脑中负责情绪调节的区域如杏仁核、前额叶皮层功能异常）。④影响心藏的藏神功能（多巴胺或去甲肾上腺素活性增强，导致情绪上的兴奋和欣快感）。

（三十）感知改变（perceptual change）

感知改变是指个体对自身、他人或周围环境的感知方式、感知内容和感知深度发生的调整或转变，导致个人对外界事物的解释和反应不同于以往的经验和模式。

病因：①藏神神乱（精神分裂症、抑郁症）、藏神痰饮（亚急性硬化性全脑炎）、藏神神失（阿尔茨海默病）、藏神内湿（帕金森病）、藏神痰饮（脑炎）、藏神癥积（肿瘤）。②藏血神乱（视觉、听觉等感官功能的衰退或增强）、藏神神乱（情绪的好坏、压力水平）、过劳（过度疲劳）、年龄（年龄增长）、环境（生活环境）、社会（社会文化、教育经历）、殊态（正念冥想、艺术欣赏）。

病机：①心藏的藏神功能异常［感觉皮层、丘脑或边缘系统受损，尤其是海马受损，产生错觉或幻觉；神经递质（多巴胺、血清素、谷氨酸）释放不平衡，导致负责处理感觉信息的神经元活动异常]。②影响心藏的藏神功能（感知体验不同）。

（三十一）体象障碍（body-image disturbance）

体象障碍指患者基本感知功能正常，但对自身躯体的存在、空间位置及各部位之间的关系失去辨别能力。

病因：①藏神畸形（大动脉粥样硬化型脑梗死）。②藏神血团（心源性脑栓塞）。③社会（童年的创伤、被忽视或对身体的负面评价）。

病机：①导致心藏藏神功能的固化结构血少、畸形（枕颞部缺血受损），影响心藏的藏神功能。②导致心藏藏神功能的固化结构血少、畸形（大脑顶叶缺血受损），影响心藏的藏神功能。③影响心藏的藏神功能。

（三十二）联想障碍（thought associative disorder）

联想障碍指思维过程缺乏连贯性和逻辑性，表现为思维跳跃、频繁转换话题，无法围绕一个主题进行深入讨论。

病因：藏神神少（躯体感染所致神经认知障碍）、藏神神失（阿尔茨海默病）、藏神畸形（脑中风）、藏神癥积（脑肿瘤）、外伤（头部创伤）、藏神神乱（长期的心理压力）、恶习（乙醇滥用）、药毒（药物滥用）、社会（社会孤立、歧视、贫困和缺乏支持的社会环境）。

病机：表现为心藏的藏神功能异常（中枢神经系统功能紊乱）。

（三十三）幻觉（hallucination）

幻觉是指没有现实刺激物作用于相应的感觉器官而出现的一种虚幻的感知体验。根据感觉器官分为：①听幻觉，多出现在精神分裂症中。②视幻觉，多见于谵妄、中毒、癫痫等脑器质性精神障碍及精神分裂症。③味幻觉和嗅幻觉，多见于颞叶癫痫、精神分裂症等。④触幻觉，多见于周围神经炎、中毒、精神分裂症、分离性障碍等。⑤本体幻觉，见于精神分裂症、抑郁症、脑干器质性疾病等。

病因：①藏神神乱（精神分裂症、抑郁症、双相情感障碍、焦虑障碍）。②藏神神少（躯体感染所致神经认知障碍）、藏神神亢（颞叶癫痫）、藏神痰饮（脑炎）、藏神癥积（脑肿瘤）、藏神恶血（脑出血）、藏神血团（脑梗死）、藏神内湿（帕金森病）。③营亏（叶酸或维生素 B_{12} 缺乏）。

病机：①影响心藏的藏神功能［神经递质（5- 羟色胺、去甲肾上腺素、多巴胺）水平改变］。②表现为心藏的藏神功能异常（中枢神经系统功能紊乱）。③肾藏的全形功能异常［甲硫氨酸的合成受阻，由甲硫氨酸激活形成的S- 腺苷甲硫氨酸（SAM，是大脑内甲基的重要供体）减少，使机体处于"低甲基化"状态］，影响心藏的藏神功能（干扰神经递质、蛋白质的合成）。

（三十四）妄想（delusion）

妄想是一种精神病理现象，指患者固执地相信虚构的、不合理的想法或信念，而无法接受或认同现实环境中的真相和事实。包括被害妄想、被追踪妄想、妄想性妄想、思维被控制妄想等。这种现象通常与精神障碍、精神疾病或药物滥用有关。

病因：①藏神神乱（精神分裂症）、社会（创伤、社会隔离和人际关系紧张）、恶习（酗酒）、外伤（头部受伤）。②营亏（叶酸或维生素 B_{12} 缺乏）。

病机：①影响心藏的藏神功能（前额叶、颞叶和边缘系统功能异常）。②肾藏的全形功能异常［甲硫氨酸的合成受阻，由甲硫氨酸激活形成的 S- 腺苷甲硫氨酸（SAM，是大脑内甲基的重要供体）减少，使机体处于"低甲基化"状态］，影响心藏的藏神功能（干扰神经递质、蛋白质的合成）。

（三十五）谵妄（delirium）

谵妄指急性意识障碍，临床表现为定向障碍，对周围人物、地点、空间和时间不能辨认；伴有错觉、幻觉，以幻视为主，幻视内容生动、逼真、恐怖、怪异；情绪不稳、思维紊乱、行为冲动，常突然喊叫、挣扎、逃跑，言语不连贯和喃喃自语。谵妄一般昼轻夜重，日间可表现为嗜睡，夜间则躁动不宁，意识清醒后对谵妄时的内容仅有片段回忆，有时甚至完全不能回忆。见于高热、中毒性躯体疾病，也见于脑器质性精神障碍。

病因：①藏精瘕积（垂体瘤）。②碱盈（代谢性碱中毒）。③营亏（叶酸或维生素 B_{12} 缺乏）。④藏神畸形（脑梗）、藏神痰饮（脑膜炎）、藏神瘕积（脑肿瘤）、藏神神亢（癫痫发作）、外伤（头部外伤）。⑤主血脉神少（心力衰竭）。⑥藏神神乱（肺性脑病）。⑦杂毒（一氧化碳中毒）。⑧杂毒（重金属中毒）。

病机：①肾藏藏精功能的固化结构畸形（垂体瘤压迫正常垂体组织或垂体柄），借助肾藏的藏精功能（抗利尿激素合成或分泌不足），肾藏的主水功能异常（远曲小管和集合管对水的通透性增强，水的重吸收功能减退，尿量过多），水亏（引发低渗性脱水），影响心藏的藏神功能（脑细胞严重失水，出现神经系统症状）。②脾藏的散精功能异常（血 HCO_3^- 增多，H^+ 浓度降低，pH升高），影响心藏的藏神功能［脑内 γ-氨基丁酸转氨酶活性增强，谷氨酸脱羧酶活性降低，使 γ-氨基丁酸（是一种中枢神经系统抑制性神经递质）分解增强、生成减少，γ-氨基丁酸对中枢神经系统的抑制作用减弱］。③肾藏的全形功能异常［甲硫氨酸的合成受阻，由甲硫氨酸激活形成的 S-腺苷甲硫氨酸（SAM，是大脑内甲基的重要供体）减少，使机体处于"低甲基化"状态］，影响心藏的藏神功能（干扰神经递质、蛋白质的合成）。④影响心藏的藏神功能（脑干、顶叶、额叶、丘脑、基底节等部位功能受损，干扰正常的神经信号传递）。⑤心藏藏神功能的固化结构血少（脑部血流减少），氧亏（脑细胞缺氧），影响心藏的藏神功能（脑细胞功能障碍）。⑥肺藏的主气功能异常（呼吸衰竭，无法有效换气），氧亏（脑细胞缺氧），影响心藏的藏神功能（脑细胞功能障碍）。⑦脾藏的散精功能异常（一氧化碳优先与血红蛋白结合，导致血液中氧合血红蛋白减少），氧亏（脑细胞缺氧），影响心藏的藏神功能（脑细胞功能障碍）。⑧心藏藏神功能的固化结构畸形（破坏神经元结构，影响神经递质的合成、释放和回收），影响心藏的藏神功能（干扰正常的神经信号传递）。

（三十六）自动症（automatism）

自动症即非本人意志支配的行为。主要分为：①神游症：患者发生神游症时意识障碍程度较轻，但异常行为更复杂、持续时间长。患者当时对周围环境有一定感知能力，且有相应反应，外观近似正常，可在相当长一段时间内从事复杂、协调的活动，如购物、付款、简单交谈、乘车或坐船到处漫游。发作后大都完全遗忘。②睡行症：又叫梦游症，是夜间自动症发作的表现。患者会从睡眠中突然起床走动，抚摸家人，开窗，搬运东西，甚至外出活动。此时患者不能正确感知周围环境和辨认周围人物，缺乏表情，呼之不应，对危险不能回避。一般持续数分钟，然后自行卧床入睡，或随地卧倒入睡，醒后不能完全回忆。③朦胧状态：表现为不自主、无意识的简单或复杂动作，如咂嘴、咀嚼、点头、双手摸索、自言自语、不自主哭笑、游走、奔跑等，清醒后没有记忆。

病因：①疏泄神亢（癫痫）。②疏泄内湿（亨廷顿病）。③疏泄痰饮（抗

NMDA 受体脑炎）。

病机：①表现为心藏的藏神功能异常（癫痫发作时兴奋性氨基酸和抑制性氨基酸失衡，继发胶质细胞增生和慢性应激状态，脑细胞以及神经纤维损伤影响信息的输入及提取过程，导致脑功能的高级控制功能解除，原始自动行为释放）。②表现为心藏的藏神功能异常（纹状体内神经元受损）。③表现为心藏的藏神功能异常（N– 甲基 –D– 天门冬氨酸受体功能下降或完全失去功能，神经元之间传递信号异常）。

（三十七）注意力不集中（inattention）

注意力不集中是指人的心理活动指向和集中于某种事物的能力下降。

病因：①藏精神少（腺垂体功能减退症）。②藏精神少（肾上腺皮质功能减退症）。③藏精神少（雌激素分泌减少，常导致绝经综合征）。④藏神神乱（谵妄、注意缺陷多动障碍、抑郁症、焦虑症、双相情感障碍、精神分裂症）、环境（嘈杂、过冷、过热或照明不足的环境）。

病机：①肾藏的藏精功能异常［生长激素、胰岛素样生长因子（IGF–1）分泌不足］，导致心藏藏神功能的固化结构畸形（神经元生长障碍，不能形成树突分支结构和突触），影响心藏的藏神功能。②影响肾藏的主水功能（水钠排泄增多），钠亏（低钠血症），导致心藏的藏神功能异常（神经细胞外液中的钠离子浓度下降，从而破坏细胞内外液的电位差，使神经元膜电位变得不稳定）。③心藏藏神功能的固化结构畸形（雌激素与女性大脑中的雌激素受体结合，具有在 Ca^{2+} 条件下促进树突发育的作用。雌激素分泌减少，神经树突增长缓慢，数量减少），影响心藏的藏神功能。④表现为心藏的藏神功能异常（聚焦、维持以及变换注意力的能力下降）。

（三十八）空间定向力障碍（spatial orientation disorder）

空间定向力障碍指对自己所在的位置不明确，常见于老年痴呆、精神分裂症患者。

病因：①藏神血少（短暂性脑缺血发作）。②殊态（云层中飞行或夜间飞行、头部突然转动）。③藏神畸形（脑梗死）、藏神癥积（脑肿瘤）、藏神痰饮（颅内感染）、藏神神亢（癫痫）。

病机：①表现为心藏藏神功能的固化结构血少［大脑中动脉供血区（顶叶前部）短暂性缺血］，影响心藏的藏神功能。②影响心藏的藏神功能（感知自己相对于周围环境的位置、方向或运动状态时出现的错误）。③心藏藏神功能的固化结构畸形（参与空间导航的神经元受损），影响心藏的藏神功能（空间定向障碍）。

（三十九）视空间功能障碍（visual spatial dysfunction）

视空间功能障碍是指个体在处理视觉信息和理解周围空间关系方面出现困难的一种症状。这种障碍可能影响到个体的方向感、距离判断、物体定位、图形识别以及构建心理地图等能力，具体表现为认路困难（如在熟悉的环境中迷路，找不到方向）、空间定位不准（无法准确估计或判断物体之间的相对位置、大小及距离）、组合拼图或模型时有困难（难以理解和操作三维立体结构）、视觉忽视（对一侧的视觉刺激反应减弱甚至忽略，即单侧忽略症）。

病因： ①藏神神少（血管性神经认知障碍）、藏神畸形（脑梗）、外伤（头部创伤）、杂毒（重金属中毒）。②藏神神失（阿尔茨海默病）。

病机： ①表现为心藏的藏神功能异常（顶叶角回、缘上回、顶叶下部、两侧的颞枕叶交界处受损）。②影响心藏的藏神功能（皮质视觉传导通路、右侧顶上、顶下小叶，角回及枕中回受损）。

（四十）大脑神经元低血糖症状（symptoms of hypoglycemia in brain neurons）

大脑神经元低血糖症状是指血糖降低不足以维持脑细胞正常代谢表现的症状，包括：①自主神经反应症状，如心悸、夜间或无明显诱因的大汗淋漓、手抖、四肢无力、面色苍白、饥饿感强烈；②中枢神经系统症状，如头晕、眩晕、头痛、视物模糊、言语不清或思维混乱、注意力不集中、记忆力减退、焦虑、烦躁不安、行为异常、嗜睡、意识障碍、癫痫发作、步态不稳、共济失调、精细动作障碍。

病因： ①藏精癥积（胰岛素瘤）。②糖亏（低血糖）。

病机： ①借助肾藏的藏精功能（胰岛素分泌增多），肾藏的气化功能（促进组织细胞摄取和利用葡萄糖），糖亏（血糖浓度降低），影响心藏的藏神功能（脑细胞能量来源减少，中枢神经系统功能受损）。②影响心藏的藏神功能（脑细胞能量来源减少，中枢神经系统功能受损）。

二、藏神神少

（一）智力减退（hypophrenia）

智力减退是指人认识、理解客观事物并运用知识、经验等解决问题的能力降低的症状，包括记忆、观察、想象、思考、判断等能力的降低。

病因：①散精内湿（半乳糖血症）。②全形畸形（结节性硬化症）。③全形畸形（黏多糖贮积症）。④藏精神少（甲状腺功能减退症）。⑤藏神畸形（耳聋肌张力障碍综合征）。⑥藏神畸形（弥漫性硬化）。⑦藏神畸形（进行性多灶性白质脑病）。⑧藏神水壅（正常颅压脑积水）。⑨藏神畸形（亨廷顿病）。⑩藏神神少（脑性瘫痪）。⑪藏神畸形（唐氏综合征）。⑫藏神畸形（脆性 X 染色体综合征）。⑬藏神神失（阿尔茨海默病）、年龄（老年人）。⑭藏神畸形（血管性痴呆）。⑮藏神畸形（额颞叶痴呆）。⑯外伤（脑挫裂伤）、藏神神乱（脑震荡）、藏神癥积（脑肿瘤）、杂毒（暴露于重金属、放射线、有机溶剂等有害物质）、藏神痰饮（脑膜炎、脑炎）。

病机：①导致心藏藏神功能的固化结构畸形、水壅（半乳糖 –1– 磷酸、半乳糖醇在脑组织累积，半乳糖醇耗尽还原型烟酰胺腺嘌呤二核苷酸磷酸，导致自由基累积，产生氧化应激导致细胞死亡、脑组织水肿），影响心藏的藏神功能。②表现为心藏藏神功能的固化结构畸形（皮质结节、室管膜下结节、室管膜下巨细胞型星形细胞瘤等），影响心藏的藏神功能（影响智力发育）。③表现为心藏藏神功能的固化结构畸形（黏多糖不能被酶分解而在溶酶体内积累，α – 突触核蛋白的积累产生聚集毒性引起神经退行性变），影响心藏的藏神功能。④肾藏的藏精功能异常（甲状腺激素分泌减少），影响心藏的藏神功能（使神经细胞膜上 β 肾上腺素受体的数量和亲和力降低，神经细胞对儿茶酚胺的敏感性降低，中枢神经系统兴奋性降低）。⑤影响心藏的藏神功能（神经细胞功能障碍）。⑥心藏藏神功能的固化结构痰饮（血管周围淋巴细胞浸润和巨噬细胞反应，侵犯大脑半球或整个脑叶），影响心藏的藏神功能。⑦心藏的藏神功能异常（有意识精神活动信号的传导异常）。⑧影响心藏的藏神功能（额叶受损）。⑨心藏藏神功能的固化结构畸形（大脑皮质变性），影响心藏的藏神功能。⑩心藏的藏神功能异常（中枢神经系统功能障碍）。⑪表现为心藏藏神功能的固化结构畸形（大脑海马区发育不全），影响心藏的藏神功能（认知功能的障碍）。⑫影响心藏的藏神功能（神经突触功能障碍，影响神经网络的建立和维护）。⑬表现为心藏藏神功能的固化结构畸形（神经元死亡或脑萎缩），影响心藏的藏神功能（认知功能的障碍）。⑭表现为心藏藏神功能的固化结构氧亏（脑组织缺氧），影响心藏的藏神功能（认知功能的障碍）。⑮表现为心藏藏神功能的固化结构畸形（额叶和颞叶区域的神经退行性变化），影响心藏的藏神功能（认知功能的障碍）。⑯心藏藏神功能的固化结构畸形（脑组织损伤），影响心藏的藏神功能（认知功能的障碍）。

（二）认知障碍（cognitive impairment）

认知是人脑接受外界信息，经过加工处理，转换成内在的心理活动，从而获取知识或应用知识的过程，包括学习、记忆、语言、情感、行为、计算、注意力、定向力、执行力、理解能力和判断能力等。认知障碍指上述几项认知功能中的一项或多项受损，并影响个体的日常或社会能力。

病因： ①主气神乱（阻塞性睡眠呼吸暂停低通气综合征）。②藏精癥积（胰岛素瘤）。③藏精神亢（库欣综合征）。④藏神畸形（脑淀粉样血管病、伴有皮质下梗死和白质脑病的常染色体隐性遗传性脑动脉病、多系统萎缩、路易体痴呆）、藏神痰饮（进行性风疹全脑炎、自身免疫性脑炎）、藏神癥积（脑肿瘤）、藏神血团（脑血栓）、藏神恶血（脑出血）、外伤（脑外伤）、杂毒（重金属、有机溶剂暴露）。⑤藏神神少（额颞叶痴呆）。⑥藏神畸形（脊髓小脑性共济失调）。⑦气化神病（糖尿病）。⑧疏泄神乱（失眠障碍）。⑨藏精神少（早发性卵巢功能不全）。⑩药毒（类风湿关节炎患者长期使用非甾体抗炎药治疗）。⑪藏神畸形（多系统萎缩）。⑫藏神神少（脑性瘫痪）。⑬藏神神失（阿尔茨海默病）。

病机： ①氧亏（低氧血症），影响心藏的藏神功能（脑细胞能量供给不足，导致与学习记忆有关的脑区神经功能障碍）。②肾藏的藏精功能异常（胰岛素分泌增多），借助肾藏的气化功能（糖利用增多），糖亏（血糖浓度降低），影响心藏的藏神功能（脑细胞能量来源减少，中枢神经系统受损）。③肾藏的藏精功能异常（糖皮质激素、盐皮质激素分泌过多），心藏藏神功能的固化结构畸形［海马富含糖皮质激素受体、盐皮质激素受体。当受到过量的糖皮质激素、盐皮质激素的攻击时，海马结构受损（树突萎缩、突触可塑性减弱，神经发生减少）］，影响心藏的藏神功能。④心藏的藏神功能异常（脑神经受损）。⑤心藏的藏神功能异常（额颞叶广泛受损）。⑥心藏的藏神功能异常（大脑皮质神经元受损）。⑦糖盈（长期高血糖），心藏主血脉功能的固化结构畸形［长期处于持续性高血糖状态时，体内的一些蛋白与糖发生非酶促反应，例如血红蛋白、晶体蛋白等，生成糖基化蛋白，最终转化成为糖基化终末产物（AGEs），AGEs在血管壁逐渐沉积］，表现为心藏藏神功能的固化结构血少（血管腔狭窄，脑白质缺血缺氧），影响心藏的藏神功能。⑧心藏的藏神功能异常（不利于脑内蛋白质的合成和新神经突触联系的建立，进而导致皮层认知电位的变化）。⑨借助肾藏的藏精功能（雌激素缺乏），肾藏的全形功能（蛋白质的合成减少），表现为心藏的藏神功能异常［雌激素可能主要通过海马、端脑前额皮层、丘脑等部位的雌激素受体的局部作用影响突触重塑（synaptic plasticity，是指神经元之间的连接，即突触的强度和功能随着经验和学习而发生改变的过程）过程中的蛋白质合成与神经元兴奋性］。⑩影响心藏的藏神功能（损害中枢神经系统）。⑪表现为心藏的藏神功能异常（中枢神经系统功能紊乱）。⑫心藏的藏神功能异常（中枢神经系统功能障碍）。⑬表现为心藏藏神功能的固化结构畸形（神经元死亡或脑萎缩），影响心藏的藏神功能（认知功能的障碍）。

（三）失认（agnosia）

失认指患者无视觉、听觉和躯体感觉障碍，在意识正常情况下，不能辨认以往熟悉的事物。它是指由于大脑局部损害所致的一种后天性认知障碍。患者面对某物，能通过其他感觉通道对它进行认识，而唯独丧失了经由某一特定的感觉通道和相应的感官认识自己所熟悉的物品、自体或视觉空间的能力。这种认识不能常由大脑半球特定的功能部位受损所引起。

病因：①藏神血少（大脑后动脉双侧皮质支闭塞）；藏神畸形（脑淀粉样血管病）。②藏神神失（阿尔茨海默病）、藏神畸形（脑梗死）、藏神恶血（脑出血）、藏神痰饮（脑动脉炎）、藏神癥积（脑肿瘤）、杂毒（一氧化碳中毒）、营亏（维生素 B_{12} 缺乏）。③藏神畸形（大动脉粥样硬化型脑梗死）、藏神血团（心源性脑栓塞）、外伤（脑外伤）、藏神痰饮（脑炎）。

病机：①影响心藏的藏神功能（颞枕叶及梭状回区域受损，面容失认；优势侧角回、优势侧纹状区周围受损，视觉失认）。②影响心藏的藏神功能［视觉失认（枕叶受损）、听觉失认（双侧颞上回中部及其听觉联络纤维受损）、触觉失认（双侧顶叶角回及缘上回受损）、体象障碍（非优势半球顶叶受损）］。③表现为心藏藏神功能的固化结构畸形（颞枕叶及梭状回区域受损；

大脑后动脉单侧皮质支闭塞），影响心藏的藏神功能（面容失认症：可认识面孔，但不能认出以往熟悉的人是谁，表现为对熟悉面孔的识别能力降低或丧失。一般来讲，面孔失认症患者不能再认出以往熟悉的知名人士及亲朋好友的面孔）。

（四）格斯特曼综合征（Gerstmann syndrome）

格斯特曼综合征又称左侧角回综合征、优势半球综合征，指手指失认（不能辨别手指）、失写（书写不能）、失算（计算不能）和左右定向障碍（不能辨别左右），常伴有失语、失读等其他脑部症状。亦可见于脑瘤、脑外伤、脑萎缩、酒精中毒、一氧化碳中毒、各种精神病、催眠状态。

病因： 藏神畸形（脑分水岭梗死）、藏神癥积（脑部肿瘤）、外伤（脑外伤）、杂毒（一氧化碳中毒、重金属中毒）。

病机： 表现为心藏藏神功能的固化结构畸形（优势侧角回受损），影响心藏的藏神功能。

（五）失读（alexia）

失读指视觉无障碍，但对原来认识的字不能阅读，也不理解文字符号的意义，阅读理解能力有缺陷。

病因： ①藏神畸形（大动脉粥样硬化型脑梗死）、藏神血团（心源性脑栓塞）。②藏神痰饮（桥本脑病）、藏神痰饮（脑炎）、藏神癥积（脑肿瘤）、外伤（车祸、跌落）、藏神神失（阿尔茨海默病）、恶习（长期乙醇滥用）。

病机： ①表现为心藏藏神功能的固化结构畸形（颞枕叶及梭状回区域受损；大脑后动脉单侧皮质支闭塞），影响心藏的藏神功能。②影响心藏的藏神功能［阅读中枢（顶小叶的角回）受损］。

（六）健忘（amnesia）

健忘又称记忆力下降，指人脑对经历过的事物的反映，包括识记、保持、再认和回忆四个基本过程的普遍减退，甚至不能再认与回忆。

病因： ①藏神神少（血管性神经认知障碍）。②营亏（叶酸或维生素 B_{12} 缺乏）。③淫气（朊病毒，可引起格斯特曼综合征）。④钙盈（高血钙）。⑤藏精神亢（甲状腺功能亢进）。⑥藏精神少（腺垂体功能减退症）。⑦藏精神少（甲状腺功能减退症）。⑧藏神血少（分水岭脑梗死）。⑨藏神痰饮（艾滋病所致神经系统障碍）。⑩藏神神失（阿尔茨海默病）。⑪疏泄神乱（失眠症）。⑫主气神乱（阻塞性睡眠呼吸暂停低通气综合征）。⑬精少（黄体后期雌激素、孕激素撤退，常引发经前期综合征）。⑭藏神畸形（大动脉粥样硬化型脑梗死）、藏神血团（心源性脑栓塞）。⑮藏精神亢（库欣综合征）。⑯藏神痰饮（副肿瘤性脑脊髓炎）。⑰藏精神少（肾上腺皮质功能减退症）。⑱营亏（叶酸或维生素 B_{12} 缺乏）。⑲藏神痰饮（单纯疱疹病毒性脑炎）。⑳药毒（抗癫痫药、镇静剂和麻醉药）。㉑藏神神乱（精神紧张、焦虑）。㉒恶习（长期吸烟、饮酒）。

病机：①表现为心藏的藏神功能异常。②肾藏的全形功能异常［引起维生素 B_{12} 依赖性酶（L-甲基丙二酰-CoA 变位酶和甲硫氨酸合成酶）的催化反应发生障碍］，导致心藏藏神功能的固化结构畸形（L-甲基丙二酰-CoA 变位酶催化反应障碍导致神经髓鞘合成障碍，并有奇数碳链脂肪酸或支链脂肪酸掺入髓鞘中；甲硫氨酸合成酶催化反应障碍引起神经细胞甲基化反应受损），影响心藏的藏神功能（相应节段的脊髓失去了高位中枢的制约）。③心藏藏神功能的固化结构畸形（朊病毒蛋白在大脑中沉积），影响心藏的藏神功能。④影响心藏的藏神功能（抑制突触前神经元的兴奋性，突触前神经元合成释放乙酰胆碱减少，对边缘系统、海马环路兴奋作用减弱）。⑤肾藏的藏精功能异常（甲状腺激素分泌增多），借助肾藏的气化功能（高代谢状态消耗过量供能物质），表现为心藏的藏神功能异常（大脑供能不足）。⑥肾藏的藏精功能异常（生长激素、IGF-1 分泌不足），导致心藏藏神功能的固化结构畸形（神经元生长障碍，不能形成树突分支结构和突触），影响心藏的藏神功能。⑦肾藏的藏精功能异常（甲状腺激素分泌减少），影响心藏的藏神功能（使神经细胞膜上 β 肾上腺素受体的数量和亲和力降低，神经细胞对儿茶酚胺的敏感性降低，中枢神经系统兴奋性降低）。⑧影响心藏的藏神功能（顶、枕、颞皮质交界区功能受损）。⑨影响心藏的藏神功能（病毒蛋白和炎症细胞因子使脑神经受损）。⑩影响心藏的藏神功能（颞叶内侧受损）。⑪心藏的藏神功能异常（不利于脑内蛋白质的合成和新神经突触联系的建立，进而导致皮层认知电位的变化）。⑫氧亏（呼吸暂停引起反复发作的夜间低氧），影响心藏的藏神功能（导致脑细胞能量供给不足，功能下降）。⑬心藏的藏神功能异常（黄体后期类阿片肽浓度异常降低，影响中枢神经系统）。⑭心藏藏神功能的固化结构血少（大脑后动脉双侧皮质支闭塞，颞叶内侧面缺血），影响心藏的藏神功能。⑮肾藏的藏精功能神亢（糖皮质激素、盐皮质激素分泌过多），心藏藏神功能的固化结构异常［海马（与学习记忆有关）富含糖皮质激素受体、盐皮质激素受体。当受到过量的糖皮质激素、盐皮质激素的攻击时，海马结构受损（树突萎缩、突触可塑性减弱，神经发生减少）］，影响心藏的藏神功能。⑯影响心藏的藏神功能（颞叶海马区如齿状回、海马、海马旁回受损）。⑰影响肾藏的主水功能（水钠排泄增多），钠亏（低钠血症），心藏的藏神功能异常（神经细胞外液中的钠离子浓度下降，从而破坏细胞内外液的电位差，使神经元膜电位变得不稳定）。⑱肾藏的全形功能异常［甲硫氨酸的合成受阻，由甲硫氨酸激活形成的 S- 腺苷甲硫氨酸（SAM，是大脑内甲基的重要供体）减少，使机体处于"低甲基化"状态］，影响心藏的藏神功能（干扰神经递质、蛋白质的合成）。⑲影响心藏的藏神功能（额叶皮质及内侧颞叶系统受损）。⑳影响心藏的藏神功能（降低神经兴奋性，干扰记忆的编码、存储和检索过程）。㉑影响心藏的藏神功能［神经递质（5- 羟色胺、多巴胺和去甲肾上腺素）水平失衡，影响记忆的形成、存储和检索］。㉒心藏藏神功能的固化结构畸形（导致海马体区域神经元死亡，生成减少），影响心藏的藏神功能。

（七）短暂性全面遗忘症（transient global amnesia）

短暂性全面遗忘症指突然出现的新近记忆力丧失，但意识清晰，自知力存在，谈话、书写及计算力保持完整，无神经系统其他异常表现，持续数小时后症状缓解消失。

病因：①藏神血少（短暂性脑缺血发作）。②糖亏（低血糖）。③药毒（镇静剂、苯二氮䓬类药物的使用）、恶习（滥用乙醇）。④藏神神乱（压力、焦虑或情感冲突）。

病机：①表现为心藏藏神功能的固化结构血少（椎基底动脉短暂性缺血发作，大脑后动脉颞支缺血累及边缘系统的颞叶海马、海马旁回和穹隆），影响心藏的藏神功能。②表现为心藏藏神功能的固化结构畸形（大脑能量供应下降，海马体损伤），影响心藏的藏神功能。③影响心藏的藏神功能（抑制前额叶皮质和海马体的神经元活动）。④影响心藏的藏神功能［应激激素（肾上腺素和皮质醇）损害海马体］。

（八）学习效率降低（reduced learning efficiency）

学习效率降低指花费更多时间和精力才能获得与之前相当的知识或技能

水平。

病因：①气化神病（糖尿病）。②疏泄神乱（睡眠质量不佳）。③营亏（营养不良）。④藏神神乱（长期的压力状态）。

病机：①糖盈（长期高血糖），心藏主血脉功能的固化结构畸形［长期处于持续性高血糖状态时，体内的一些蛋白与糖发生非酶促反应，例如血红蛋白、血清蛋白、晶体蛋白等，生成糖基化蛋白，最终转化成为糖基化终末产物（AGEs），AGEs 在血管壁逐渐沉积］，表现为心藏藏神功能的固化结构血少（血管腔狭窄，脑白质缺血缺氧），影响心藏的藏神功能（影响认知功能）。②心藏的藏神功能异常（不利于脑内蛋白质的合成和新神经突触联系的建立，进而导致皮层认知电位的变化）。③心藏藏神功能的固化结构畸形（影响神经元的生成、突触连接的建立以及脑区的大小和形状），影响心藏的藏神功能。④心藏藏神功能的固化结构畸形（皮质醇水平升高，导致海马体积缩小），影响心藏的藏神功能。

（九）计算力障碍（mathematics disorder）

计算力障碍指计算能力减退，以前能做的简单计算无法正确做出，或要经过长时间的计算和反复的更正。

病因：①藏神神失（阿尔茨海默病）。②外伤（外伤）、藏神痰饮（脑部感染）、藏神癥积（肿瘤）、藏神恶血（出血）。

病机：①影响心藏的藏神功能（优势半球顶叶特别是角回损伤）。②心藏藏神功能的固化结构畸形（顶叶、额叶和颞叶损伤），影响心藏的藏神功能。

（十）意识障碍（disturbance of consciousness）

意识障碍指对周围环境及自身处境的觉察能力紊乱。①根据觉醒度改变分：a.嗜睡，是意识障碍的早期表现，表现为睡眠时间过度延长，但能被叫醒，醒后可勉强配合检查及回答简单问题，停止刺激后患者又继续入睡。b.昏睡，是一种比嗜睡较重的意识障碍，表现为处于沉睡状态，正常的外界刺激不能使其觉醒，须经高声呼唤或其他较强烈刺激方可唤醒，对言语的反应能力尚未完全丧失，可作含糊、简单而不完全的答话，停止刺激后又很快入睡。c.昏迷，是一种最为严重的意识障碍，表现为意识完全丧失、各种强刺激不能使其觉醒、无有目的的自主活动、不能自发睁眼。昏迷按严重程度可分为三级：浅昏迷，是指意识完全丧失，仍有较少的无意识自发动作，对周围事物及声、光等刺激全无反应，对强烈刺激如疼痛刺激可有回避动作及痛苦表情，但不能觉醒，吞咽反射、咳嗽反射、角膜反射以及瞳孔对光反射仍然存在，生命体征无明显改变。中昏迷，是指对外界的正常刺激均无反应，自发动作很少，对强刺激的防御反射、角膜反射和瞳孔对光反射减弱，大小便潴留或失禁，此时生命体征已有改变。深昏迷，是指对外界任何刺激均无反应、全身肌肉松弛、无任何自主运动、眼球固定、瞳孔散大、各种反射消失、大小便多失禁、生命体征已有明显改变、呼吸不规则、血压或有下降。②根据意识内容改变分为：a.意识模糊，表现为注意力减退、情感反应淡漠、定向力障碍、活动减少、语言缺乏连贯性、对外界刺激可有反应，但低于正常水平。b.谵妄，是一种急性的脑高级功能障碍，患者对周围环境的认识及反应能力均有下降，表现为认知、注意力、定向、记忆功能受损、思维推理迟钝、语言功能障碍、错觉幻觉、睡眠觉醒周期紊乱等，也可表现为紧张、恐惧和兴奋不安，甚至可出现冲动和攻击行为。病情常呈波动性，夜间加重，白天减轻，常持续数小时和数天。③特殊类型的意识障碍，包括去皮质综合征、无动性缄默、植物状态。

病因： ①运化痰饮（急性胰腺炎）。②主血脉畸形（主动脉夹层）。③酸盈（呼吸性酸中毒）。④藏精神亢（甲状旁腺功能亢进症）。⑤藏精神亢（甲状腺功能亢进症）。⑥藏神痰饮（脑型血吸虫病）。⑦藏神痰饮（艾滋病所致神经系统障碍、神经精神狼疮、脑炎、脑膜炎）、药毒（麻醉剂、镇静剂过量使用）。⑧藏神水壅（脑水肿）。⑨主血脉神少（心力衰竭）、主血脉神乱（心律失常）、藏神血少（脑缺血）。

病机： ①借助脾藏的散精功能［大量胰酶（胰蛋白酶、胰脂肪酶、弹力纤维酶、磷脂酶A2、血管舒张素以及激肽等）被激活并释放入血］，导致心藏藏神功能的固化结构恶血、水壅、畸形（磷脂酶A2将卵磷脂和脑磷脂转化为溶血卵磷脂，溶血卵磷脂具有强烈的细胞毒性和噬神经性，能直接溶解脑细胞膜上的磷脂结构，破坏血脑屏障，使毒素和胰酶进入脑组织，脑组织发生出血、水肿、局灶性坏死，甚至神经纤维脱髓鞘，破坏中枢神经系统白质的髓鞘结构），影响心藏的藏神功能。②导致心藏藏神功能的固化结构血少（累及颈动脉、头臂干，脑组织缺血），影响心藏的藏神功能。③影响心藏的藏神功能［一方面，酸中毒时生物氧化酶类活性受抑制，氧化磷酸化过程减弱，三磷酸腺苷（ATP）生成减少，脑组织能量供应不足；另一方面，pH值降低时，脑组织内谷氨酸脱羧酶活性增强，使 γ–氨基丁酸增多，抑制中枢神经系统］。④钙盈（高钙血症），影响心藏的藏神功能（Ca^{2+} 对细胞 Na^+ 内流具有竞争抑制作用，称膜屏障作用。高血钙时膜屏障作用增强，神经细胞兴奋性和传导性降低）。⑤借助肾藏的藏精功能（甲状腺激素分泌增多），肾藏的气化功能（细胞线粒体氧化过程加速，消耗大量能量，导致细胞缺氧及能量不足），影响心藏的藏神功能（造成皮质脑细胞损伤，称甲状腺毒性脑病）。⑥心藏藏神功能的固化结构畸形、痰饮（虫卵以卵栓的方式沉积于脑，脑实质细胞坏死和钙沉积；成虫或虫卵分泌的代谢产物），导致心藏的藏神功能异常。⑦影响心藏的藏神功能。⑧心藏藏神功能的固化结构畸形（颅内压力增高，压迫脑组织），导致心藏的藏神功能异常。⑨心藏藏神功能的固化结构氧亏（脑组织缺氧），导致心藏的藏神功能异常。

（十一）反应迟钝（unresponsive）

反应迟钝指无法如正常人一样对刺激做出适时的反应，表现为语量减少、讲话速度缓慢、应答迟钝，常有"脑子变笨的感觉"。

病因：①藏神畸形（大动脉粥样硬化型脑梗死）、藏神血团（心源性脑栓塞）。②藏精神少（甲状腺功能减退症）。③主血脉神少（心力衰竭）、主血脉神乱（心律失常）、藏神血少（脑缺血）。④藏神癥积（脑肿瘤）、藏水水壅（脑水肿）。⑤外伤（脑震荡、脑挫裂伤）。⑥藏神神失（阿尔茨海默病）。

病机：①心藏藏神功能的固化结构血少、畸形（大脑前动脉远端闭塞，额极与胼胝体缺血受损），影响心藏的藏神功能。②肾藏的藏精功能异常（甲状腺激素分泌减少），影响心藏的藏神功能（使神经细胞膜上 β 肾上腺素受体的数量和亲和力降低，神经细胞对儿茶酚胺的敏感性降低，中枢神经系统兴奋性降低）。③心藏藏神功能的固化结构氧亏（脑组织缺氧），导致心藏的藏神功能异常。④心藏藏神功能的固化结构畸形（压迫或侵入大脑皮层），导致心藏的藏神功能异常。⑤心藏藏神功能的固化结构畸形［脑组织（前额叶或颞叶）受损或死亡］，导致心藏的藏神功能异常。⑥心藏藏神功能的固化结构畸形（β - 淀粉样蛋白和 tau 蛋白聚集形成淀粉样斑块和神经原纤维缠结），导致心藏的藏神功能异常（影响神经信号的正常传递）。

（十二）精神不振（listlessness）

精神不振指人在生活、工作和学习过程中表现出来的生命活力低下，表现为目光呆滞、表情淡漠、健忘、嗜睡、少言寡语、倦怠乏力。生理状态下，常由繁忙、疲劳、睡眠不足所致。病理状态下，常见于抑郁症、脑缺氧、低血糖。

病因：①主气痰饮（病毒性肺炎）。②藏神水壅（先天性脑积水）。③藏神痰饮（结核性脑膜炎）。

病机：①肺藏的主气功能异常（肺通气、换气功能障碍），氧亏（低氧血症），影响心藏的藏神功能（脑细胞缺氧，细胞氧化磷酸化过程减弱，ATP生成减少，脑组织能量供应不足）。②心藏藏神功能的固化结构血少（颅内压增高，脑部供血减少），影响心藏的藏神功能（细胞氧化磷酸化过程减弱，ATP生成减少，脑组织能量供应不足）。③影响心藏的藏神功能（影响中枢神经系统）。

（十三）昏厥（fainting）

昏厥指突发性、短暂性、一过性的意识丧失，常由一时性、广泛性脑缺血、缺氧引起，表现为突然昏倒、不省人事、四肢厥冷、移时苏醒、醒后无失语、偏瘫等后遗症。根据发生病因分为：①心源性昏厥，由于心律失常、心肌梗死等原因引起心搏出量急骤降低所致。常见于房室传导阻滞、室性阵发性心动过速。②反射性昏厥，又分为迷走神经张力增高性昏厥、体位性晕厥（多在卧位转成直立时发生）、颈动脉窦过敏性昏厥。③排尿性昏厥，在排尿时或排尿后突然发生，多见于男性，尤易于夜间起床排尿或憋尿过长时出现。④脑源性昏厥，由于颅内外脑血管病变或血管运动中枢受损引致的昏厥。⑤肺源性昏厥，常见于慢性阻塞性肺部疾病或伴有肺气肿者。⑥失血失水性昏厥，可由各种原因引起的急性大量失血失水，有效循环量急骤减低所致。⑦高山适应性和低血糖性昏厥，系由吸入空气中氧含量和血糖含量不足所致。

病因：①主血脉痰饮（大动脉炎）。②主血脉畸形（主动脉夹层）。③主血脉畸形（主动脉瓣狭窄）。④主血脉畸形（卵圆孔未闭）。⑤主血脉畸形（先天性肺动脉瓣狭窄）。⑥主血脉畸形（先天性法洛四联症）。⑦主血脉畸形（肥厚型心肌病）。⑧主血脉神乱（房室交界区性心律失常）。⑨主血脉神乱（室性心律失常）。⑩主血脉神乱（窦性心律失常）。⑪主血脉痰饮（心肌炎）。⑫主气神乱（特发性肺动脉高压）、主气血团（肺血栓栓塞症）。⑬水亏（高渗性失水）。⑭碱盈（呼吸性碱中毒）。⑮糖亏（低血糖综合征）。

病机：①心藏主血脉功能的固化结构畸形（锁骨下动脉闭塞），导致心藏藏神功能的固化结构血少（虹吸作用引起患侧椎动脉中的血流逆行，进入患侧锁骨下动脉的远心端，导致椎基底动脉缺血），影响心藏的藏神功能（昏厥）。②心藏主血脉功能的固化结构血少（累及颈动脉、无名动脉引起动脉缺血），影响心藏的藏神功能（昏厥）。③心藏的主血脉功能异常（左心室血液排出受阻，一方面，劳力时外周血管扩张而心排出量不能相应增加，同时心肌缺血加重，心肌收缩力减弱引起心排出量进一步减少；另一方面，劳力停止后回心血量减少，左心室充盈量及心排出量下降）。④心藏的主血脉功能异常（当一过性或者是持续性右心压力增大时，未闭的卵圆孔存在右向左分流，动静脉血混合被送达身体各部）。⑤心藏的主血脉功能异常（右心室排血受阻，右心室后负荷过重，不能将体循环回流的血液充分输送至肺循环，心排血量减少）。⑥心藏的主血脉功能异常（肺动脉瓣狭窄造成血流入肺障碍，右心室排出的血液大部分经由心室间隔缺损进入骑跨的主动脉，肺部血流减少，而动静脉血在主动脉处混合被送达身体各部）。⑦活动时，借助肝藏的疏泄功能（交感神经兴奋），心藏的主血脉功能（室间隔发生不对称性增厚，导致左心室向外射血时流出道变狭窄，心排血量减少），导致心藏藏神功能的固化结构血少（脑部供血不足），影响心藏的藏神功能（短暂性意识丧失）。⑧心藏的主血脉功能异常（房室结折返性心动过速，心室率过快时，心室充盈不足，收缩期射血减少；或心动过速猝然终止，窦房结未能及时恢复自律性导致心搏停顿）。⑨心藏的主血脉功能异常（当发生心室扑动或心室颤动时，心室无效射血）。⑩心藏的主血脉功能异常（窦性停搏），导致心藏藏神功能的固化结构血少（脑组织血流量锐减），影响心藏的藏神功能（意识丧失）。⑪心藏的主血脉功能异常（病变涉及心肌与间质、心脏的起搏与传导系统，诱发心律失常，窦房结未能及时恢复自律性导致心搏停顿），导致心藏藏神功能的固化结构血少（脑组织血流量锐减），影响心藏的藏神功能（意识丧失）。⑫借助心藏的主血脉功能［或因右心室排血量减少，左心房回血量减少，左心室排血量减少；或因右心室后负荷（肺动脉压）增高，右心室壁张力增高，右心室扩大，右心功能不全，回心血量减少，静脉系统淤血，右心扩大致室间隔左移，使左心室功能受损，心排出量下降，体循环低血压］，导致心藏藏神功能的固化结构血少（大脑供血不足），影响心藏的藏神功能。⑬心藏的主血脉功能异常（有效循环血容量降低），导致心藏藏神功能的固化结构血少（脑部供血不足），影响心藏的藏神功能（短暂性意识丧失）。⑭脾藏的散精功能异常（血液 pH 升高，可通过玻尔效应增强 Hb 与 O_2 的亲和力，以致相同氧分压下血氧饱和度增加，Hb 不易将结合的 O_2 释放出），导致心藏藏神功能的固化结构氧亏（造成脑组织供氧不足），影响心藏的藏神功能（脑组织供能不足）。⑮心藏藏神功能的固化结构糖亏（脑组织葡萄糖供给不足），影响心藏的藏神功能（脑组织供能不足）。

（十四）失神（sopor）

失神即昏迷，指严重的意识障碍，表现为意识持续中断或完全丧失，按程度可分为轻度昏迷、中度昏迷、深度昏迷。轻度昏迷时各种反射活动存在，对疼痛刺激有逃避反应。血压、呼吸及脉搏无明显变化（也称半昏迷）。中度昏迷是对剧烈的疼痛刺激尚有反应。角膜反射及瞳孔对光反应迟钝，眼球无转动。呼吸及血压轻度改变。深度昏迷是全身肌肉松弛，各种反射均消失，对任何刺激无反应，出现呼吸抑制及循环衰竭或休克现象，大小便失禁。昏迷是临床上常见的危急症状，提示高级神经活动极度抑制，表现为对声、光、痛以及其他刺激的意识反应的消失。

病因：①瘀聚（急性白血病）。②散精畸形（酒精性肝病）。③酸盈（代谢性酸中毒、呼吸性酸中毒）、内湿（高血酮）。④藏精神少（肾上腺皮质功能减退症）。⑤藏精神少（甲状腺功能减退症）。⑥藏神痰饮（单纯疱疹病毒性脑炎；脑型血吸虫病）。⑦藏神内湿（克－雅病）。⑧藏神痰饮（神经精神狼疮）。⑨藏精神亢（抗利尿激素分泌过多，多见于抗利尿激素分泌异常综合征）。⑩主血脉畸形（主动脉瓣关闭不全）。⑪主血脉神少（心脏停搏与心脏性猝死）。⑫糖亏（低血糖）。⑬钙盈（高血钙）。⑭水亏（高渗性失水）。⑮钾亏（低血钾）。⑯碱盈（代谢性碱中毒）。

病机：①心藏藏神功能的固化结构瘀积（白血病细胞浸润脑实质），影响心藏的藏神功能（神经元细胞对外界刺激失去反应）。②借助脾藏的散精功能（乙醇代谢障碍，摄入的乙醇迅速透过大脑神经细胞膜），影响心藏的藏神功能［作用于网状结构突触后膜苯二氮䓬－γ－氨基丁酸（GABA）受体，阻断脑干网状结构上行激活系统的传递］。③直接影响心藏的藏神功能（体液 H^+ 增加使脑组织中谷氨酸脱羧酶活性增强，抑制性神经递质 γ－氨基丁酸生成增多）；或借助肾藏的气化功能（体液 H^+ 增加使生物氧化酶类活性受抑制，氧化磷酸化过程减弱，ATP 生成减少），影响心藏的藏神功能（脑组织能量供应不足，中枢神经系统功能受抑制）。④肾藏的藏精功能异常（糖皮质激素分泌不足），借助肾藏的气化功能（机体代谢障碍），糖亏（诱发低血糖），影响心藏的藏神功能（脑组织能量供应障碍，中枢神经系统功能受抑制）。

⑤肾藏的藏精功能异常（甲状腺激素分泌减少），一方面借助肾藏的气化功能（机体代谢降低），影响心藏的藏神功能（脑组织供能不足，中枢神经功能受抑制）；另一方面借助肺藏的主气功能（肺活量、肺泡换气功能减低，二氧化碳张力增加），影响心藏的藏神功能（产生二氧化碳麻醉，中枢神经功能受抑制）。⑥心藏的藏神功能异常（大脑半球功能完整性遭到破坏，网状结构功能损害和脑活动功能减退，大脑皮质不能维持一定的兴奋性）；心藏藏神功能的固化结构畸形（成虫或虫卵分泌代谢产物或虫卵以卵栓的方式沉积于脑引起脑病理变化，脑实质细胞坏死和钙沉积），影响心藏的藏神功能（中枢神经系统中毒或过敏反应）。⑦表现为心藏藏神功能的固化结构畸形（脑干网状激活系统受损），影响心藏的藏神功能（中枢神经系统功能受损）。⑧表现为心藏藏神功能的固化结构畸形（抗原-抗体复合物直接损伤中枢神经），影响心藏的藏神功能（中枢神经系统功能受损）。⑨肾藏的主水功能异常（体内水分潴留、尿钠排出增多），钠亏（出现低钠血症），借助脾藏的散精功能（水自细胞外向细胞内转移），导致心藏藏神功能的固化结构水壅（脑细胞肿胀和脑组织水肿，颅内压升高），影响心藏的藏神功能（中枢神经系统功能受损）。⑩心藏的主血脉功能异常（左心失代偿），导致肺藏主气功能的固化结构血壅（肺静脉回流受阻，肺循环淤血），影响肺藏的主气功能（肺通气、换气功能障碍），氧亏（二氧化碳潴留，引发低氧血症，高碳酸血症），影响心藏的藏神功能（中枢神经细胞酸中毒，功能受损）。⑪心藏的主血脉功能异常（血液循环停止），影响心藏的藏神功能（脑血流量急剧减少，脑组织缺血缺氧）。⑫影响心藏的藏神功能（神经细胞本身无能量贮备，其所需能量几乎完全依赖于血糖提供。血糖浓度降低，脑细胞能量来源减少，脑细胞功能障碍）。⑬影响心藏的藏神功能（对脑细胞产生毒性作用，抑制脑细胞正常电生理活动）。⑭影响心藏的藏神功能（脑细胞失水，脑细胞功能障碍）。⑮影响心藏的藏神功能（血钾是参与神经元胞体代谢的重要因子。低血钾时，神经元胞体代谢障碍，功能受损）。⑯脾藏的散精功能异常（血 HCO_3^- 增多，H^+ 浓度降低，血液 pH 值升高，使血红蛋白与 O_2 的亲和力增强，以致相同氧分压下血氧饱和度增加，血红蛋白氧离曲线左移，血红蛋白不易将结合的 O_2 释放出），影响心藏的藏神功能（脑组织供氧不足，中枢神经系统功能受抑制）。

（十五）无动性缄默（akinetic mutism）

无动性缄默也称醒状昏迷、迁延性植物状态、睡眠过度症、深睡眠状态，是指间脑不完全损害使大脑皮质得不到足够的来自上行网状激活系统的兴奋冲动所引起的一种意识障碍，表现为有反射性四肢运动、无随意运动、无自发言语、无情绪反应、二便失禁、尚能吞咽、肌肉松弛、无锥体束征、存在觉醒－睡眠周期。

病因：藏神内湿（克－雅病）、藏神血团（脑栓塞）、外伤（颅脑外伤）、藏神癥积（松果体瘤、转移瘤）、藏神痰饮（脑炎）、药毒（安眠药中毒）、藏神水壅（脑水肿）、藏神畸形（多发性硬化）。

病机：影响心藏的藏神功能（脑干上部或丘脑的网状激活系统及前额叶－边缘系统受损）。

（十六）去皮质状态（decorticate state）

去皮质状态又称去皮质综合征、植物人状态，是指双侧大脑皮质广泛性损害，皮质功能丧失而皮质下功能保存的一种特殊意识状态，表现为意识丧失，仅保留呼吸、代谢、排泄和分泌等最低级的生命功能及对光反射、角膜反射和痛觉逃避。

病因：①藏精神亢（甲状腺功能亢进症）。②藏神恶血（脑出血）、藏神血团（大面积脑梗死）、藏神水壅（脑水肿）、外伤（头部外伤）、藏神痰饮（脑炎、脑膜炎）、藏神癥积（脑肿瘤）、杂毒（重金属中毒）。

病机：①借助肾藏的藏精功能（甲状腺激素分泌增多），肾藏的气化功能（线粒体氧化过程加速，供能物质消耗过多），影响心藏的藏神功能（神经细胞能量不足，大脑皮质功能丧失）。②影响心藏的藏神功能（大脑皮质功能丧失）。

（十七）意志减退（avolition）

意志减退也称动机减退，指个体在面对任务或目标时，表现出缺乏足够的动力和决心去完成，常表现为注意力不集中、缺乏积极性、拖延、放弃目标。

条件：社会（经历重大生活变故，如失业、丧亲、疾病）。

病因：①藏精神少（肾上腺皮质功能减退症）。②藏血恶血（脑出血）、藏血畸形（大动脉粥样硬化型脑梗死）、藏神血团（心源性脑栓塞）、藏血癥积（颅内肿瘤）、糖亏（低血糖）、藏精神少（甲状腺功能减退）。③藏神神乱（强迫症、焦虑症、抑郁症、精神分裂症）。

病机：①影响肾藏的主水功能（水钠排泄增多），钠亏（低钠血症），导致心藏的藏神功能异常（神经细胞外液中的钠离子浓度下降，从而破坏细胞内外液的电位差，使神经元膜电位变得不稳定）。②心藏的藏神功能异常（大脑的前额叶皮层和基底节损伤或功能失调，导致意志力减弱）。③心藏的藏神功能异常［神经递质（血清素、多巴胺和去甲肾上腺素）释放不平衡，导致意志力减弱］。

（十八）失语（aphasia）

失语是指语言功能的障碍，主要分为：①运动性失语：听得懂但无法用言语表达，此类损伤为运动神经中枢受到损伤，即布罗卡语言区受到损伤会出现此类表现。②感觉性失语：听不懂但能用言语表达，但可能经常说错话，此为听觉的语言中枢受到破坏导致，即韦尼克区受到破坏导致。③混合性失语：既听不懂也无法用言语表达，此类通常为运动和听觉语言中枢均受损。此类损伤多为左侧半球脑血管病导致，如脑出血、脑血栓形成或脑梗死等，都可能导致混合性失语。

病因：①主血脉畸形（卵圆孔未闭）、主血脉血团（血栓、空气栓子或脂肪栓子）。②藏神血少（短暂性脑缺血发作、脑动脉盗血综合征）、藏神畸形（脑底异常血管网病、大动脉粥样硬化型脑梗死、脑分水岭梗死、脑淀粉样血管病）、藏神血团（心源性脑栓塞）。③藏神畸形（阿尔茨海默病、桥本脑病、弥漫性硬化）、藏神痰饮（脑型肺吸虫病、脑囊虫病、单纯疱疹病毒性脑炎、亚急性硬化性全脑炎、神经梅毒）、藏神癥积（颅内肿瘤）。④藏神痰饮（抗N-甲基-D-天门冬氨酸受体脑炎）。⑤藏神痰饮（神经精神狼疮）。⑥藏神神少（脑性瘫痪）。⑦藏神畸形（异染性脑白质营养不良）。⑧藏神畸形（进行性核上性麻痹）、外伤（脑外伤）。

病机：①心藏的主血脉功能异常［静脉系统微血栓（血栓、空气栓子或脂肪栓子）经未闭合的卵圆孔自右心房直接进入左心，再进入体循环和脑循环］，导致心藏藏神功能的固化结构血少（大脑中动脉供血区短暂性脑缺血，导致其供血的优势半球的大脑皮质语言功能区缺血），影响心藏的藏神功能。②表现为心藏藏神功能的固化结构血少（脑动脉供血的优势半球的大脑皮质语言功能区缺血），影响心藏的藏神功能。③影响心藏的藏神功能（大脑皮质语言功能区受损）。④心藏藏神功能的固化结构畸形［神经元细胞膜上的N-甲基-D-天门冬氨酸受体（N-methyl-D-aspartate receptor, NMDAR）减少］，影响心藏的藏神功能。⑤心藏藏神功能的固化结构畸形（直接杀伤中枢神经细胞），影响心藏的藏神功能。⑥心藏的藏神功能异常（中枢神经系统功能障碍）。⑦影响心藏的藏神功能（影响神经信号的传导）。⑧影响心藏的藏神功能（语言中枢受损）。

（十九）构音障碍（dysarthria）

构音障碍是指由于神经病变，与言语有关的肌肉麻痹、收缩力减弱或运动不协调所致的言语障碍。根据受损部位和症状可分为：①痉挛型构音障碍（中枢性运动障碍，一般表现为说话费力，音拖长，不自然的中断，音量、音调急剧变化、粗糙音、费力音、元音和辅音歪曲、鼻音过重）。②迟缓型构音障碍（周围性构音障碍，表现为不适宜的停顿、气息音、辅音错误、鼻音减弱）。③失调型构音障碍（小脑系统障碍，主要表现元音和辅音歪曲较轻，主要韵律以失常为主，声音的高低、强弱、呆板、震颤，以及初始发音困难、声音大、重音和语调异常、发音中断明显）。④运动过强型构音障碍（锥体外系障碍，构音器官的不随意运动破坏了有目的运动而造成元音和辅音的歪曲、失重音、不适宜的停顿、费力音、发音强弱急剧起伏、鼻音过重）。⑤运动过弱型构音障碍（锥体外系障碍，由于运动范围和速度受限，发音为单一音量、单一音调、重音减少、有呼吸音或失声现象）。⑥混合型构音障碍（运动系统多重障碍，其表现为上述各种症状的混合，多种或单一不定）。

病因：①藏神痰饮（抗 N- 甲基 -D- 天门冬氨酸受体脑炎）。②藏神痰饮（神经精神狼疮）。③藏神神少（脑性瘫痪）。④藏神畸形（异染性脑白质营养不良）。⑤藏神畸形（进行性核上性麻痹）。⑥藏神痰饮（自身免疫性脑炎）、藏神畸形（脑梗死）、藏神恶血（脑出血）、外伤（头部受到外力撞击）、藏神内湿（帕金森病）、藏神畸形（多发性硬化、肌萎缩侧索硬化）。

病机：①心藏藏神功能的固化结构畸形［神经元细胞膜上的 N- 甲基 -D- 天门冬氨酸受体（N-methyl-D-aspartate receptor，NMDAR）减少］，影响心藏的藏神功能。②心藏藏神功能的固化结构畸形（直接杀伤中枢神经细胞），影响心藏的藏神功能。③心藏的藏神功能异常（中枢神经系统功能障碍）。④影响心藏的藏神功能（影响神经信号的传导）。⑤影响心藏的藏神功能（语言中枢受损）。⑥心藏的藏神功能异常（语言中枢及相应的联络纤维受损）。

（二十）语言表达障碍（expressive language disorder）

语言表达障碍指口头及书面表达困难，但有正常的语言理解能力。

病因：①藏神神少（额颞叶痴呆）。②藏神血少（缺血性脑卒中）、藏神恶血（出血性脑卒中）、藏神畸形（颅内动脉瘤破裂）、藏神痰饮（脑膜炎、脑炎）。③藏神畸形（多发性硬化症）。④藏神内湿（帕金森病）、藏神畸形（亨廷顿病）。

病机：①表现为心藏的藏神功能异常（优势半球颞上回后部损害）。②表现为心藏的藏神功能异常（语言中枢受损）。③表现为心藏藏神功能的固化结构畸形（中枢神经系统脱髓鞘），影响心藏的藏神功能（影响神经信号的传导速度和效率）。④表现为心藏藏神功能的固化结构畸形（大脑皮层和基底神经节受损），影响心藏的藏神功能（干扰语言组织和产生）。

（二十一）语义损害（semantic damage）

语义损害指语言流利，语法正确，但不能理解单词的含义，找词困难，语言不能被他人理解，丧失物品常识，伴有不同程度的面孔失认，命名性失语是其特征性表现。

病因：藏神神少（额颞叶痴呆、阿尔茨海默病）、藏神恶血（脑卒中）、藏神癥积（脑部肿瘤）。

病机：表现为心藏的藏神功能异常（优势半球颞中回后部损害）。

（二十二）言语贫乏（poverty of speech）

言语贫乏是一种以言语量的减少、自发言语及对问题的回答从简单到无应答为特点的一种精神病理状态。回答多模糊，缺乏实际内容，空洞。

病因：藏神神乱（精神分裂症）、藏神畸形（中风）、藏神神失（阿尔茨海默病）、藏神痰饮（脑炎、脑膜炎）、外伤（头部创伤）、藏神内湿（帕金森病）。

病机：心藏的藏神功能异常［语言中枢（左半球的额下回、颞上回）功能障碍］。

（二十三）失用（apraxia）

失用指在意识清楚、语言理解功能及运动功能正常情况下，患者丧失完成有目的的复杂活动的能力。

病因：①藏神血少（短暂性脑缺血发作）、藏神畸形（脑底异常血管网病）、藏神内湿（脑淀粉样血管病）。②藏神神失（阿尔茨海默病）、藏神痰饮

（桥本脑病、亚急性硬化性全脑炎）、藏神癥积（脑部肿瘤）、外伤（头部受到物理损伤）、藏神内湿（帕金森病）、杂毒（重金属中毒）。

病机：①表现为心藏藏神功能的固化结构血少［脑动脉供血的顶叶前部和中央前回缺血，优势侧缘上回（缘上回属于顶下小叶前部）缺血］，导致心藏的藏神功能异常，影响脾藏的主肌肉功能。②心藏的藏神功能异常（双侧大脑半球、优势半球顶叶、双侧或对侧皮质运动区、非优势半球顶叶、顶枕联合区和/或非优势侧顶叶受损），影响脾藏的主肌肉功能。

（二十四）面容呆板（dull face）

面容呆板指面部表情肌活动受抑制。

病因：①胎弱（45，XO 的嵌合型、X 短臂和长臂缺失、47，XXX，常引发女性性发育异常）。②藏神内湿（帕金森病）。

病机：①肾藏的全形功能异常（体格发育异常），表现为心藏的藏神功能异常，影响脾藏的主肌肉功能（表情肌活动受抑制）。②心藏藏神功能的固化结构畸形（基底节内多巴胺能神经元减少），导致心藏的藏神功能异常（运动调节失衡），影响脾藏的主肌肉功能（影响面部肌肉的精细运动控制）。

（二十五）运动迟缓（bradykinesia）

运动迟缓是指随意运动减少，动作缓慢、笨拙的症状。

病因：①藏神畸形（多系统萎缩）、藏神神少（路易体痴呆）、藏神内湿（克－雅病）。②藏神内湿（帕金森病）。③藏神痰饮（脑炎、脑膜炎）、藏神癥积（颅脑肿瘤）、外伤（颅脑外伤）。

病机：①心藏藏神功能的固化结构畸形（神经元变性坏死），导致心藏的藏神功能异常，影响脾藏的主肌肉功能。②心藏藏神功能的固化结构畸形（黑质的多巴胺能神经元损失），导致心藏的藏神功能异常（基底节功能障碍），影响脾藏的主肌肉功能。③心藏藏神功能的固化结构畸形（损伤大脑运动区域），导致心藏的藏神功能异常，影响脾藏的主肌肉功能。

第二节　主血脉症状

　　心藏的主血脉（循环）功能是指循环系统、循环属动力系统和循环属脉管系统为血液和淋巴液循环提供动力和管道的功能。其中，循环系统包括心血管系统和淋巴系统，心血管系统由心、动脉、毛细血管、静脉和血液组成，淋巴系统由淋巴管道、淋巴组织、淋巴器官和淋巴液组成；循环属动力系统由为血液和淋巴液循行提供动力和固定保护的心肌、平滑肌、骨骼肌及运动相关体液（如心包腔内的浆液）组成；循环属脉管系统由分布于循环系统和循环属动力系统的动脉、静脉、淋巴管、血液、淋巴液组成。主血脉功能的固化结构和功能态势异常表现的症状称主血脉症状，共有 34 个。

一、主血脉畸形

（一）面色红赤（red complexion）

面色红赤指面部毛细血管扩张充血，根据发生原因分为生理性面赤和病理性面赤。生理性面赤常见于环境温度高、情绪激动、紫外线照射；病理性面赤常见于发热、过敏、内分泌失调。

病因：①过劳（剧烈运动）、外热（环境高温、热水浴）。②藏精神亢（甲状腺功能亢进）。③逆气（接触或进食过敏原）、淫气（结核分枝杆菌）。④气化神乱（糖尿病）。⑤藏精神亢（库欣综合征）。⑥藏神神乱（愤怒、激动、害羞）、主血脉神亢（高血压）。⑦主血脉畸形（面部血管扩张症）。⑧生育神乱（更年期综合征）。

病机：①肝藏的疏泄功能异常（交感神经兴奋），借助肾藏的气化功能（产热增多；散热减少），导致心藏主血脉功能的固化结构血壅（皮肤毛细血管扩张、充血以增加散热）。②肾藏的藏精功能异常（甲状腺激素分泌增多），借助肾藏的气化功能（能量代谢增强，基础体温上升），肝藏的疏泄功能（兴奋皮肤热觉感受器，信号传至下丘脑的体温调节中枢，调节散热结构），导致心藏主血脉功能的固化结构血壅（皮肤毛细血管扩张、充血以增加散热）。③肾藏的全形功能异常（过敏性炎症），导致心藏主血脉功能的固化结构血壅（皮肤毛细血管扩张、充血）。④肾藏的气化功能异常（能量代谢增强，基础体温上升），导致心藏主血脉功能的固化结构血壅（小动脉和毛细血管扩张以增加散热）。⑤肾藏的藏精功能异常（皮质醇分泌增多），借助肾藏的全形功能（蛋白质分解增加，合成减少，皮肤变薄），导致心藏主血脉功能的固化结构血壅（皮下毛细血管清晰可见，而见"多血质外貌"）。⑥肝藏的疏泄功能异常（交感神经功能紊乱），导致心藏主血脉功能的固化结构血壅（面部血管扩张充血）。⑦心藏主血脉功能的固化结构血壅（表皮基底细胞老化、毛细血管弹性纤维缺损，导致毛细血管扩张或移位至表皮层）。⑧肾藏的藏精功能异常（雌激素能够促进血管内皮功能，帮助血管保持弹性和正常的舒张功能。雌激素水平下降），导致心藏主血脉功能的固化结构血壅（血管舒缩功能障碍，面部血管扩张充血）。

（二）面色苍白（pale complexion）

面色苍白是由面部毛细血管充盈不足或毛细血管强烈收缩引起的异常表现。

病因：①藏精痰饮（甲状腺炎、甲状腺功能减退）。②主血脉畸形（心包积液及心脏压塞）。③藏神神乱（受到惊吓、情绪剧烈波动）、殊态（疼痛）、过劳（长期疲劳）、出血（大出血）、主血脉神少（休克）。④主血脉神少（低血压）。⑤血虚（贫血）、营亏（营养不良）。⑥藏精痰饮（慢性肾炎）。⑦杂毒（铅中毒）。

病机：①肾藏的藏精功能异常（甲状腺激素分泌减少），影响肾藏的气化功能（基础代谢率降低，为减少散热），导致心藏主血脉功能的固化结构血少（单位时间内流经毛细血管的血流量减少，面部毛细血管充盈不足）。②心藏主血脉功能的固化结构血少（心脏扩张受限，心室舒张期充盈减少，输出量降低，单位时间内流经毛细血管的血流量减少）。③借助肝藏的疏泄功能（交感神经兴奋），导致心藏主血脉功能的固化结构血少（周围毛细血管收缩，局部血流量减少）。④心藏主血脉功能的固化结构血少（面部及其他皮肤组织的血液灌注不足）。⑤肾藏的全形功能异常（血红蛋白减少），表现为心藏主血脉功能的固化结构血少。⑥肾藏的藏精功能异常（促红细胞生成素分泌减少），肾藏的全形功能异常（红细胞产生减少），表现为心藏主血脉功能的固化结构血少。⑦肾藏的全形功能异常（血红蛋白合成障碍、铅溶血），表现为心藏主血脉功能的固化结构血少。

（三）面色发青（blue complexion）

面色发青即面部皮肤表现为青紫色。

病因：①主血脉神乱（心脏病、雷诺病）、主气神乱（呼吸道阻塞、高山反应）、杂毒（一氧化碳中毒）。②外寒（环境寒冷）。

病机：①表现为心藏主血脉功能的固化结构瘀血（组织缺氧，面部皮肤颜色呈现青紫）。②肝藏的疏泄功能异常（交感神经兴奋，释放去甲肾上腺素等神经递质），导致心藏主血脉功能的固化结构瘀血（作用于血管平滑肌，皮肤、四肢血管收缩，血液循环受阻，面颊、嘴唇等处出现青紫）。

（四）颈静脉怒张（varicose jugular vein）

颈静脉怒张指患者取 30°～45° 的半卧位时颈外静脉充盈高度超过锁骨上缘至下颌角距离的下 2/3，其产生机制是右房压力的升高或颈静脉回流受阻，使颈静脉压增高，常见于右心衰竭、缩窄性心包炎、心包积液或上腔静脉阻塞综合征。

病因：①藏精畸形（弥漫性非毒性甲状腺肿）。②主血脉畸形（心包积液及心脏压塞）。③主血脉神少（限制型心肌病）。④主血脉畸形（慢性肺源性心脏病、心脏瓣膜疾病）。⑤主血脉痰饮（缩窄性心包炎）。⑥主血脉神乱（上腔静脉综合征）。

病机：①心藏主血脉功能的固化结构血壅（胸骨后甲状腺肿使头部、颈部和上肢静脉回流受阻，导致颈静脉压升高，颈静脉呈异常充盈状态）。②心藏主血脉功能的固化结构血壅（心脏受压，心包内压力上升，心室舒张期充盈受阻，静脉回流受阻，导致颈静脉压升高，颈静脉呈异常充盈状态）。③心藏主血脉功能的固化结构血壅（心室壁僵硬、充盈受限，心室舒张功能减低，心房后负荷增加使心房逐渐增大，静脉回流受阻，导致颈静脉压升高，颈静脉呈异常充盈状态）。④借助心藏的主血脉功能（右心室肥厚，心输出量降低，上下腔静脉回流受阻），导致心藏主血脉功能的固化结构血壅（静脉异常充盈）。⑤心藏主血脉功能的固化结构血壅（心包的纤维化或钙化，心脏舒张受限，上腔静脉回流受阻，血液无法顺畅地从头颈部及上肢返回心脏，造成颈静脉怒张）。⑥表现为心藏主血脉功能的固化结构血壅（上腔静脉回流受阻，血液无法顺畅地从头颈部及上肢返回心脏，造成颈静脉怒张）。

（五）肝颈静脉回流征阳性（hepatojugular reflux sign positive）

肝颈静脉反流征阳性是指当右心衰引起肝淤血肿大时，用手压迫肝，颈静脉出现较为明显怒张的症状。

病因：①主血脉畸形（肺源性心脏病、肥厚型心肌病）。②主血脉神少

（右心衰竭）、主血脉畸形（扩张型心肌病）。③主血脉畸形（三尖瓣狭窄）。

病机：①借助心藏的主血脉功能（右心室肥厚，心输出量降低，上下腔静脉回流受阻），导致心藏主血脉功能的固化结构血壅（静脉异常充盈）。②借助心藏的主血脉功能（心脏泵血功能下降，心输出量降低，上下腔静脉回流受阻），导致心藏主血脉功能的固化结构血壅（肝脏充血肿胀，肝静脉压升高）。③借助心藏的主血脉功能（右心房向右心室输送血液时阻力增大，导致右心房内压力升高，下腔静脉压力升高），导致心藏主血脉功能的固化结构血壅（血液在肝脏区域淤积，引起肝脏充血肿大，肝静脉压升高）。

（六）蛛丝红络（spider naevus）

蛛丝红络又称蜘蛛痣、蜘蛛状血管瘤，是指皮肤小动脉末端分支扩张所形成的痣状病变。

病因：殊期（孕妇、青少年发育期）、藏精神少（肝脏疾病、雌激素灭活功能障碍）

病机：肾藏的藏精功能异常（雌激素水平增高），导致心藏主血脉功能的固化结构畸形（导致皮肤表面的小血管新生和扩张，表现为中心点是一个略微隆起、颜色较深的小红点，周围有辐射状分布的毛细血管扩张形成的细小血管分支，类似红色蜘蛛）。

（七）发绀（cyanosis）

发绀又称发绀，是指血液中还原型血红蛋白增多，使皮肤、黏膜呈现青紫色的现象。广义的发绀还包括少数由于血液中含有异常的血红蛋白衍生物（如高铁血红蛋白、硫化血红蛋白等）所致的皮肤黏膜青紫。根据病因和发生机制的不同，发绀分为真性发绀（即血液中还原血红蛋白增多）和异常血红蛋白血症。根据其病因及临床特点，真性发绀又分为中心性发绀、周围性发绀和混合性发绀。其中，中心性发绀为各种原因（如心、肺疾患）引起动脉血氧饱和度降低所致。其特点为全身性，除肢端和面颊外，也见于躯干的皮肤和全身的黏膜（如舌、口腔的黏膜），且发绀的皮肤是温暖的。周围性发绀为各种原因导致的周围循环血流障碍所致。此时，流经周围毛细血管的血液速度缓慢、郁滞，组织耗氧率增加，当还原血红蛋白量达到或超过 50g/L 时就发生发绀。混合性发绀即中心性发绀与周围性发绀并存，可见于心功能不全。一方面因血液在肺内氧合不足致动脉血氧分压降低，另一方面为周围血流缓慢、毛细血管内脱氧过多所致。

病因：①主血脉畸形（房间隔缺损、室间隔缺损、动脉导管未闭）。②主血脉血团（深静脉血栓形成）。③主气神乱（急性呼吸窘迫综合征）。④主气血团（肺血栓栓塞症）。⑤主血脉畸形（二尖瓣狭窄、心包积液及心脏压塞）。⑥主血脉畸形（主动脉夹层）。⑦主气痰饮（病毒性肺炎、肺孢子菌肺炎、重症肺结核）、主气畸形（特发性肺纤维化、支气管扩张、尘肺）、主气神乱（支气管哮喘）、主气气壅（肺气肿）。⑧主血脉神乱（雷诺病）。⑨疏泄畸形（多发性神经病）。⑩主血脉神少（心脏停搏及心脏性猝死）。⑪气化畸形（高铁血红蛋白血症、硫化血红蛋白血症）、杂毒（亚硝酸盐中毒）。

病机：①心藏的主血脉功能异常（左房、左室的血液向右房、右室分流），导致心藏主血脉功能的固化结构畸形（右心房、右心室增大），肺藏的主气功能异常（肺动脉扩张，肺血流增多，持续的肺血流量增加导致肺淤血，肺血管顺应性下降，引起肺动脉高压），心藏的主血脉功能异常（右心系统压力高于左心系统的压力，血液由右向左分流），导致心藏主血脉功能的固化结构瘀血（超过心输出量的1/3静脉血未通过肺的氧合作用而进入体循环动脉）。②心藏的主血脉功能异常（静脉回流障碍），导致心藏主血脉功能的固化结构瘀血（还原血红蛋白淤积）。③导致心藏主血脉功能的固化结构瘀血（血中脱氧血红蛋白含量增多，皮肤发绀）。④借助肺藏的主气功能（呼吸运动受限，气体交换面积减少），导致心藏主血脉功能的固化结构瘀血（血中脱氧血红蛋白含量增多，皮肤发绀）。⑤心藏的主血脉功能异常（肺静脉回流受阻），导致肺藏主气功能的固化结构水壅（肺泡水肿），借助肺藏的主气功能（肺通气、换气功能障碍），导致心藏主血脉功能的固化结构瘀血。⑥心藏主血脉功能的固化结构畸形（压迫腹主动脉或髂动脉），借助心藏的主血脉功能（下肢血液循环障碍），氧亏（血中脱氧血红蛋白含量增多），导致肾藏全形功能的固化结构畸形（皮肤发绀）。⑦一方面，痰饮（炎症介质），导致肺藏主气功能的固化结构畸形（损伤气道组织），借助肝藏的疏泄功能（暴露迷走神经纤维，炎症介质刺激迷走神经），肺藏的主气功能（支气管平滑肌反射性增强，支气管痉挛，肺通气、换气功能障碍）；另一方面，肺藏主气功能的固化结构畸形（肺泡间隔大量单核细胞浸润，肺泡水肿，被覆含蛋白及纤维蛋白的透明膜，肺泡弥散距离增加），借助肺藏的主气功能（肺通气、换气功能障碍）；第三方面，肺藏主气功能的固化结构畸形（疾病后期，病变吸收后，肺纤维化），借助肺藏的主气功能（肺通气、换气功能障碍），导致心藏主血脉功能的固化结构瘀血（血中脱氧血红蛋白含量增多，皮肤发绀）。⑧心藏主血脉功能的固化结构血壅（肢端小动脉痉挛，毛细血管迂曲，静脉扩张充血，局部血流淤滞），导致心藏主血脉功能的固化结构瘀血（血中脱氧血红蛋白含量增多、皮肤发绀）。⑨肝藏的疏泄功能异常（自主神经功能紊乱），导致心藏主血脉功能的固化结构血壅（肢端小动脉痉挛，毛细血管迂曲，静脉扩张充血，局部血流淤滞），导致心藏主血脉功能的固化结构瘀血（血中脱氧血红蛋白含量增多，皮肤发绀）。⑩心藏的主血脉功能异常（血流停滞），导致心藏主血脉功能的固化结构瘀血（血中脱氧血红蛋白含量增多，皮肤发绀）。⑪心藏的主血脉功能异常（与氧结合的血红蛋白减少，血液运输氧气的能力下降）。

（八）周围血管扩张（peripheral vasodilation）

周围毛细血管扩张指皮肤或黏膜表面的毛细血管、细动脉和细静脉持续性扩张，表现为红色或紫红色的斑块，星状、线状或蜘蛛网状损害。

病因：①主血脉畸形（慢性肺源性心脏病）。②主血脉畸形（遗传性毛细血管壁薄弱、先天性毛细血管畸形）。③环境（长期处于高原缺氧环境）。④殊态（孕期）、药毒（使用含激素的药物）、杂毒（使用含激素的化妆品）。⑤全形痰饮（红斑狼疮）、全形畸形（酒渣鼻）。

病机：①酸盈［二氧化碳潴留、缺氧引起高碳酸血症、低氧血症和动脉血 pH 值下降（H^+ 增多）］，影响心藏的主血脉功能［由于钾氢交换，细胞外钾离子增多，产生类似高钾血症的效果。此时，内外钾离子电化学梯度减小，钾漏通道钾离子外流减少，静息电位相对上移（绝对值减小），钠通道激活不足，导致钠内流减少，钠钙交换减弱，钙内流减少，平滑肌细胞钙调蛋白（CaM）相关下游蛋白功能抑制，平滑肌收缩下降，毛细血管扩张］。②表现为心藏的主血脉功能异常（血管壁结构异常导致不能正常收缩）。③影响心藏的主血脉功能（促使血管代偿性扩张）。④借助肾藏的藏精功能（雌激素水平升高），影响心藏的主血脉功能（减少细胞内钙离子浓度，降低平滑肌的收缩力，导致毛细血管舒张）。⑤影响心藏的主血脉功能［炎症介质（组胺、前列腺素、白细胞介素和肿瘤坏死因子 α）作用于血管内皮细胞，引起血管平滑肌松弛，导致血管扩张］。

（九）肢端潮红（flushing of extremities）

肢端潮红指肢端血管阵发性扩张引发的手指、脚趾等四肢远端部位的皮温升高、皮肤发红或红斑现象，环境温度升高可诱发或加剧。

病因： ①主血脉血壅（红斑性肢痛症）。②痰饮（过敏反应）。③药毒（血管活性药物或激素类药物）、生育神乱（更年期综合征）、藏精神亢（甲状腺功能亢进）、外热（长期处于高温环境）、恶习（饮酒）、偏食（辛辣食物刺激）。④主血脉神乱（雷诺病）。

病机： ①心藏的主血脉功能异常（末梢血管运动功能失调，微循环调节功能障碍，毛细血管前括约肌持续收缩，动静脉短路），导致心藏主血脉功能的固化结构血壅（血液灌注量增加伴肢端阵发性剧烈疼痛，多在受热、劳累后发作）。②心藏主血脉功能的固化结构水壅、血壅（肢端血管神经性水肿，充血潮红）。③心藏主血脉功能的固化结构血壅（血管舒缩功能异常，肢端血管充血潮红）。④表现为心藏主血脉功能的固化结构血壅（发病后期，肢端小动脉痉挛解除，动脉充血，皮肤发红）。

（十）肢端缺血（ischemia of extremities）

肢端缺血又称外周动脉疾病（peripheral artery disease，PAD），是指四肢远端（如手指、脚趾）由于血液供应不足而出现的一系列临床症状和病理改变，表现为肢端发凉、苍白或发绀，间歇性跛行（行走一段距离后因下肢疼痛需要休息），静息痛（静息时感到剧烈疼痛），肢体麻木、刺痛或异样感觉、脉搏减弱或消失、水肿、皮肤变薄、指（趾）甲生长缓慢、溃疡、感染甚至坏疽。

病因： ①疏泄畸形（吉兰-巴雷综合征）。②年龄（年龄增长）、主血脉神亢（高血压），散精内湿（高血脂）、气化神乱（糖尿病）。③主血脉痰饮（血管炎）。④主血脉痰饮（血栓闭塞性脉管炎）、主肌肉痰饮（皮肌炎）。⑤主气神乱（特发性肺动脉高压）⑥全形痰饮（系统性红斑狼疮）、全形畸形（系统性硬化症）。⑦主血脉神乱（雷诺病）。

病机： ①表现为肝藏疏泄功能的固化结构畸形（自主神经脱髓鞘、轴索变性），肝藏的疏泄功能异常（自主神经功能障碍），影响心藏的主血脉功能（末梢血管运动功能失调，微循环调节功能障碍，毛细血管前括约肌持续收缩，动静脉短路，局部血液灌注量增加，营养通路血管内灌注量不足，患处组织缺血缺氧，营养障碍）。②心藏主血脉功能的固化结构畸形（血管壁发生粥样硬化病变，血管狭窄或闭塞），影响心藏的主血脉功能（供血减少）。③心藏主血脉功能的固化结构血团（血栓形成），影响心藏的主血脉功能（阻塞小动脉）。④心藏主血脉功能的固化结构痰饮、畸形（中小动脉为主的全层非化脓性炎症、血管腔狭窄甚至闭塞），影响心藏的主血脉功能（供血减少）。⑤心藏的主血脉功能异常（左心室功能受损，心排出量下降，体循环低血压），当受到低温或情绪刺激时，借助肝藏的疏泄功能（交感神经兴奋），影响心藏的主血脉功能（阵发性指、趾小动脉和微血管痉挛，限制血液供应而引起肢端缺血、缺氧）。⑥心藏主血脉功能的固化结构畸形（患处微循环血管减少，小血管壁增厚），当受到低温或情绪压力刺激时，借助肝藏的疏泄功能（交感神经兴奋），影响心藏的主血脉功能（阵发性指、趾小动脉和微血管痉挛，限制血液供应而引起肢端缺血、缺氧）。⑦表现为心藏的主血脉功能异常（发病初期肢端小动脉痉挛，毛细血管无血流进入，皮肤苍白）。

二、主血脉神乱

（一）心悸（palpitation）

心悸是一种自觉心脏快速跳动、飘动或拍打的感觉，常伴有恐慌感，不能自主控制。剧烈运动、劳累、情绪激动时可见心悸；饮酒、浓茶、咖啡，应用肾上腺素、阿托品、山莨菪碱（654-2）、氨茶碱等药物时可见心悸；发热、贫血、甲状腺功能亢进可见心悸；动脉导管未闭、主动脉瓣关闭不全、心律失常可见心悸。

病因：①主气血团（肺血栓栓塞症）。②主气水壅（胸腔积液）。③主气神乱（阻塞性睡眠呼吸暂停低通气综合征）。④藏精癥积（嗜铬细胞瘤）。⑤藏精癥积（胰岛素瘤）。⑥藏精神亢（甲状腺功能亢进症）。⑦疏泄畸形（多发性脑神经损害）。⑧主血脉痰饮（缩窄性心包炎、心肌炎）。⑨主血脉畸形（扩张型心肌病、肺源性心脏病）。⑩主血脉畸形（先天性三尖瓣下移畸形）。⑪主血脉神乱（房室交界区性心律失常）。⑫主血脉神乱（房性心律失常）。⑬主血脉神乱（室性心律失常）。⑭主血脉神乱（窦性心律失常）。⑮主血脉神乱（心血管神经症）。⑯主血脉神少（心力衰竭）。⑰糖亏（低血糖）。⑱水亏（高渗性失水）。

病机：①心藏的主血脉功能异常（右心室后负荷增高，右心扩大致室间隔左移，使左心室功能受损，心排出量下降），影响肾藏的主水功能（肾血流减少，肾素－血管紧张素－醛固酮系统被激活，增加水钠的重吸收），借助心藏的主血脉功能（有效循环血容量增高，心肌收缩力增强），影响心藏的藏神功能（心脏功能亢奋的信号经自主神经传至中枢）。②影响心藏的主血脉功能（压迫心脏，心脏舒张受限，心室充盈量减少，收缩期心室内压力上升速率增快，心室肌与心瓣膜的紧张度突然增加）；或借助肝藏的疏泄功能（受压迫的心脏排血量下降，主动脉弓和颈动脉窦的压力感受器兴奋，交感神经兴奋），导致心藏的主血脉功能异常（心率增加），影响心藏的藏神功能（心脏功能亢奋的信号经自主神经传至中枢）。③瘀血（动脉血 PO_2 降低、PCO_2 升高），借助肝藏的疏泄功能［外周化学感受器受到刺激，冲动沿迷走神经（分支分布于主动脉体）传入延髓孤束核，使延髓内心血管活动神经元的活动改变］，心藏的主血脉功能（心率加快，心肌收缩力加强），影响心藏的藏神功能（心脏功能亢奋的信号经自主神经传至中枢）。④肾藏的藏精功能异常（过量的肾上腺素和去甲肾上腺素分泌），借助心藏的主血脉功能（肾上腺素作用于心肌，传导系统和窦房结的 β_1 及 β_2 受体，增强心肌收缩性，加速传导加快心率，提高心肌的兴奋性，心排出量增加；去甲肾上腺素能激动心脏 β 受体，使心肌收缩力增强，心率加快，传导加速），影响心藏的藏神功能（心脏功能亢奋的信号经自主神经传至中枢）。⑤借助肾藏的藏精功能（胰岛素分泌增多），影响肾藏的气化功能（促进组织细胞摄取和利用葡萄糖），糖亏（血糖浓度降低），借助肝藏的疏泄功能（下丘脑的葡萄糖敏感神经元兴奋，启动位于下丘脑和脑干的自主神经中枢，肾上腺素能纤维兴奋，释放儿茶酚胺，与心肌上 β_1 受体结合），心藏的主血脉功能（心率加快，心肌收缩加强），影响心藏的藏神功能（心脏功能亢奋的信号经自主神经传至中枢）。⑥借助肾藏的藏精功能（甲状腺激素分泌增多），心藏的主血脉功能［甲状腺激素促进心肌细胞肌质网（是一种特殊的内质网，主要负责细胞内钙离子的储存和释放）释放 Ca^{2+}，激活与心肌收缩有关的蛋白质，增强肌球蛋白重链 ATP 酶的活性，从而加强心肌的收缩力，引起正性变力效应和变时效应；甲状腺激素能增加心肌细胞膜上 β 肾上腺素受体的数量和亲和力，提高心肌对儿茶酚胺的敏感性］，影响心藏的藏神功能（心脏功能亢奋的信号经自主神经传至中枢）。⑦影响肝藏的疏泄功能（迷走神经受损），借助心藏的主血脉功能（心肌耗氧量增加），影响心藏的藏神功能（心脏功能亢奋的信号经自主神经传至中枢）。⑧借助心藏的主血脉功能（心室舒张期扩张受限，充盈减少，每搏输出量下降，心率代偿性增快以维持心输出量），影响心藏的藏神功能（心脏功能亢奋的信号经自主神经传至中枢）。⑨心藏的主血脉功能异常（心排血量下降），借助肝藏的疏泄功能（交感神经兴奋、迷走神经抑制），影响心藏的主血脉功能（心率加快，心输出量增加）。⑩心藏的主血脉功能异常（房化的右室与右房收缩不协调，右房排空延迟，功能性右室充盈量减少，进入肺循环的血液量减少，左心充盈量减少，有效循环血容量减少，器官及组织缺氧），借助肝藏的疏泄功能（交感神经兴奋、迷走神经抑制），心藏的主血脉功能（增加心率，提高心排血量来代偿，心率加快，舒张期缩短，心室充盈量减少，收缩期心室内压力上升速率增快，使心室肌与心瓣膜的紧张度增加），影响心藏的藏神功能（心脏功能亢奋的信号经自主神经传至中枢）。⑪表现为心藏的主血脉功能异常（房室结折返性心动过速或房室折返性心动过速，心脏舒张期缩短，心室充盈量减少，收缩期心室内压力上升速率加快，使心室肌与心瓣膜的紧张度突然增加）。⑫表现为心藏的主血脉功能异常（当发生房性期前收缩时，代偿性间歇后的心室搏动强而有力，加之提前出现的搏动距离前一次心搏间歇较短，似连续心跳；当发生房性心动过速时，舒张期缩短，心室充盈量减少，收缩期心室内压力上升速率加快，使心室肌与心瓣膜的紧张度突然增加）。⑬表现为心藏的主血脉功能异常（当发生室性期前收缩时，代偿性间歇后的心室搏动强而有力，加之提前出现的搏动距离前一次心搏间歇较短，似连续心跳；当发生室性心动过速时心室率常达到 100 ～ 250 次 / 分，舒张期缩短，心室充盈量减少，收缩期心室内压力上升速率加快，使心室肌与心瓣膜的紧张度突然增加）。⑭表现为心藏的主血脉功能异常（发生慢 – 快综合征时，快速型房性心律失常的心室率过快，心脏舒张期缩短，心室充盈量减少，收缩期心室内压力上升速率加快，使心室肌与心瓣膜的紧张度突然增加）。⑮借助肝藏的疏泄功能（交感神经功能亢进），影响心藏的主血脉功能（心率加快），影响心藏的藏神功能（心脏功能亢奋的信号经自主神经传至中枢）。⑯心藏的主血脉功能异常（心排出量降低），借助肝藏的疏泄功能（交感神经兴奋），心藏的主血脉功能（心率加快），影响心藏的藏神功能（心脏功能亢奋的信号经自主神经传至中枢）。⑰心藏的藏神功能异常（位于下丘脑的葡萄糖敏感神经元可感受来自门静脉和其他内脏感觉系统传入的低血糖信号，启动位于下丘脑和脑干的自主神经中枢），借助肾藏的藏精功能（肾上腺髓质释放肾上腺素进入血液循环），心藏的主血脉功能（心肌内的交感神经末梢释放去甲肾上腺素，与心肌上 β 受体结合，使心率加快，心肌收缩加强），影响心藏的藏神功能（心脏功能亢奋的信号经自主神经传至中枢）。⑱心藏的主血脉功能异常（有效循环血容量降低），借助肝藏的疏泄功能（主动脉弓和颈动脉窦的压力感受器及交感神经兴奋），心藏的主血脉功能（心率加快，心肌收缩力加强），影响心藏的藏神功能（心脏功能亢奋的信号经自主神经传至中枢）。

（二）心悬（heart hanging）

心悬是指心悬空的感觉。

病因： ①主血脉神乱（心脏神经症）。②主血脉神乱（室性期前收缩、房性期前收缩）。

病机： ①表现为心藏的藏神功能（心悬空感）。②影响心藏的藏神功能（产生心悸、心悬空的感觉）。

（三）心脏杂音（cardiac murmur）

心脏杂音是指在心脏收缩或舒张过程中产生于心内或大血管内的吹风样、隆隆样或拍水样杂音，与正常心音比较，杂音频率高、持续时间长、振幅较小、基础波形较单纯。运动后或青少年快速生长发育期的轻微心脏杂音不属异常。

病因： ①主血脉畸形（先天性心脏病、风湿性心脏病、冠状动脉硬化性心脏病）。②主血脉痰饮（二尖瓣狭窄、主动脉瓣狭窄、自体瓣膜心内膜炎）。

病机： ①影响心藏的主血脉功能（血流产生湍流）。②心藏主血脉功能的固化结构畸形（引起瓣叶或瓣膜支持结构的损害，瓣膜关闭不全或瓣膜狭窄），影响心藏的主血脉功能。

（四）奔马律（gallop rthythm）

奔马律是指出现在第二心音后的附加心音，与原有的第一、第二心音组合而成的韵律。根据出现时间分为舒张早期奔马律、舒张晚期奔马律和重叠性奔马律。

病因： ①主血脉畸形（扩张型心肌病）。②主血脉神少（心力衰竭）、主血脉畸形（心肌梗死）。

病机： ①心藏的主血脉功能异常（心室扩大并收缩功能障碍，心室内血液潴留使舒张期负荷过重，心肌张力减低与顺应性减退，心室舒张时血液充盈引起室壁振动，产生病理性第三心音，常伴有心率加快，使第二心音与第三心音间距和第一心音与第二心音间距相仿）。②心藏的主血脉功能异常（心肌损伤、纤维化或顺应性下降，导致在舒张期不能有效填充，而心房血液仍快速注入，引起心室壁振动）。

（五）第一心音强度变化（first heart sound intensity change）

第一心音强度变化指心室肌的收缩，房室瓣突然关闭以及随后射血入主动脉等引起的机械波增强或减弱。

病因：①主血脉神乱（房性心律失常）。②主血脉神少（心脏传导阻滞）。③主血脉畸形（二尖瓣狭窄）。④主血脉畸形（二尖瓣关闭不全）。⑤主血脉畸形（心肌梗死、心肌病）。

病机：①心藏的主血脉功能异常（房性心动过速或心房扑动发生房室传导比例变化时或心房颤动时，心室充盈程度不一，心室收缩时心室内压力上升速度不断变化，两者均引发房室瓣位置不断变化，使瓣膜闭合产生的振动大小不断变化）。②影响心藏的主血脉功能［当发生一度房室传导阻滞或二度 I 型房室传导阻滞时，因 PR 间期时间延长或逐渐延长，即心电活动由心房传至心室引起心室收缩的过程延长或逐渐延长，使心室舒张期充盈过度并二尖瓣位置较高，第一心音因而变弱或逐渐变弱。完全性房室传导阻滞时若心室收缩正好即刻出现在心房收缩之后（心电图上表现为 QRS 波接近 P 波出现），心室在相对未完全舒张和未被血液充分充盈的情况下，二尖瓣位置较低，急速的心室收缩使二尖瓣迅速和有力地关闭使第一心音增强，称"大炮音"］。③心藏的主血脉功能异常（瓣口狭窄，心室充盈减少，导致心室开始收缩时二尖瓣位置低垂，瓣膜关闭时需经过较长距离，振动幅度增大，使得第一心音增强）。④心藏的主血脉功能异常（瓣膜不能完全闭合，导致瓣膜关闭时振动减小，第一心音减弱）。⑤心藏的主血脉功能异常（心肌收缩力减弱，瓣膜关闭力量减小，第一心音减弱）。

（六）第一心音分裂、第二心音分裂（first heart sound split, second heart sound split）

第一心音分裂为二尖瓣和三尖瓣的关闭时间明显不同步，时间相差 0.04s 以上所致。第二心音分裂为肺循环血量增多，右心排空时间延长，第二心音的肺动脉瓣成分明显落后于主动脉瓣成分，时间相差 0.03s 以上所致。

病因：主血脉神少（心脏传导阻滞）、主血脉畸形（肺动脉瓣狭窄、二尖瓣狭窄）、失术（人工心脏起搏）。

病机：导致心藏的主血脉功能异常（左、右心室收缩明显不同步，三尖瓣关闭明显迟于二尖瓣，则见第一心音分裂；肺动脉瓣关闭延迟主动脉瓣成分，则见第二心音分裂）。

（七）第二心音逆分裂（paradoxical splitting of second heart sound）

正常情况下左右心室舒张期不完全同步，吸气时右心血液回流较多，右室排空时间长，肺动脉瓣关闭进一步延迟，而左心回流未增加，可使第二心音的主动脉瓣成分与肺动脉瓣成分的距离加大。第二心音逆分裂又称反常分裂，为主动脉瓣关闭明显迟于肺动脉瓣关闭所致，在呼气末较明显而深吸气末不明显，见于完全性左束支传导阻滞、主动脉瓣狭窄、重度高血压等病理情况下。

病因： 主血脉神少（心脏传导阻滞）、主血脉畸形（主动脉瓣狭窄）、主血脉神亢（重度高血压）。

病机： 导致心藏的主血脉功能异常（左心室收缩晚于右心室，主动脉瓣闭合迟于肺动脉瓣闭合）。

（八）心尖部收缩期杂音（apex systolic murmur）

心尖部收缩期杂音是指二尖瓣关闭不全，左心室收缩期部分血液反流至左心房引发的心脏杂音，分为功能性杂音、相对性杂音和器质性杂音。

病因： 主血脉畸形（扩张型心肌病、二尖瓣关闭不全）。

病机： 表现为心藏主血脉功能的固化结构畸形（二尖瓣相对关闭不全），影响心藏的主血脉功能。

（九）三尖瓣区出现收缩期杂音（systolic murmur in the tricuspid area）

三尖瓣区出现收缩期杂音多因妊娠、剧烈运动、情绪激动引发。

病因： 主血脉畸形（肺源性心脏病、三尖瓣相对关闭不全）。

病机： 表现为心藏主血脉功能的固化结构畸形（右心扩大，三尖瓣相对关闭不全），影响心藏的主血脉功能。

（十）心脏性牵涉痛（cardiac referred pain）

心脏性牵涉痛是心脏缺血反射到身体表面所感觉的疼痛，特点为前胸阵发性、压榨性疼痛，可伴有其他症状，疼痛主要位于胸骨后部，可放射至心前区与左上肢，劳动或情绪激动时常发生，每次发作持续 3～5 分钟，可数日一次，也可一日数次，休息或用硝酸酯类制剂后消失。心脏性牵涉痛指心肌缺血或梗死时除引发心前区疼痛外，还表现为左肩、左臂尺侧或左颈部疼痛。

病因： ①主气血团（肺血栓栓塞症）、主气神乱（特发性肺动脉高压）。②主血脉血少（急性冠状动脉综合征）、主血脉痰饮（心包炎）。③主血脉癥积（主动脉瘤）、主血脉畸形（主动脉夹层）。

病机： ①心藏的主血脉功能及其固化结构异常（主动脉内低血压和右心室压力升高，使冠状动脉灌注压下降，心肌血流减少，特别是右心室内膜下心肌处于低灌注状态，加之肺血栓栓塞症时心肌耗氧增加，可致右心室心肌缺血、梗死），影响心藏的藏神功能（刺激心脏感觉神经纤维产生痛觉冲动，信号经 $T_1 \sim T_5$ 脊髓节段传至大脑皮质的痛觉中枢，并在途经相应脊髓节段的脊髓背角时，刺激处于同一区域内相邻近的躯体感觉神经元，从而对体表传入冲动产生易化作用，使平常不至于引起疼痛的刺激信号变为致痛信号，即牵涉痛）。②心藏主血脉功能的固化结构畸形（心肌缺血、梗死），影响心藏的藏神功能（刺激心脏感觉神经纤维产生痛觉冲动，信号经 $T_1 \sim T_5$ 脊髓节段传至大脑皮质的痛觉中枢，并在途经相应脊髓节段的脊髓背角时，刺激处于同一区域内相邻近的躯体感觉神经元，从而对体表传入冲动产生易化作用，使平常不至于引起疼痛的刺激信号变为致痛信号，即牵涉痛）。③影响心藏的藏神功能（肿瘤、夹层内的血肿刺激心脏感觉神经纤维产生痛觉冲动，信号经 $T_1 \sim T_5$ 脊髓节段传至大脑皮质的痛觉中枢，并在途经相应脊髓节段的脊髓背角时，刺激处于同一区域内相邻近的躯体感觉神经元，从而对体表传入冲动产生易化作用，使平常不至于引起疼痛的刺激信号变为致痛信号，即牵涉痛）。

（十一）心脏性胸痛（cardiac chest pain）

心脏性胸痛又称真心痛、心绞痛，是指一种由心肌缺氧（缺血）引起的短暂而反复出现的胸部疼痛或不适。

病因： ①主血脉神少（心脏传导阻滞）。②主血脉神乱（房室交界区性心律失常、室性心律失常、窦性心律失常）。③主血脉畸形（主动脉瓣狭窄）。④主血脉畸形（冠状动脉瘘）。⑤主血脉神亢（高血压）、脂盈（高血脂）、气化神乱（糖尿病）、主血脉痰饮（大动脉炎）。⑥主血脉癥积（主动脉瘤、主动脉夹层动脉瘤）。⑦主血脉痰饮（心肌炎、急性心包炎）。

病机：①心藏主血脉功能的固化结构血少（当病态窦房结综合征发生慢－快综合征，即心动过缓与房性快速型心律失常交替发作时，房性快速型心律失常时心脏舒张期时间变短，使心脏供血时间减少而供血不足；或心动过缓时心脏本身亦供血不足；或发生三度房室传导阻滞、室内传导阻滞的三分支阻滞时，心室率过慢亦使心脏本身供血不足），内湿（缺血缺氧的心肌内积聚过多的酸性代谢产物或多肽类物质），影响心藏的藏神功能（刺激心脏本身的自主神经传入神经末梢，经 $T_1 \sim T_5$ 交感神经节和相应的脊髓节段传至大脑）。②心藏主血脉功能的固化结构血少（房室结内折返性心动过速，若持续时间过长、心室率过快，心室舒张期减短，心肌缺血缺氧），内湿（酸性代谢产物与多肽类物质堆积），影响心藏的藏神功能（刺激心内自主神经的传入神经末梢，信号经 $T_1 \sim T_5$ 交感神经节与相应脊髓段传至大脑）。③心藏主血脉功能的固化结构血少（左心室血液排出受阻，左心室舒张期末压力升高，左心室代偿性肥厚，心腔顺应性降低，心肌耗氧和冠脉灌注阻力增加，冠脉血流储备降低，心内膜下心肌灌注减少，心肌缺血），内湿（缺血缺氧的心肌内积聚过多的酸性代谢产物或多肽类物质），影响心藏的藏神功能（刺激心脏本身的自主神经传入神经末梢，经 $T_1 \sim T_5$ 交感神经节和相应的脊髓节段传至大脑皮质）。④心藏主血脉功能的固化结构血少（冠状动脉面对高阻力的心肌血管床转向低阻力瘘道而直接回流入连接的心腔，远端冠状动脉血流量减少，心肌缺血缺氧），内湿（酸性代谢产物或多肽类物质堆积），影响心藏的藏神功能（刺激心脏本身的自主神经传入神经末梢，经 $T_1 \sim T_5$ 交感神经节和相应的脊髓节段传至大脑皮质）。⑤心藏主血脉功能的固化结构血少（冠状动脉狭窄，心肌缺血缺氧），内湿（心肌内积聚过多的酸性代谢产物或多肽类物质），影响心藏的藏神功能（刺激心脏本身的自主神经的传入神经末梢，经 $T_1 \sim T_5$ 交感神经节和相应的脊髓节段传至大脑皮质）。⑥影响心藏的藏神功能（主动脉壁紧张、受压或撕裂，壁内疼痛感受器被激活，产生疼痛）。⑦影响心藏的藏神功能（释放炎症介质刺激疼痛感受器，引起胸痛）。

（十二）心脏性胸闷（cardiac chest tightness）

胸闷是一种主观感觉，即呼吸费劲或气不够用，重者感到似有重物压在胸部。心脏性胸闷是指心脏疾病引发的胸闷。

病因：主血脉畸形（冠心病、心肌梗死、先天性心脏病、肺源性心脏病）、主血脉痰饮（心肌炎、风湿性心脏瓣膜病）、主血脉癥积（心脏肿瘤）。

　　病机：心藏主血脉功能的固化结构血少（心脏供血不足），影响心藏的藏神功能（刺激信号借助自主神经传导大脑）。

（十三）心脏性腹痛（cardiac abdominal pain）

心脏性腹痛即心脏疾病引发的上腹部疼痛。

　　病因：主血脉畸形（心包积液及心脏压塞）。

　　病机：影响心藏的藏神功能（心包腔压力增高、体积增大，压迫膈肌上部的胸膜，痛觉感受器兴奋，信号经传入神经传入大脑皮质）。

（十四）脉数（tachycardia）

　　脉数即心动过速，指成年人静息心率超过 100 次／分，婴幼儿静息心率超过 150 次／分。①根据冲动形成位置，分为窦性心动过速、房性心动过速、交界性心动过速、心房扑动、心房颤抖伴快速心室率反应、加速性室性自主心律、室性心动过速、心室扑动、心室颤动。②根据传导途径异常分为房室折返性心动过速、房室结内折返性心动过速、预激综合征。③根据引发原因分为生理性心动过速，常见于体位改变、体力活动、食物消化、妊娠、焦虑、恐惧、激动、饮酒、吸烟、饮茶等引起的心动过速；病理性心动过速，常见于高热、贫血、甲亢、出血、疼痛、缺氧、心衰和心肌病引起的心动过速。

　　病因：①酸盈（糖尿病酮症酸中毒）。②水亏（高渗性失水）。③藏精神亢（甲状腺激素分泌增多）、藏精痰饮（亚急性甲状腺炎）。④藏精癥积（嗜铬细胞瘤）。⑤钾亏（低血钾）。⑥酸盈（糖尿病酮症酸中毒）。⑦主血脉神乱（窦性心动过速、室上性心动过速）。⑧主气痰饮（上呼吸道感染、肺炎）、主运化痰饮（急性胃肠炎）。⑨统血病（出血类疾病）。

　　病机：①影响心藏的主血脉功能（H^+ 抑制 Ca^{2+} 与肌钙蛋白的结合，心肌收缩力下降，心率代偿性增加）。②借助肝藏的疏泄功能（主动脉弓和颈动脉窦的压力感受器兴奋，压力感受性反射减弱），影响心藏的主血脉功能（心率代偿性加快）。③影响心藏的主血脉功能〔甲状腺激素促进心肌细胞肌质网（是一种特殊的内质网，主要负责细胞内钙离子的储存和释放）释放 Ca^{2+}，激活与心肌收缩有关的蛋白质，增强肌球蛋白重链 ATP 酶的活性，从而加强心肌的收缩力，引起正性变力效应和变时效应；甲状腺激素能增加心肌细胞膜上 β 肾上腺素受体的数量和亲和力，提高心肌对儿茶酚胺的敏感性〕。④借助肾藏的藏精功能（过量的肾上腺素和去甲肾上腺素分泌），影响心藏的主血脉功能（肾上腺素作用于心肌，传导系统和窦房结的 β_1 及 β_2 受体，去甲肾上腺素能激动心脏 β 受体，使心肌收缩力增强，心率加快，传导加速）。⑤借助肝藏的疏泄功能（心肌静息电位绝对值减少，与阈电位之间的距离缩短），影响心藏的主血脉功能。⑥借助肝藏的疏泄功能［增高的 H^+ 兴奋主动脉体，冲动沿迷走神经（分支分布于主动脉体）传入延髓孤束核］，影响心藏的主血脉功能（心率加快）。⑦表现为心藏的主血脉功能异常（心脏传导系统异常）。⑧肾藏的气化功能异常（感染时，身体代谢率升高），影响心藏的主血脉功能（为了适应更高的代谢需求，心率会加快）。⑨心藏的主血脉功能异常（血容量减少，为了维持足够的循环血量和组织灌注，心脏通过增加心率来补偿，以保证重要器官的血液供应）。

（十五）脉迟（bradycardia）

正常成人静息心率的预期值为每分钟 60 ～ 100 次。脉迟即心动过缓，是指每分钟心脏搏动次数低于预期的心律失常，主要表现为每分钟心率低于 60 次。①根据引发原因分为生理性心动过缓，常见于健康的青年人、运动员与睡眠状态。病理性心动过缓，多见于窦性停搏、窦房阻滞、房室传导阻滞、病态窦房结综合征、急性心肌梗死、甲状腺功能低下、颅内压增高。②根据发生机制分为窦房结功能障碍（SND），是指窦房结和心房冲动形成障碍和 / 或冲动传导异常的综合征，包括窦性心动过缓（心率 < 50 次 / 分）、窦性停搏（停搏 > 3.0s）、窦房传导阻滞、慢 – 快综合征、变时性功能不全。房室传导阻滞，可分为一度、二度、三度房室传导阻滞，其中二度房室传导阻滞又包括二度型、二度型和高度房室传导阻滞。高度房室传导阻滞是指连续 3 个 P 波被阻滞的严重二度阻滞。

病因：①钾盈（高血钾）。②藏精神少（甲状腺功能减退症）。③主气神乱（阻塞性睡眠呼吸暂停低通气综合征）。④疏泄瘀积（颅内肿瘤）。⑤主血脉神少（房室传导阻滞）。⑥药毒（β 受体阻滞剂、钙通道阻滞剂）。

病机：①心藏的主血脉功能异常［静息电位减小，动作电位 0 期（除极化）的幅度变小，速度减慢，因而兴奋的扩布减慢，即传导性降低；电压依赖性钠离子通道处于备用状态的数量明显减少，甚至全部失活，心肌兴奋性降低甚至消失］。②肾藏的藏精功能异常（甲状腺激素分泌不足），影响心藏的主血脉功能（甲状腺激素能加强心肌细胞 L 型 Ca^{2+} 通道的活动能力，Ca^{2+} 能够加强心脏肌电活动、促进机械收缩和能量代谢。Ca^{2+} 对心肌细胞的促进作用减弱）。③肺藏主气功能的固化结构水壅（咽腔阻塞和长时间用力呼吸导致咽部炎症使组织充血水肿），借助肝藏的疏泄功能（导致迷走神经兴奋性增强），影响心藏的主血脉功能。④肝藏疏泄功能的固化结构水壅（颅内肿瘤细胞增生，脑脊液循环障碍，颅内高压形成），借助肝藏的疏泄功能［刺激延髓尾端内侧腹部网状结构（心血管中枢减压区）］，影响心藏的主血脉功能（脉搏减慢）。⑤表现为心藏的主血脉功能异常（心脏的电信号传导障碍）。⑥表现为心藏的主血脉功能异常（β受体阻滞剂能够阻断β-肾上腺素受体，减少心肌细胞对儿茶酚胺的反应；钙通道阻滞剂能够阻止钙离子流入细胞，减慢心脏的电活动）。

（十六）脉搏短绌（pulse deficit）

脉搏短绌指同一时间内测定的脉率少于心率，且脉搏强弱不等，快慢不一，是由于输出量较少的心脏跳动不足以引起外周动脉的搏动，常见于心肌炎、风湿性心脏病、冠状动脉粥样硬化性心脏病、快速心房颤动、频发室性期前收缩。

病因： 主血脉神乱（房性心律失常）、主血脉痰饮（心肌炎、风湿性心脏病）。

病机： 表现为心藏的主血脉功能异常（心房颤动伴快速心室率，许多心室搏动过弱以致未能开启主动脉瓣，或因动脉血压波太小，未能传导至外周动脉）。

（十七）脉结代（arrhythmia）

脉结代即心律失常，指由于窦房结激动异常或激动产生于窦房结以外，激动的传导缓慢、阻滞或经异常通道传导，即心脏活动的起源和（或）传导障碍导致心脏搏动的频率和（或）节律异常。

病因： ①藏精神亢（原发性醛固酮增多症）。②全形癥积（淋巴瘤）。③主血脉神乱（房性心律失常）。

病机： ①借助肾藏的藏精功能（醛固酮分泌过多），肾藏的主水功能（肾脏远曲小管和集合管对Na^+的重吸收增强，对水的重吸收增加，K^+的排出量增加），钾亏（血钾浓度降低），影响心藏的主血脉功能（心肌兴奋性增高，自律性增高，传导性降低，当心肌细胞内外钾浓度差值增大时，导致心肌细胞静息电位降低，钠离子内流的作用减弱，心肌细胞舒张期自动除极速度加快）。②影响心藏的主血脉功能（纵隔淋巴管瘤直接侵犯心肌或原发心脏淋巴瘤引起心脏传导系统障碍）。③心藏的主血脉功能异常（心房颤动时，房室结对快速心房激动的递减传导，引起心室极不规则的反应）。

三、主血脉神亢

（一）颈脉动甚（carotid pulse enhancement）

颈脉动甚即颈动脉搏动增强。生理状态下，情绪激动、剧烈运动可见颈脉动甚。

病因：①主血脉神亢（高血压）。②藏精神亢（甲状腺功能亢进症）。③主血脉畸形（主动脉瓣关闭不全）。④血虚（严重贫血）。⑤过劳（体力活动）、藏神神乱（情绪激动）。

病机：①表现为心藏的主血脉神亢（心脏为了将血液泵送到全身各部，必须增加输出量，使得大动脉压力增大，颈动脉搏动加强）。②借助肾藏的气化功能（新陈代谢加快），影响心藏的主血脉功能（心率增快，血流量增多，颈动脉搏动增强）。③影响心藏的主血脉功能（血液反流，颈动脉搏动增强，甚至可见"水冲脉"）。④脾藏散精功能的固化结构畸形（血红蛋白水平降低），影响心藏的主血脉功能（心脏需增加输出量以保证氧供，导致颈动脉的搏动强度增加）。⑤影响心藏的主血脉功能（心率加快，血压上升，心脏为了将血液泵送到全身各部，必须增加输出量，使得大动脉压力增大，颈动脉搏动加强）。

（二）剑突下心脏搏动增强（enhanced cardiac pulsation beneath the xiphoid process）

剑突下心脏搏动增强指心脏搏动时在胸骨正中线下方的剑突处可以明显触知心脏的跳动，常见于心功能增强、贫血、心律失常、心包炎、心脏瓣膜病。

病因：①主气神乱（肺动脉高压）。②主血脉畸形（肺源性心脏病）。③主血脉神乱（心房颤动或室上性心动过速）、过劳（剧烈运动）。④主血脉血少（心肌缺血）、主血脉畸形（心脏瓣膜病）。⑤主血脉癥积（腹主动脉瘤）。⑥血虚（贫血）。⑦主血脉痰饮（心包炎）。

病机：①影响心藏的主血脉功能（右心室为了克服增高的阻力而加强收缩，通过邻近的胸壁结构更强烈地传递至剑突区域）。②影响心藏的主血脉功能（肥大的右心室在每次收缩时，其力量更大，容易使剑突下方的心脏搏动更为显著）。③影响心藏的主血脉功能（心脏搏动速率加快，力度不均，剑突下感受到的搏动感增强）。④影响心藏的主血脉功能（心脏以增强收缩的方式来提高血液输出量，造成剑突下的搏动增强）。⑤心藏主血脉功能的固化结构畸形（腹主动脉异常扩张，压迫心脏），影响心藏的主血脉功能（心脏搏动在剑突下更加明显）。⑥脾藏散精功能的固化结构畸形（血红蛋白水平降低），影响心藏的主血脉功能（心脏需增加搏出量以补偿缺氧，引起心脏搏动增强）。⑦影响心藏的主血脉功能（心脏扩张受限，在心脏舒张期，由于心包的限制，心脏不能充分充盈，而在收缩期，心脏必须施加更大的力量来克服这种限制，导致心脏搏动增强）。

（三）脉实（increased myocardial contractility）

脉实即心肌收缩力增强，指心肌的收缩效能提高，每次搏动时泵出血液的能力增强，以致腕部桡动脉（中医称寸口）波动强劲有力。生理状态下，运动、应激等常见脉实。

病因：①主血脉神亢（高血压）。②藏精神亢（甲状腺功能亢进）。③药毒（正性肌力药物、儿茶酚胺类药物、排钠利尿药、磷酸二酯酶抑制剂）。

病机：①心藏主血脉功能的固化结构畸形（心肌代偿性肥厚），影响心藏的主血脉功能（初期表现为心肌收缩力增强）。②肾藏的气化功能亢进（代谢率升高），影响心藏的主血脉功能（初期表现为心肌收缩力增强）。③影响心藏的主血脉功能（初期表现为心肌收缩力增强）。

四、主血脉神少

（一）心音减弱（diminished heart sound）

心音（heart sound）是指心脏瓣膜关闭和血液撞击心室壁、大动脉壁引起的机械波产生的声音。其中，第一心音音调较低、持续时间较长（0.10～0.12s）。出现在心室收缩期，是心室开始收缩的标志，主要由房室瓣关闭及相伴随的心室壁运动形成。第二心音音调较高、持续时间较短（0.08～0.10s）。出现在心室舒张期，是心室开始舒张的标志，主要由动脉瓣关闭等形成。第三心音发生在第二心音后 0.10 ～ 0.20s，频率低，其产生与血液快速流入心室使心室和瓣膜发生振动有关。第四心音由心房收缩引起，也称心房音。心音减弱常见于急性心肌梗死、暴发性心肌炎、扩张型心肌病、大量的心包积液等患者。

病因：①主血脉畸形（扩张型心肌病）。②主血脉痰饮（心包炎）、主血脉畸形（心包积液）。③主血脉神少（房室传导阻滞）。④主血脉畸形（二尖瓣关闭不全、主动脉瓣关闭不全或狭窄）。⑤主血脉神少（心力衰竭、休克）。

病机：①心藏的主血脉功能异常（左心室或双心室收缩功能障碍，心脏舒张时血流突然减速引起主动脉瓣膜、肺动脉瓣膜关闭振动减弱；心脏收缩期房室瓣关闭时振动减弱）。②影响心藏的主血脉功能（心包腔内存在积液，不利于心音的有效传导；心脏压塞造成心脏的扩张收缩能力明显下降，导致瓣膜关闭声音变小）。③影响心藏的主血脉功能（影响心脏的电传导，导致心音减弱）。④影响心藏的主血脉功能（瓣膜关闭不全时血液反流，减少前向血流，瓣膜狭窄时血流受阻，均可影响心音的强度）。⑤影响心藏的主血脉功能（心脏泵血功能受损，导致心音减弱）。

（二）心尖搏动减弱或消失（apical impulse decreased or disappeared）

心尖搏动（apical impulse）指心脏收缩时心尖撞击心前区胸壁，使相应部位肋间组织向外搏动。正常情况下，坐位时心尖搏动位于第 5 肋间左锁骨中线内 0.5 ～ 1.0cm 处，距正中线 7.0 ～ 9.0cm，搏动范围直径 2.0 ～ 2.5cm。体胖者或女性乳房垂悬时不易看见。心尖搏动减弱或消失常见于心肌受损、心包积液、肺气肿、胸腔积液。

病因：①主血脉痰饮（缩窄性心包炎）。②主气气壅（肺气肿、气胸）、主血脉水壅（心包积液）。

病机：①影响心藏的主血脉功能（心脏运动受制，减少心尖搏动的幅度）。②影响心藏的主血脉功能（导致心脏与胸壁之间的距离增加，影响心脏活动的视、触、叩和听诊的结果）。

（三）脉虚（decreased myocardial contractility）

脉虚即心肌收缩力减弱，指心肌在收缩时产生的力量不足，无法将足够的血液从心脏中泵至全身各部位，以致腕部桡动脉（中医称寸口）波动无力。生理状态下常见于体力劳动较少的人群。

病因：①淫气（病毒或细菌）。②主血脉畸形（冠心病、心肌梗死）。③主血脉神乱（反复心律失常）。④主血脉畸形（扩张型心肌病、肥厚型心肌病、瓣膜性心脏病）。⑤主血脉神亢（长期高血压）。⑥藏精神亢（甲状腺功能亢进）、气化神乱（糖尿病）、钾盈（高钾血症）、全形神乱（自身免疫性疾病）。⑦主气血团（肺栓塞）、主气神乱（肺动脉高压）、主气畸形（慢性阻塞性肺疾病）。

病机：①心藏主血脉功能的固化结构痰饮（感染引起的心肌炎、心内膜炎，导致心肌和心脏瓣膜损伤），影响心藏的主血脉功能（引起心力衰竭）。②心藏主血脉功能的固化结构血少、氧亏（心肌缺血、缺氧），影响心藏的主血脉功能（心肌收缩力减弱）。③心藏的主血脉功能异常（引起心力衰竭）。④影响心藏的主血脉功能（心肌收缩力减弱）。⑤心藏主血脉功能的固化结构畸形（损害心肌，导致心肌重塑），影响心藏的主血脉功能（心肌收缩力减弱）。⑥影响心藏的主血脉功能（间接或直接损害心肌收缩力）。⑦影响心藏的主血脉功能（增加右心室的后负荷，影响心肌收缩力）。

（四）无脉症（pulseless disease）

无脉症指手部桡动脉无搏动或搏动减弱，不能触及，常见于锁骨下动脉或腋动脉阻塞、狭窄或大动脉炎。

病因：①主血脉痰饮（大动脉炎）。②主血脉神少（休克）。

病机：①心藏主血脉功能的固化结构畸形（锁骨下动脉狭窄或闭塞），影响心藏的主血脉功能（上肢缺血，血压明显下降或监测不到，桡动脉、肱动脉搏动减弱或消失）。②影响心藏的主血脉功能（全身血容量下降，血流灌注不足，严重时可出现无脉）。

◎ 主要参考书目 ◎

［1］王建枝，钱睿哲．病理生理学［M］.9 版．北京：人民卫生出版社，2018.

［2］何维．医学免疫学［M］.2 版．北京：人民卫生出版社，2010.

［3］安云庆，姚智．医学免疫学［M］.3 版．北京：北京大学医学出版社，2013.

［4］曹雪涛．医学免疫学［M］.7 版．北京：人民卫生出版社，2018.

［5］葛均波，徐永健，王辰．内科学［M］.9 版．北京：人民卫生出版社，2018.

［6］贾建平，陈生弟．神经病学［M］.9 版．北京：人民卫生出版社，2018.

［7］郝伟，陆林．精神病学［M］.8 版．北京：人民卫生出版社，2018.

［8］谢幸，孔北华，段涛．妇产科学［M］.9 版．北京：人民卫生出版社，2018.

［9］左伋．医学遗传学［M］.7 版．北京：人民卫生出版社，2018.

［10］张贺龙，刘文超．临床肿瘤学［M］．西安：第四军医大学出版社，2015.

［11］李兰娟，任红．传染病学［M］.9 版．北京：人民卫生出版社，2018.

［12］张学军，郑捷．皮肤性病学［M］.9 版．北京：人民卫生出版社，2018.

◎ 附 录 ◎

没有明确病因和病理生理的中医症状、体征

白睛色青、鼻根青、鼻孔色黑、鼻痛、鼻息肉、不渴、齿垢、齿黑、齿燥、唇干、唇热、撮口、大便带虫、大便夹冻、多愁善感、恶露量少、耳赤、耳出血、耳轮发黑、耳轮干枯、耳热、耳痒、耳胀、方形头、腹部悸动、肌肉发胀、假神、见水欲尿、经行不畅、精浊、口鼻气冷、口鼻气热、口唇外翻、口唇鲜红、口辣、口涩、口酸、口咸、口张、两目灼热、脉沉、脉浮、梦交、目闭不开、尿清、皮肤色黑、皮肤疼痛、皮肤鲜明、气上冲胸、前阴发凉、蜷卧缩足、肉松皮缓、乳房灼热、乳头出血、少汗、少神、舌出血、舌脉青紫、舌生芒刺、舌痒、舌有裂纹、舌质淡白、舌质淡红、舌质红绛、舌质老、舌质嫩、舌质紫黯、神乱、失神、睡眼露睛、胎死不下、苔白、苔薄、苔剥、苔糙、苔浮、苔腐、苔厚、苔滑、苔黄、苔灰黑、苔绿、苔霉、苔腻、头空、头冷、头热、喜静懒动、小便淡黄、小便自利、胁部拘急、胁部灼热、胁痛、胁胀、胸中发凉、仰面伸足、腰热、阴痛、指纹沉隐、指纹粗、指纹淡、指纹浮现、指纹红、指纹青、指纹细、指纹长、坐而俯首、坐而仰首。

◎ 后 记 ◎

关于现代中医学丛书

传统中医学（以春秋战国时期《黄帝内经》的成书为标志）没有也不可能按照现代科学构建理论体系，故常被列入玄学范畴。现代中医学丛书将做大胆尝试，充分展示中医学的科学特征。

1. 科学的特征

科学（science）是一种通过观察、实验、逻辑推理和假设检验等方式探索客观的自然和社会现象及其背后的法则规律而形成的知识体系，主要表现形式如物理学、化学、生物学、社会学等。

科学的主要特征：①系统性：科研方法遵循严格的步骤，如提出假设、设计实验、收集数据、分析数据、得出结论。②客观性：科研成果源于可观察、可测量的客观事实和现象，不受个人情感和偏见影响。③公开性：科研成果常发表于学术期刊，接受同行审议。④验证性：科研成果具有明确的验证标准，能够在同等条件下被重复验证。⑤精确性：科研成果常采用内涵单一的科技术语并遵循严谨的逻辑规则表达。⑥发展性：科学研究的新证据常导致旧理论的修正、完善甚至被新理论取代。

2. 玄学的特征

玄学（occultism）是一种通过直觉和灵性体验探索超自然现象（如命运、鬼魂、特异功能）和神秘力量（如咒语、符咒、巫术魔法、心灵感应）而形成的一套信仰和实践体系，主要表现形式如风水、命理、占卜、相术。

玄学的主要特征：①零散性：认知方法缺乏逻辑连贯性和系统层次性，如辨名析理（通过对名词概念的分析与推理探讨抽象问题）、诠释经典（通过注释经典文献阐述不同观点）、实践体验（通过占卜预测未来，通过冥想提升精神境界）等。②主观性：玄学认知依赖直觉、灵性体验、传统信仰和文化背景，具有主观臆断和神秘色彩。③隐秘性：玄学认知常以经典文献和口传心授方式"秘传"。④崇信性：玄学认知本具有个体差异和崇拜信仰特征，无须证明或证伪。⑤模糊性：玄学认知常采用没有明确定义的名词或象征性、隐喻性语言表达，内涵常模糊多义。⑥稳固性：玄学认知一经形成常具有保守性、权威性和文化依赖性，常通过诠释经典而不是通过修正或更新理论来适应新的情境。

3. 什么是传统中医学

传统中医学是指借用古代解剖、天文、历法、气象、人文和哲学知识认识生命、健康和疾病而形成的经验性医学体系。

传统中医学有两种表现形式，一是《黄帝内经》《难经》《神农本草经》《伤寒杂病论》等经典著作，标志性成果是创建了天人相应、整体动态等认识生命、健康、疾病的指导思想和精、形、气、神等认识人体结构、功能的哲学概念，并用比类取象的方式表达医学观点或假设；二是《中医基础理论》《中医诊断学》《中药学》《方剂学》等高等中医药院校规划教材，标志性成果是建立了表达人体生理、病理、药理作用的意象概念（边界模糊而内涵多样，以适应对新现象、新规律的解释）和逻辑关系不严谨的理论体系，如藏象、经络、精气血津液、病因病机、症状证候、治则治法、性味归经、君臣佐使，并用引经据典的方式诠释医学观点或假设。

4. 传统中医学的玄学特征

传统中医学具有众多的玄学特征：①阴阳、五行本为中华文明的象征符号，传统中医学却借以形成了独特的理论框架。②精（无形之物）形（有形之体）气（能量）神（功能）本为中国古代哲学的核心概念，传统中医学却借以表达生命的组成架构。③个人体验（个体的主观感受）和直觉（不经逻辑推理直接获得结论）只能获得或然性结果，却是传统中医学的主要认知方法。④引经据典本为仅可用做佐证的以人为据，却成为传统中医学的主要论证方式。⑤模糊（意象概念）隐喻（比类取象）常使后学者一直走在体悟的路上，却成为传统中医学的常用表达方式。⑥百家争鸣本该发生于学术发展的初级阶段，却仍是传统中医学的主流特征。

5. 传统中医学的科学萌芽

传统中医学也具有科学的萌芽：①对人体结构的测量，如《灵枢·骨度》："人长七尺五寸者……头之大骨围二尺六寸，胸围四尺五寸，腰围四尺二寸。"用东周的一尺=23.1cm计算，则一个身高173.25cm的人，头围60.06cm，胸围103.95cm，腰围97.02cm，与1988年颁布的国家标准《中国成年人人体尺寸（GB/T 10000—1988）》接近。②借用古代天文、历法知识认识生命的运动规律，如《素问·宝命全形论》："人以天地之气生，四时之法成。"

6. 现代中医学的构建方法

将人的整个生命活动梳理为 14 种功能，以每一种功能的有效实施为目标导向，一方面以阴阳五行为理论框架，另一方面充分吸收现代西医学的解剖、生理、病理和药理学研究成果，重新规划传统中医学的理论体系，则有望使传统中医学进化为具有科学特征的现代中医学，还可因后发优势而使理论体系弯道超车。标志性成果是使传统中医学的意象概念成为内涵单一的科学概念，使传统中医学的学术观点或假设能借用物理学、化学、生物学和工程技术证明或证伪，使传统中医学的整体动态特点更加彰显。

7. 现代中医学的学科体系

现代中医学是一门揭示中医基本概念和基本原理的客观实在、测评技术、生理、病理与治疗机制的综合学科。包括 7 门基础学科：①中医形态学明确了五藏功能性质的固化结构、功能实现的流变结构、功能协同的调控结构、功能节律的关系结构、功能态势的表达结构。②中医病因学揭示了致病因素的客观实在及其致病机制。③中医症状学建立了症状、体征的中医病因与西医病因、中医病机与西医病理生理之间的映射关系。④中医检测学建立了异常理化检测结果的中医病因与西医病因、中医病机与西医病理生理之间的映射关系。⑤中医证候学揭示了异常功能态势的特异性临床表现和病理生理机制。⑥中医药理学从药理机制的层面建立了中药功效与西药药理作用之间的映射关系。⑦中医体表学揭示了物理治疗方法（针刺、艾灸、推拿、刮痧、拔罐、放血等）的作用机制；5 门临床学科：①中医脾藏病学给出了脾藏运化、散精、统血、主肌肉 4 种功能异常的病因、发病和治疗机制。②中医肺藏病学给出了肺藏主气 1 种功能异常的病因、发病和治疗机制。③中医肾藏病学给出了肾藏生育、全形气化、主水、藏精 5 种功能异常的病因、发病和治疗机制。④中医肝藏病学给出了肝藏疏泄、藏血 2 种功能异常的病因、发病和治疗机制。⑤中医心藏病学给出了心藏藏神、主血脉 2 种功能异常的病因、发病和治疗机制。